专科护士规范化培训系列丛书

临床护理技能实训案例

主编◎席祖洋　王 静　陈彩娥

長江出版傳媒
湖北科学技术出版社

图书在版编目（CIP）数据

临床护理技能实训案例 / 席祖洋，王静，陈彩娥主
编. -- 武汉 : 湖北科学技术出版社，2024. 9（2025.1 重印）.
ISBN 978-7-5706-3366-1

Ⅰ. R47

中国国家版本馆 CIP 数据核字第 2024AG4783 号

策划编辑：冯友仁　　　　责任校对：李子皓
责任编辑：徐　丹　　　　封面设计：喻　杨

出版发行：湖北科学技术出版社
地　　址：武汉市雄楚大街 268 号（湖北出版文化城 B 座 13—14 层）
电　　话：027-87679454　　　　邮　　编：430070

印　　刷：湖北云景数字印刷有限公司　　　　邮　　编：430205

787×1092　　1/16　　21.25 印张　　550 千字
2024 年 9 月第 1 版　　　　2025 年 1 月第 2 次印刷
定　　价：88.00 元

编委会

主　编　席祖洋　王　静　陈彩娥

副主编　彭家芹　朱雪莉　郭　庆　刘彩霞

高　凤　徐海英　谢芳芳　艾　玲

编　者（排名不分先后）

李荼香　刘静兰　唐　青　白桦林　曹　妍　陈　婧　陈万平

崔克雄　杜永秀　杜枝梅　范艳华　贺中云　胡　红　李方芳

李　娜　李珊珊　李玉兰　刘会琴　刘　静　吴金玉　覃远娇

刘　旭　刘　阳　鲁　玲　石巧云　孙晓芳　覃静霞　周　静

唐宝玉　田书梅　杨晶晶　万凤知　汪金凤　王晓丹　赵莉莉

文巧莉　陈　奇　张利利　吴秀清　夏　婷　向娇娥　向　娟

曹光娅　熊艳平　颜冬梅　易凤仙　詹鸿静　张华芹　张晓乐

张雪琴　张　真　赵龙桃　钟　静　朱　华　谭　瑶　郭　蓉

熊玉梅　程丽娜　李友琼　李玲结　倪　福　范雨晴

内容提要

护理操作技能是临床护理工作的重要组成部分，是对护理人员临床实践能力的检验。《临床护理技能实训案例》针对临床常见疾病，通过案例导入、模拟临床场景实施团队实战演练，旨在帮助护理人员建立临床思维体系，面对突发情况及病情变化做出正确的护理决策。

本书按疾病系统及特殊专科划分为12章，共计123个案例，每个案例均来源于临床常见疾病或疑难危重患者或护理不良事件，内容均包含临床场景再现、护理诊断、风险点识别、专科操作要点，并充分考虑个案中各种可能发生的病情变化，插入情景，附有风险处置清单。编者遵循疾病的发展过程，结合本专业最新指南、教科书、国内外文献等资料撰写，突出实用性，步骤清晰，可操作性强，可以作为护理课堂教学及临床实践教学的参考用书。

前 言

随着医学突飞猛进的发展，人口老龄化和疾病谱的变化，护理工作在满足人民群众全方位、全周期的健康需求中发挥着不可替代的作用，也对护理人员的知识结构与能力提出了更高要求。为了满足护理专业发展，培养临床护士及学生操作技能、临床思维、应急处置、人文关怀等综合能力，我们组织长期从事临床护理工作的资深专家或从事护理教学的专家编写了《临床护理技能实训案例》一书。

本书按疾病系统及特殊专科划分为 12 章，共计 123 个案例，每个案例均来源于临床常见疾病或疑难危重患者或护理不良事件，内容均包含临床场景再现、护理诊断、风险点识别、专科操作要点，并充分考虑个案中各种可能发生的病情变化，插入情景，附有风险处置清单。编者遵循疾病的发展过程，分析总结护理工作中典型的工作任务、学习情境、职业核心能力，结合本专业最新指南、教科书、国内外文献等资料撰写。在写作风格上采用“基于案例”教学法（case-based learning，CBL）的理念，以案例为切入点、护理诊断为思路、操作技能为着脚点，力求深入浅出，化繁为简，突出实用性，步骤清晰，可操作性强，可以作为护理课堂教学及临床实践教学的参考用书。

本书在编写的过程中得到三峡大学第一临床学院各级领导的大力支持，谨在此表示感谢！由于时间仓促和水平有限，本书可能有不妥之处，敬请广大读者批评指正。

编者

2024 年 2 月

目录

第一章　呼吸系统疾病临床护理技能案例

一、重症肺炎相关护理技能案例

【情景案例】

病例	李某，男，60岁，因发热伴呼吸困难5d收入呼吸内科。入院诊断：肺炎。患者1周前感冒受凉后出现发热，最高体温40℃，咳嗽、咳痰，咳大量黄脓痰，痰不易咳出，近两日诉呼吸困难，活动后加重，胸痛，感全身乏力。门诊血液标本提示：PCT 1.83ng/ml，ESR 96mm/h。门诊CT提示：双肺多发斑片影伴感染。既往体健。查体：患者神志清楚，双下肺可闻及啰音，体温39.2℃，心率125次/min，呼吸28次/min，血压100/60mmHg，血氧饱和度92%。医嘱给予心电监护，急抽双臂血液进行血培养，高流量湿化氧疗
分析	【护理诊断】 1. 存在的护理诊断 （1）体温异常：与肺部感染有关，入院时体温39.6℃ （2）清理呼吸道无效：与分泌物增多、痰液黏稠有关，患者痰液黏稠度为Ⅱ度 （3）活动无耐力：与患者乏力有关 2. 潜在的护理诊断 （1）有窒息的风险：与痰液黏稠、无力咳出有关 （2）有感染性休克的风险：与炎症指标升高、肺部病灶病变程度有关 【涉及操作】 心电监测技术、静脉采集血培养标本技术、经鼻高流量湿化氧疗技术
用物准备	心电监护仪、电极片、纱布、治疗盘（三联瓶架、碘附、棉签、止血带、弯盘等）、采血针、血培养瓶（4瓶）、PDA、治疗车、黄色医疗垃圾桶、外包装垃圾桶、锐器盒、手消毒剂、高流量湿化氧疗机及管道、鼻导管、灭菌注射用水等
专科要点	1. 心电监测技术 （1）操作前：评估仪器状态，查看时间是否与北京时间一致，评估患者胸前皮肤是否完好，有无安装心脏起搏器 （2）操作中：放置电极片时应避开伤口、瘢痕、中心静脉插管、起搏器及电除颤部位，血压袖带避开动脉置管。查看波形并调整好导联；评估患者生命体征，正确设置报警界限；勿在同一侧肢体监测血压及血氧饱和度 （3）操作后：按分级护理及病情查看患者，动态评估患者心率、血压、呼吸、血氧饱和度，异常情况及时告知医生处理。勿关闭报警提示音 （4）健康管理：告知患者及家属在监护仪附近避免使用手机，翻身时避免导联线打折、缠绕，告知患者及家属若患者出现胸闷、胸痛及心慌等情况，随时告知医护人员

续表

<table>
<tr><td rowspan="2">专科要点</td><td>2. 静脉采集血培养标本技术
（1）操作前：评估患者采血部位皮肤，血管情况等；检查用物是否齐全；评估环境
（2）操作中：皮肤消毒，75% 乙醇（30s）—0.5% 碘附（60s）—75% 乙醇（30s），消毒面积≥5cm × 5cm，彻底待干；培养瓶消毒：使用 75% 乙醇消毒血培养橡皮塞，作用至少 60s，消毒顺序由橡皮塞中间向四周，使其彻底待干，禁止使用碘附；避免同一部位采集两组血液进行血培养，避免在输液肢体采血；注射器采血时先抽厌氧瓶，再抽需氧瓶，采血针应先抽需氧瓶，再抽厌氧瓶；保证采血针活塞无菌，未被触碰；采血量成人 10 ～ 20ml，采集后轻轻颠倒混匀，以防血液凝固
（3）操作后：评估患者情况，告知按压方法及按压时间，标本在 2h 内送检
（4）健康管理：告知患者注意观察按压部位止血情况，有无血肿等情况发生</td></tr>
<tr><td>3. 经鼻高流量湿化氧疗技术
（1）操作前：评估患者鼻面部情况、病情及配合程度、仪器性能等
（2）操作中：协助患者半坐卧位，鼻导管的固定带应松紧适宜，遵医嘱调节流量、浓度及温度参数；患者鼻塞位置高度应保持高于仪器和管路水平，以防误吸
（3）操作后：记录给氧时间及参数，评估用氧效果
（4）健康管理：嘱患者氧疗过程中不可自行调节仪器及氧源，注意用氧安全，防火、防油、防热、防震。若出现头痛、头晕、鼻出血、耳鸣等不适，请及时告知医护人员，可根据患者耐受性调节温度及流量。嘱患者及家属发现少量冷凝水积聚在管路或灭菌注射用水使用完毕应及时告知医护人员处理；告知患者勿张口呼吸，以免影响治疗效果</td></tr>
<tr><td rowspan="2">情景插入</td><td>1. 感染性休克</td></tr>
<tr><td>2. 急性呼吸衰竭</td></tr>
</table>

【情景处置护理风险清单】

（一）感染性休克风险清单

<table>
<tr><td colspan="2">护理风险点：休克、多器官功能障碍</td></tr>
<tr><td colspan="2">风险人群：营养不良、严重的基础性疾病、外伤患者</td></tr>
<tr><td>预防要点：</td><td>完成情况</td></tr>
<tr><td>1. 观察患者的意识及生命体征，特别是血压变化</td><td>是□否□</td></tr>
<tr><td>2. 观察患者皮肤及甲床是否有发绀，记录患者每小时尿量</td><td>是□否□</td></tr>
<tr><td>识别要点：</td><td>完成情况</td></tr>
<tr><td>3. 全身动脉压下降，收缩压＜ 90mmHg 或平均动脉压＜ 70mmHg，同时伴心动过速</td><td>是□否□</td></tr>
<tr><td>4. 低灌注的临床征象：皮肤湿冷伴血管收缩与发绀；尿量＜ 0.5ml（kg · h）；神经系统：神志改变，反应迟钝，定向力丧失与神志不清</td><td>是□否□</td></tr>
<tr><td>5. 高乳酸血症：急性循环衰竭时＞ 1.5mmol/L</td><td>是□否□</td></tr>
<tr><td>紧急处理要点：</td><td>完成情况</td></tr>
<tr><td>6. 立即给予心电监护、动态 15 ～ 30min 监测生命体征、神志及血气结果、记录出入量</td><td>是□否□</td></tr>
<tr><td>7. 根据缺氧程度，选择合适的给氧方式，对于呼吸衰竭患者行机械通气、进行血气分析、建立 2 条以上的静脉通路、留取血液标本、有创动脉及 CVP 监测，记录出入量</td><td>是□否□</td></tr>
</table>

续表

8. 遵医嘱静脉给予抗菌药物，1h 内使用抗菌药物，观察药物不良反应	是□否□
9. 快速静脉补液，使用晶体液给予液体复苏，再使用血管升压药物达到复苏目标，血管升压药物首选去甲肾上腺素。若使用糖皮质激素，观察不良反应	是□否□
10. 各器官功能支持：①必要时行 CRRT；②预防应急性溃疡，观察有无 DIC 发生；③血糖监测；④药物性 VTE 预防，观察有无出血情况；⑤营养支持	是□否□

（二）急性呼吸衰竭风险防范及处置清单

风险点：呼吸困难、呼吸衰竭	
风险人群：肺部慢性疾病患者，肺部感染、呼吸道梗阻患者	
预防要点：	完成情况
1. 积极治疗原发疾病，改善呼吸功能	是□否□
2. 劝告患者戒烟，并避免二手烟，规律作息，避免熬夜，均衡饮食，加强营养，提高能量和蛋白质的摄入	是□否□
3. 指导患者有效呼吸，告知其胸部物理治疗技术，如缩唇、腹式呼吸、体位引流、叩背等	是□否□
识别要点：	完成情况
4. 呼吸困难，伴呼吸频率、深度与节律的改变，发绀，烦躁，谵妄等	是□否□
紧急处置要点：	完成情况
5. 抬高床头，取半坐卧位	是□否□
6. 保持呼吸道通畅：清除呼吸道分泌物及异物、防止窒息	是□否□
7. 吸氧：Ⅰ型呼吸衰竭给予较高浓度（≥ 35%）吸氧；Ⅱ型呼吸衰竭给予低浓度（＜ 35%）吸氧	是□否□
8. 用药：遵医嘱给予呼吸兴奋药	是□否□
9. 监测：心电监护、血氧饱和度、血压、呼吸、血气分析，若血氧饱和度下降、呛咳、烦躁，遵医嘱使用无创或有创呼吸机	是□否□
10. 记录出入量	是□否□

二、支气管哮喘相关护理技能案例

【情景案例】

病例	王某，男，71 岁，因发作性咳嗽、喘息 3 年，再发加重 2 d 收入呼吸内科。入院诊断：支气管哮喘。既往身体情况一般，无高血压、糖尿病史等。患者神志清楚、呼吸急促、浅快，双肺可闻及哮鸣音，体温 36.5℃，心率 106 次 /min，呼吸 32 次 /min，血压 105/70mmHg，血氧饱和度 91%，持续氧气吸入 3L/min，血气分析示：pH 7.35，PO_2 72mmHg，PCO_2 30mmHg，医嘱给予心电监护、氧气吸入 3L/min，动脉血气分析、普米克令舒 2ml 雾化吸入、5% 葡萄糖 100ml ＋甲泼尼龙琥珀酸钠 40mg 静脉滴注，必要时给予硫酸沙丁胺醇 2 喷吸入

续表

<table>
<tr><td>分析</td><td>【护理诊断】
1. 存在的护理诊断
（1）气体交换受损：与支气管痉挛、气道炎症和气道阻力增加有关
（2）清理呼吸道无效：与支气管黏膜水肿、分泌物增多、痰液黏稠（患者痰液黏稠度为Ⅲ度）、无效咳嗽有关
（3）知识缺乏：缺乏正确使用定量雾化吸入器用药的相关知识
2. 潜在的护理诊断
有窒息的风险：与痰液黏稠、不易咳出、引起气道阻塞有关
【涉及操作】
心电监测技术、氧气雾化吸入技术、动脉血采集技术</td></tr>
<tr><td>用物准备</td><td>心电监护仪、电极片、氧气装置、雾化器、动脉血气采集用物等</td></tr>
<tr><td rowspan="2">专科要点</td><td>1. 心电监测技术
（1）操作前：评估仪器状态，查看时间是否与北京时间一致，评估患者胸前皮肤是否完好，有无安装心脏起搏器
（2）操作中：放置电极片时应避开伤口、瘢痕、中心静脉插管、起搏器及电除颤部位，血压袖带避开动静脉置管。查看波形并调整好导联；评估患者生命体征，正确设置报警界限；勿在同一侧肢体监测血压及血氧饱和度
（3）操作后：按分级护理及病情查看患者，动态评估患者心率、血压、呼吸、血氧饱和度，异常情况及时告知医生处理。勿关闭报警提示音
（4）健康管理：告知患者及家属在监护仪附近避免使用手机，翻身时避免导联线打折、缠绕，告知患者及家属若患者出现胸闷、胸痛及心慌等情况，随时告知医护人员</td></tr>
<tr><td>2. 氧气雾化吸入技术
（1）操作前：评估患者一般情况及配合程度，核对医嘱、药品，检查输氧装置及雾化器等是否完好
（2）操作中：抬高床头，协助患者取舒适卧位或坐位；调节氧流量至 6 ～ 8L/min，将面罩戴在患者口鼻部（若为口含式应正确指导患者学会用口吸气，用鼻呼气），雾化时间为 15 ～ 20min
（3）操作后：观察患者喘息改善情况；观察患者痰液排出情况，如痰液仍未咳出，可予拍背、吸痰等方法协助排痰
（4）健康管理：嘱患者在做雾化的过程中有任何不适及时告知医护人员；指导患者做完雾化治疗后主动咳痰并漱口，清洗雾化器晾干备用</td></tr>
</table>

续表

<table>
<tr><td rowspan="1">专科要点</td><td>3. 动脉血采集技术
1）操作前：评估患者（生命体征、动脉搏动情况、穿刺处皮肤、Allen 实验），评估设备及用物
2）操作中
（1）体位准备：仰卧位，上肢略外展，桡动脉穿刺点为前臂掌侧腕关节上 2cm、动脉搏动明显处，碘附消毒皮肤 2 次，范围＞ 5cm，待干，同时操作者对自己要接触患者皮肤的手指进行消毒
（2）采血者用左手食指固定桡动脉，右手以执笔式的方法把持注射器，针头斜面向上，以 45° ～ 90° 刺入皮肤，见回血后，固定注射器，待血液达到采血量（不少于 1ml），拔出针头，迅速将针头刺入橡皮塞中，加压止血（5 ～ 10min），如有气泡，迅速排出，正确处理针头，轻搓转注射器使血液与抗凝剂完全混合
3）操作后：观察患者穿刺部位有无渗血、肿胀
4）健康管理：告知患者及家属按压穿刺部位 5 ～ 10min</td></tr>
<tr><td rowspan="3">情景插入</td><td>1. 急性呼吸衰竭</td></tr>
<tr><td>2. 窒息</td></tr>
<tr><td>3. 压力定量气雾吸入器的使用风险</td></tr>
</table>

【情景处置护理风险清单】

（一）急性呼吸衰竭风险清单

<table>
<tr><td colspan="2">护理风险点：呼吸困难、呼吸衰竭</td></tr>
<tr><td colspan="2">风险人群：吸烟者、长期卧床患者、肺部慢性疾病患者</td></tr>
<tr><td>预防要点：</td><td>完成情况</td></tr>
<tr><td>1. 按分级护理要求巡视病房，观察患者呼吸的频率及节律，血氧饱和度改善情况</td><td>是□否□</td></tr>
<tr><td>2. 观察患者意识、面色及甲床是否有发绀等缺氧表现</td><td>是□否□</td></tr>
<tr><td>3. 告知患者及家属若呼吸困难程度加重，出现烦躁不安、血氧饱和度进行性下降时，及时通知医护人员</td><td>是□否□</td></tr>
<tr><td>识别要点：</td><td>完成情况</td></tr>
<tr><td>4. 呼吸频率＞ 30 次 /min 或＜ 10 次 /min，血氧饱和度＜ 90%，面色发绀、烦躁、谵妄等</td><td>是□否□</td></tr>
<tr><td>紧急处理要点：</td><td>完成情况</td></tr>
<tr><td>5. 立即畅通呼吸道，简易呼吸气囊辅助呼吸，同时立即通知医生</td><td>是□否□</td></tr>
<tr><td>6. 行心电监护、15 ～ 30min 动态监测呼吸、血氧饱和度、血气分析，记录出入量</td><td>是□否□</td></tr>
<tr><td>7. 遵医嘱协助医生行气管插管等紧急处理，并做好记录</td><td>是□否□</td></tr>
</table>

（二）窒息风险清单

<table>
<tr><td colspan="2">风险点：窒息</td></tr>
<tr><td colspan="2">风险人群：咳嗽能力差、长期卧床、痰多黏稠不易咳出的患者</td></tr>
<tr><td>预防要点：</td><td>完成情况</td></tr>
<tr><td>1. 长期卧床患者，指导家属按时翻身拍背，促进痰液引流</td><td>是□否□</td></tr>
<tr><td>2. 根据患者病情，鼓励患者适量饮水</td><td>是□否□</td></tr>
</table>

续表

3. 使用痰液稀释剂后，指导患者主动咳嗽排痰，以免痰液膨胀引起气道堵塞	是□否□
4. 告知患者及家属如患者出现呼吸不畅等症状时立即告知医务人员，必要时行吸痰处理	是□否□
识别要点	完成情况
5. 患者面色发绀、喘鸣、气道梗阻、呼吸困难、窒息、心搏骤停，血氧饱和度急剧下降	是□否□
紧急处理要点：	完成情况
6. 立即行吸痰处理，畅通呼吸道，简易呼吸气囊辅助呼吸，同时立即通知医生	是□否□
7. 行心电监护、15 ～ 30min 动态监测呼吸、血氧饱和度、血气分析，记录出入量	是□否□
8. 遵医嘱协助医生行气管插管等紧急处理，并做好记录	是□否□

（三）压力定量气雾吸入器的使用清单

护理风险点：① 不正确的吸入方式导致气喘加重；② 吸入剂使用后未漱口导致口腔真菌感染	
风险人群：使用压力定量气雾吸入器的患者	
临床表现：喘息未缓解、呼吸困难加重、心率及呼吸频率增快、血氧饱和度持续下降	
操作要点：	完成情况
1. 遵医嘱按时按量用药	是□否□
2. 吸入前摇动气雾剂，使其中的药液混合均匀	是□否□
3. 进行深呼气准备	是□否□
4. 含住气雾剂吸嘴，进行深吸气的同时按动气雾剂，使药液喷出	是□否□
5. 将气雾剂从口中拿出，屏气 5 ～ 10s，再进行缓慢呼气，即完成一次吸入过程	是□否□
6. 对于手口不协调的儿童及重症患者，可在吸入装置前加上储物罐，简化操作	是□否□
7. 用药结束后漱口，用纸巾擦拭含嘴备用	是□否□

三、慢性阻塞性肺疾病相关护理技能案例

【情景案例】

病例	李某，男，67 岁，因咳嗽、喘息 20 余年，加重伴发热 3d，于 9 月 1 日收入呼吸内科。诊断：COPD 急性加重期，重度肺炎。既往史：30 余年吸烟史，已戒烟 5 年。体格检查：端坐呼吸，口唇发绀，双肺有干、湿啰音，哮鸣音，Ⅲ度黏痰，肝大，双下肢水肿。体温 38.5℃，呼吸 40 次 /min，脉搏 118 次 /min，血压 135/80mmHg，血氧饱和度 85%，神志模糊，烦躁不安。入院后给予气管插管、机械通气、抗感染、舒张支气管、化痰止痉、利尿、镇静、镇痛、特级护理等对症治疗。目前神志清楚，生命体征稳定，气管插管内给氧 5L/min

续表

分析	【护理诊断】 1. 存在的护理诊断 （1）气体交换受损：端坐呼吸，口唇发绀，呼吸 40 次 /min，血氧饱和度 85%，与疾病本身有关 （2）清理呼吸道无效：双肺有干、湿啰音，哮鸣音，Ⅲ度黏痰，与痰液增多而黏稠、不易咳出有关 （3）体温过高：体温 38.5℃，与肺部感染有关 2. 潜在的护理诊断 （1）有窒息的危险：Ⅲ度黏痰，与痰液多且黏稠、不易咳出有关 （2）有体液过多的危险：端坐呼吸，双下肢水肿，与肾血流灌注量减少、水钠潴留有关 【涉及操作】 心电监测技术、动脉血采集技术、有创呼吸机的使用技术
用物准备	电极片、心电监护仪；动脉采血针；呼吸机、呼吸机管道、加温湿化装置、模拟肺、简易呼吸球囊等
专科要点	1. 心电监测技术 （1）操作前：评估仪器状态，查看时间是否与北京时间一致，评估患者胸前皮肤是否完好，有无安装心脏起搏器 （2）操作中：放置电极片时应避开伤口、瘢痕、中心静脉插管、起搏器及电除颤部位，血压袖带避开动静脉置管。查看波形并调整好导联；评估患者生命体征，正确设置报警界限；勿在同一侧肢体监测血压及血氧饱和度 （3）操作后：按分级护理及病情查看患者，动态评估患者心率、血压、呼吸、血氧饱和度，异常情况及时告知医生处理。勿关闭报警提示音 （4）健康管理：告知患者及家属在监护仪附近避免使用手机，翻身时避免导联线打折、缠绕，告知患者及家属若患者出现胸闷、胸痛及心慌等情况，随时告知医护人员
	2. 动脉血采集技术 （1）操作前：核对医嘱；评估患者神志及配合状态；评估穿刺部位皮肤及动脉搏动情况（Allen 实验） （2）操作中：消毒穿刺部位和手指，严格无菌操作；在动脉搏动最明显处进针；穿刺结束后，按压穿刺点 5 ～ 10min，不能用加压包扎替代按压止血 （3）操作后：将标本隔绝空气，揉搓颠倒使抗凝剂与标本充分混匀，立即检验。 （4）健康管理：向患者及家属告知动脉采血的目的；操作过程要轻柔敏捷，鼓励患者放松心情，积极配合。采血完成后勿剧烈活动穿刺肢体或关节
	3. 有创呼吸机的使用技术 （1）操作前：评估患者病情及依从性，人工气道通畅；呼吸机完成自检 （2）操作中：安装呼吸回路→连接电源、氧源、气源→根据医嘱设置参数→接模拟肺检测呼吸机运行情况→连接患者 （3）操作后：听诊双肺呼吸音，评估呼吸功能改善情况；妥善固定导管；躁动患者遵医嘱使用镇静、镇痛药 （4）健康管理：告知患者及家属机械通气的目的，取得配合，消除恐惧情绪。指导患者与呼吸机同步呼吸，勿自行拔管，配合护士进行翻身和体位引流，促进痰液排出；病情稳定后给予撤机训练，评估后拔除人工气道

续表

情景插入	1. 动脉穿刺 / 置管穿刺相关并发症
	2. 人工气道非计划性拔管
	3. 呼吸机相关性肺炎
	4. 呼吸机使用不当致气压伤
	5. 镇静、镇痛药物静脉给药风险

【情景处置护理风险清单】

（一）动脉穿刺 / 置管风险清单

护理风险点：发生穿刺相关并发症（血肿、血栓或栓塞致肢体缺血性坏死、假性动脉瘤、感染），引发纠纷	
风险人群：血管硬化、循环衰竭、凝血功能异常、介入术后患者	
预防要点：	完成情况
1. 穿刺和置管前行 Allen 实验，阴性方可操作	是□否□
2. 休克状态下如触摸不到动脉搏动，禁止盲目穿刺，必要时在超声引导下穿刺	是□否□
3. 评估动脉穿刺难度大或同一部位穿刺失败 2 次暂停穿刺，报告医生置入动脉鞘管	是□否□
4. 拔针（管）后按压 5 ～ 10min 及以上，服用抗凝药物患者和凝血功能障碍、血小板低患者按压时间＞ 10min，禁止用加压包扎替代按压止血。介入术后加压包扎 24h，穿刺肢体制动	是□否□
5. 拔针（管）后 30min 评估穿刺部位有无发绀、肿胀、渗血，肢体色泽、温度，运动及感觉，动脉搏动，若肢体肿胀，测量臂 / 腿围情况，每班接班再评估	是□否□
识别要点：	完成情况
6. 血肿：穿刺部位硬结、发绀进行性增大、肢体疼痛难忍	是□否□
7. 血栓或栓塞致肢体缺血性坏死：疼痛、苍白发绀、皮温低、麻木、运动障碍和动脉搏动减弱和消失	是□否□
8. 假性动脉瘤：穿刺部位硬结、发绀进行性增大、肢体肿胀疼痛难忍、穿刺处渗血渗液	是□否□
9. 感染：穿刺局部红、肿、热、痛，可见脓性分泌物	是□否□
紧急处理要点：	完成情况
10. 血肿：血肿＜ 5cm 由远心端向近心端环形加压包扎，欧莱凝胶避开穿刺点涂抹，抬高肢体、保暖，肢体肿胀可用芒硝外敷；血肿≥ 5cm 且进行性增大报告当班医生，行彩超检查后确定处理方案	是□否□
11. 血栓或栓塞致肢体缺血性坏死：立即拔管，报告当班医生，对症处理；抬高肢体、保暖、约束及制动，医、护、患三方沟通，记录	是□否□
12. 假性动脉瘤：立即报告当班医生，行彩超检查后确定治疗方案。抬高肢体、保暖、约束和制动，医、护、患三方沟通，记录	是□否□
13. 感染：立即拔管，遵医嘱局部用药或换药	是□否□

（二）人工气道非计划性拔管风险清单

风险点：窒息	
风险人群：意识障碍、躁动患者	
预防要点：	完成情况
1. 妥善固定、翻身时勿牵拉、每 4 h 检查人工气道外露长度、控制气囊压力在 20 ～ 25cmH_2O	是□否□
2. 躁动患者采用 RASS 量表评估，−2 分≤镇静评分≤ 1 分采用球拍、约束带等约束工具进行肢体约束；镇静评分≥ 2 分，加用肩带或床单、约束衣、约束背心等进行躯体约束，每 2 h 评估保护性约束情况	是□否□
3. 合理镇静，RASS 评分维持在 −3 ～ 0 分	是□否□
4. 医护每日评估拔管指征，符合拔管指征尽早拔管	是□否□
5. 告知患者及家属如发现患者插管深度发生改变或出现呼吸困难等症状时，立即告知医护人员	是□否□
识别要点：	完成情况
6. 呼吸困难、血氧饱和度下降、发绀、呼吸机低压报警	是□否□
紧急处理要点：	完成情况
7. 给予氧气吸入或简易呼吸气囊人工辅助呼吸，畅通呼吸道，同时通知医生	是□否□
8. 行心电监护，动态监测生命体征变化并记录	是□否□
9. 遵医嘱使用镇静药物，协助重新置管等紧急处理，并做好护理记录	是□否□

（三）呼吸机相关性肺炎风险清单

护理风险点：肺部感染	
风险人群：机械通气患者	
预防要点：	完成情况
1. 床头抬高 30° ～ 45°，2 ～ 4h 翻身叩背 1 次，使用氯己定漱口液口腔护理，3 次 /d	是□否□
2. 每 4h 检测 1 次气囊压力，控制气囊压力在 25 ～ 30cmH_2O	是□否□
3. 积水杯＞ 1/2 时，及时倾倒呼吸机管路冷凝水，集水瓶处于低位	是□否□
4. 进行误吸筛查和风险评估、肠内营养耐受性评估，常规执行气囊下声门吸引	是□否□
5. 院感防控：手卫生、周围环境及物表每日擦拭 3 次，呼吸机管路有肉眼可见的血迹及污染物时，应及时更换	是□否□
6. 医护每日评估拔管指征，尽早撤机和拔管	是□否□
识别要点：	完成情况
7. 全身性感染的征象（发热、白细胞数改变）、痰液性状改变以及病原体检出	是□否□
8.CT 示新近出现的或渐进性发作的肺部渗出	是□否□
紧急处理要点：	完成情况
9. 动态监测患者体温变化，体温≥ 38.5℃给予物理降温，同时通知医生	是□否□
10. 按需吸痰，体位引流	是□否□
11. 遵医嘱给予对症处理，记录	是□否□

（四）呼吸机使用不当致气压伤风险清单

护理风险点：单侧肺通气、纵隔移位、气胸、呼吸困难、呼吸衰竭甚至死亡	
风险人群：使用呼吸机机械通气患者	
临床表现：呼吸机高压报警、患者呼吸困难、心率快、烦躁、血氧饱和度下降、面色发绀、患侧呼吸音低，甚至出现气管向健侧移位等	
预防要点：	完成情况
1. 观察呼吸频率、气道峰压、平台压、潮气量、PEEP 值；设置合理报警限值	是□否□
2. 给予镇痛镇静，RASS 评分≤ 0 分，POCT 评分≤ 3 分，患者无人机对抗	是□否□
识别要点：	完成情况
3. 胸痛、呼吸急促、心动过速、低氧合、皮下气肿、患侧呼吸音消失、梗阻性休克	是□否□
处理要点：	完成情况
4. 立即断开呼吸机，遵医嘱给予球囊辅助通气	是□否□
5. 通知医生，迅速听诊双肺呼吸音、采集动脉血气、床边 X 检查或 CT 检查尽快明确诊断，调整呼吸机参数	是□否□
6. 如为气胸立即通知胸外科会诊，配合医生行胸腔闭式引流	是□否□
7. 如为管道移位导致单侧肺通气，应配合医生调整插管位置，并妥善固定，做好交接并记录	是□否□
8. 观察生命体征、呼吸机运行情况，监测动脉血气，做好记录	是□否□

（五）镇静、镇痛药物静脉给药风险清单

护理风险点：瞬时大剂量进入患者体内，导致患者循环波动，心跳、呼吸停止	
风险人群：使用镇静、镇痛药物患者	
预防要点：	完成情况
1. 至少保留两个静脉通路，专用通道并用空盐水（严禁药物液体）以 10 ～ 15ml/h 用输液泵持续匀速带泵，避开输液及 CVP 监测通道	是□否□
2. 镇静、镇痛泵入通道肢体，禁止持续无创血压监测，以免回血导致药物无法泵入	是□否□
3. 如发生堵塞、回血或液体滴空，应先夹闭静脉通路，将三通分离，释放压力后继续泵入，严禁挤压式通畅管道	是□否□
4. 静脉注射、调整泵入速度后，待生命体征稳定方可离开床边	是□否□
5. 转科、出院患者：出科前停药并将余药丢弃，回抽静脉通路后冲管，确保无药物残留	是□否□
识别要点：	完成情况
6. 意识突然丧失、血压骤降，严重时呼吸、心跳突然停止	是□否□
紧急处理要点：	完成情况
7. 停泵，回抽管腔内残存药物	是□否□
8. 报告医生，补液或升压对症处理	是□否□
9. 呼吸、心跳停止者行心肺复苏，建立人工气道机械通气	是□否□

四、支气管扩张相关护理技能案例

【情景案例】

病例	李某，男，58 岁，因 10 年前反复出现咳嗽、咳痰，黄色黏痰，偶伴痰中带血丝，2h 前无诱因出现咯鲜红色血液收入呼吸内科。入院诊断：支气管扩张伴咯血。查体温 36.6℃，心率 88 次 /min，呼吸 18 次 /min，血压 102/65mmHg，血氧饱和度 95%。入病房后未见咯血，立即行支气管动脉 CTA 检查，并联系介入科行急诊支气管动脉栓塞术，现返回病房。给予术后医嘱，一级护理，心电监护，氧气吸入，加压止血 8h，0.9% 生理盐水 50ml ＋垂体 18U，每小时静脉泵入 3ml，Barthel 指数 55 分
分析	【护理诊断】 1. 存在的护理诊断 （1）清理呼吸道无效：与痰多黏稠和无效咳嗽有关 （2）焦虑：与疾病迁延、个体健康受到威胁有关 （3）部分自理能力缺陷：Barthel 指数 55 分，与术后需要卧床休息有关 2. 潜在的护理诊断 （1）有窒息的风险：与咯血或痰液堵塞呼吸道有关 （2）有感染的风险：与痰多不易排出有关 【涉及操作】 心电监测技术、交接与评估、垂体微量泵入技术
用物准备	心电监护仪、电极片、纱布、微量泵、治疗盘（三联瓶架、碘附、棉签、止血带）、无菌盘（无菌治疗巾、无菌卡、生理盐水、垂体注射液）、压力延长管、50ml 注射器、高危药品警示标识、黄色医疗垃圾桶、外包装桶、锐器盒、手消毒剂等
专科要点	1. 心电监测技术 （1）操作前：评估仪器状态，查看时间是否与北京时间一致，评估患者胸前皮肤是否完好，有无安装心脏起搏器 （2）操作中：放置电极片时应避开伤口、瘢痕、中心静脉插管、起搏器及电除颤部位，血压袖带避开动静脉置管。查看波形并调整好导联；评估患者生命体征，正确设置报警界限；勿在同一侧肢体监测血压及血氧饱和度 （3）操作后：按分级护理及病情查看患者，动态评估患者心率、血压、呼吸、血氧饱和度，异常情况及时告知医生处理。勿关闭报警提示音 （4）健康管理：告知患者及家属在监护仪附近避免使用手机，翻身时避免导联线打折、缠绕，告知患者及家属若患者出现胸闷、胸痛及心慌等情况，随时告知医护人员

续表

<table>
<tr><td rowspan="2">专科要点</td><td>2. 交接与评估
1）操作前：从心率、血压、血氧饱和度、穿刺点皮肤及敷料、用药等进行交接
2）操作中
（1）神志、生命体征及咯血量：神志清楚，心率 60 ～ 100 次 /min，血压 90 ～ 140/60 ～ 90mmHg，呼吸 16 ～ 20 次 /min，血氧饱和度 95% ～ 100%
（2）穿刺点皮肤及敷料：压迫侧肢体皮色、皮温、末梢循环，穿刺点敷料有无渗血、发绀，绷带松紧，双侧足背动脉搏动情况
（3）用药交接：药物的名称、用量、用法及用药后的反应
（4）皮肤交接：查看皮肤有无破损，是否存在压力性损伤
（5）双方签字确认，完成交接
3）操作后：进行疼痛评分、Braden、Morse、Barthel 指数、血栓评分
4）健康管理：指导患者及家属术侧肢体制动，如有肢体麻木、肿胀、渗血、疼痛等情况，及时告知医务人员；指导患者行床上主 / 被动运动训练；指导患者及家属注意观察用药后有无腹痛、胸闷、心绞痛、尿量减少表现，如有，及时告知医护人员处理</td></tr>
<tr><td>3. 垂体微量泵入技术
1）操作前：评估患者咯血情况，提前告知患者药物风险，使用垂体等血管活性药物时使用中心静脉置管，双人核对患者、药名、剂量，盖“警”字标识并双签名
2）操作中
（1）选择合适血管使用中心静脉置管，拒绝使用者签署《特殊药物使用风险告知书》，选择粗直有弹性血管行留置针穿刺
（2）0.9% 氯化钠注射液 50ml 加垂体 18U，现配现用，连续使用不超过 12h，观察用药后有无外渗及皮肤发白等静脉炎情况
（3）遵医嘱设置泵速，观察咯血情况
（4）挂高危药品警示牌
3）操作后：根据护理级别观察患者穿刺点有无外渗
4）健康管理：告知患者及家属不得自行调节，预防性外用多磺酸黏多糖涂抹穿刺点周围的皮肤或穿刺点上方贴减压贴，如有穿刺处疼痛及发白、心慌、胸闷等情况，随时告知医护人员</td></tr>
<tr><td rowspan="3">情景插入</td><td>1. 大咯血</td></tr>
<tr><td>2. 垂体后叶素的使用风险</td></tr>
<tr><td>3. 介入术后并发症</td></tr>
</table>

【情景处置护理风险清单】

（一）大咯血患者高危风险清单

<table>
<tr><td colspan="2">护理风险点：大咯血（每次咯血量＞ 300ml 或每天咯血量＞ 500ml）导致窒息</td></tr>
<tr><td colspan="2">风险人群：支气管扩张患者</td></tr>
<tr><td>预防要点：</td><td>完成情况</td></tr>
<tr><td>1. 加强营养，使患者主动摄取必需的营养素，增加抵抗力</td><td>是□否□</td></tr>
<tr><td>2. 预防呼吸道感染，避免受凉，预防感冒。戒烟、避免烟雾和灰尘刺激</td><td>是□否□</td></tr>
<tr><td>3. 咯血患者配备床头吸引装置，尽早留置静脉通路</td><td>是□否□</td></tr>
</table>

续表

识别要点:	完成情况
4. 咳嗽、咳痰、咯血、胸闷、面色发绀，有窒息感	是□否□
处置观察要点:	完成情况
5. 立即通知医生，患者绝对卧床休息，取患侧卧位，减少患侧活动度，禁食	是□否□
6. 给予氧气吸入，迅速使用留置针建立两条静脉通路	是□否□
7. 遵医嘱使用垂体后叶素等止血药物，使用输液泵控制滴数，观察输液部位防止外渗，每12h 更换输液部位	是□否□
8. 观察患者咯血的量、颜色及出血速度、生命体征和意识状态的变化，出现低血容量休克按休克处理	是□否□
9. 床头备好吸痰器、急救器械。如出现胸闷、气促、呼吸困难、发绀、面色苍白、烦躁不安等窒息征象，立即取头低脚高 45° 仰卧位，面部偏向一侧，轻拍背部，排出气道内血块。必要时使用吸痰管进行机械吸引，改为高浓度吸氧	是□否□
10. 一旦出现窒息，立即配合医生给予气管插管或气管切开，行呼吸机辅助通气	是□否□

（二）使用垂体后叶素风险清单

高危药品风险点：垂体后叶素外渗	
风险人群：使用垂体后叶素的出血患者	
预防要点:	完成情况
1. 提前告知患者药物风险，使用垂体等血管活性约物，使用中心静脉置管	是□否□
2. 烦躁、意识不清患者给予保护性约束	是□否□
3. 建立两条静脉通路，确认在血管内后，避光输注	是□否□
4. 用药剂量：呼吸道或消化道出血，每次 6 ～ 12U，产后出血，每次 3 ～ 6U，引产或催产，每次 2.5 ～ 5U	是□否□
5. 观察有无药物外渗，每 12h 更换输液部位	是□否□
识别要点:	完成情况
6. 输液穿刺部位有肿胀感、输液管无回血	是□否□
观察处置要点:	完成情况
7. 立即停止药物泵入，接注射器尽力抽出皮下渗液，拔针；同时请静脉治疗小组和伤口小组给予指导	是□否□
8. 局部给予 50% 硫酸镁湿热敷或土豆片贴敷	是□否□
9. 抬高患肢，酌情制动，避免再次在同侧肢体穿刺或行其他操作	是□否□
10. 严格交接班，每日留取局部图片在科内护士群里交班告知：包括外渗的范围、局部皮肤情况、患者肢体运动感觉情况，做好护理记录	是□否□

（三）介入术后患者护理风险清单

护理风险点：介入术后严重并发症	
风险人群：介入术后患者	
预防要点：	完成情况
1. 术后 3h 内每 30min 测量心率、血压，观察尿量及颜色	是□否□
2. 术后 3h 内每 30min、3h 后每小时观察穿刺点有无渗血、术肢有无肿胀、末梢循环及床上康复训练、观察足背动脉搏动	是□否□
识别要点：	完成情况
3. 胸痛：支气管动脉栓塞术后形成缺血性改变	是□否□
4. 咯血：血管穿孔、支气管动脉内膜撕裂等	是□否□
5. 穿刺部位出血：血肿直径＞ 5 cm	是□否□
紧急处理要点：	完成情况
6. 立即给予氧气吸入，准备急救车及除颤仪，同时报告医生	是□否□
7. 心搏骤停：立即行心肺复苏	是□否□
8. 大出血：加压按压穿刺部位，15 ～ 30min/ 次监测脉搏、血压的变化	是□否□
9. 遵医嘱行除颤、止血等紧急处理，做好护理记录	是□否□

五、肺结节微波消融术相关护理技能案例

【情景案例】

病例	李某，女，50 岁，因体检发现右侧肺部结节 3d 入院，既往身体健康，无慢性病史。查体：体温 36.5℃，脉搏 72 次 /min，呼吸 18 次 /min，血压 110/70mmHg。入院诊断：右侧肺部结节。入院后完善肺部增强 CT，血常规、凝血功能等检查。于 12 月 14 日在 CT 引导下行经皮微波消融术后返回病房，遵医嘱给予心电监护及氧气吸入
分析	【护理诊断】 1. 存在的护理诊断 （1）疼痛：疼痛评分 4 分，与术中穿刺有关 （2）部分自理能力缺陷：Barthel 60 分，与术后需要卧床休息有关 2. 潜在的护理诊断 （1）有气胸的风险：与消融时肺部穿刺肺损伤有关 （2）有出血的危险：与术中穿刺肺损伤有关 （3）有感染的风险：与消融后坏死物质吸收与炎性因子的释放有关 【涉及操作】 心电监测技术、氧气吸入技术、交接与评估
用物准备	心电监护仪、电极片、吸氧装置、静脉输液用物治疗盘、无菌盘、黄色医疗垃圾桶、外包装桶、锐器盒、手消毒剂等

续表

<table>
<tr><td rowspan="3">专科要点</td><td>1. 交接与评估
（1）操作前：从心率、血压、血氧饱和度、穿刺点皮肤及敷料、有无咯血等进行交接
（2）操作中：监测患者心率、血压、血氧饱和度是否在正常范围；穿刺点皮肤及敷料；患者有无咯血情况
（3）操作后：进行疼痛评分、Morse、Barthel 指数、血栓评分
（4）健康管理：观察患者有无咳血，胸闷情况，如有咯血、胸闷，及时告知医护人员处理</td></tr>
<tr><td>2. 心电监测技术
（1）操作前：评估仪器状态，查看时间是否与北京时间一致，检查血管穿刺伤口敷料有无渗血
（2）操作中：粘贴电极片于合适位置（避开手术区及除颤区域），查看波形并调整好导联；观察心电监护有无 ST 及 T 波改变，有无心动过缓及其他心律失常情况；设置报警界限，监测血压时间为 30min/ 次
（3）操作后：监测心率 80 次 /min，血压 112/70mmHg，呼吸 20 次 /min，按分级护理及病情查看心电监护
（4）健康管理：告知患者及家属，若患者出现胸闷、胸痛及心慌等情况，随时告知医护人员</td></tr>
<tr><td>3. 氧气吸入技术
（1）操作前：评估患者（如鼻腔、配合情况等）、评估设备及用物、评估环境（安全用氧等）
（2）操作中：核对患者信息，解释目的，取得配合，安装和检查氧气装置，打开流量开关，遵医嘱调节氧流量，将鼻氧管轻轻塞入患者鼻孔，并妥善固定
（3）操作后：密切观察患者血氧情况
（4）健康管理：保持管道通畅，告知患者及家属不要随意调节氧流量，已告知患者及家属用氧过程中做好“四防”，即防火、防油、防热、防震</td></tr>
<tr><td rowspan="2">情景插入</td><td>1. 咯血</td></tr>
<tr><td>2. 气胸</td></tr>
</table>

【情景处置护理风险清单】

（一）发生咯血的应急处置清单

护理风险点：咯血	
预防要点：	完成情况
1. 立即通知医生，患者绝对卧床休息，取患侧卧位，减少患侧活动度，禁食	是□否□
2. 给予氧气吸入，迅速使用留置针建立两条静脉	是□否□
3. 遵医嘱使用止血药物	是□否□
4. 密切观察患者咯血的量、颜色及出血速度、生命体征和意识状态的变化，注意防范大咯血引起的低血容量休克	是□否□
5. 床头备好吸痰器，急救器械。如出现胸闷、气促、呼吸困难、发绀、面色苍白、烦躁不安等窒息征象，立即取头低脚高 45° 仰卧位，面部偏向一侧，轻拍背部，排出气道内血块。必要时使用吸痰管进行机械吸引，改为高浓度吸氧	是□否□
识别要点：	完成情况
6. 患者咯血量＞ 300ml，出现呼吸困难、血氧饱和度下降、面色发绀	是□否□

续表

紧急处理：	完成情况
7. 立即通知医生，并配合医生给予气管插管或气管切开，行呼吸机辅助通气	是□否□

（二）发生气胸的应急处置清单

护理风险点：患者发生呼吸困难	
预防要点：	完成情况
1. 按照分级护理，巡视患者	是□否□
2. 告知患者及家属如有胸闷、呼吸困难情况，立即通知医务人员	是□否□
识别要点：	完成情况
3. 患者突然出现呼吸困难	是□否□
4. 听诊双肺呼吸音不一致	是□否□
紧急处理：	完成情况
5. 立即通知医生，患者绝对卧床休息	是□否□
6. 给予氧气吸入	是□否□
7. 遵医嘱使用解痉平喘药物	是□否□
8. 行床边胸片检查，肺压缩 25% 以下，卧床休息吸氧，＞ 25% 协助医生行胸腔闭式引流术	是□否□

六、呼吸衰竭相关护理技能案例

【情景案例】

病例	李某，男，86 岁，因咳嗽、咳痰 2d，呼吸困难 1h 收入呼吸内科。入院诊断：急性呼吸衰竭。既往有慢性阻塞型肺气肿 38 年。查体：脉搏 126 次 /min，呼吸 32 次 /min，血压 92/58mmHg，血氧饱和度 68%，神志昏迷，发绀、皮肤湿冷、颈静脉怒张、肺底湿性啰音。医嘱给予简易呼吸气囊辅助呼吸、动脉采血行血气分析
分析	【护理诊断】 1. 存在的护理诊断 （1）气体交换受损：与缺氧、排痰不畅有关 （2）意识障碍：与呼吸道阻塞致气道通气障碍、二氧化碳潴留有关 2. 潜在的护理诊断 （1）有窒息的危险：与痰液黏稠、昏迷有关 （2）有水、电解质平衡紊乱的危险：与二氧化碳潴留有关 【涉及操作】 简易呼吸气囊辅助呼吸技术、动脉血采集技术、桡动脉采血侧支循环评估技术

续表

<table>
<tr><td>用物准备</td><td>氧气装置、简易呼吸气囊、压舌板、吸痰装置、口咽通气道、气管插管包、呼吸机、动脉采血针、无菌手套、血气分析仪、利器盒、消毒用物等</td></tr>
<tr><td rowspan="3">专科要点</td><td>1. 简易呼吸气囊辅助呼吸技术
1）操作前：检测呼吸气囊单向阀、安全阀、进气阀、储氧袋、呼气阀、储气阀及储氧安全阀性能是否良好，面罩清洁无破损，充盈度适合
2）操作中
（1）氧流量：8 ～ 10L/min（无氧源时拆去储氧袋）
（2）频率：成人 10 ～ 12 次 /min，儿童 12 ～ 20 次 /min
（3）深度：挤压球囊 1/3 ～ 1/2（成人潮气量 400 ～ 600ml）
3）操作后：评估患者缺氧症状是否改善，观察患者胸廓有无起伏、血氧饱和度、面色及发绀情况，听诊双肺呼吸音。若不能改善缺氧症状，应立即检查并调整头部及气道位置，必要时插入口咽或建立高级气道
4）健康管理：向家属做好解释工作；若患者缺氧症状改善，协助患者取舒适卧位，根据病情实施健康宣教，氧疗者室内严禁明火及防油、防震、防热</td></tr>
<tr><td>2. 动脉血采集技术
（1）操作前：评估患者意识状态，生命体征；是否吸氧及吸氧浓度；皮肤有无水肿、破溃、瘢痕等；桡动脉采血行 Allen 实验检查侧支循环
（2）操作中：首选桡动脉，次选股动脉、足背动脉；消毒范围直径> 5cm，同时消毒操作者左手食指、中指前端；用左手食指、中指摸清动脉搏动最明显处，右手持注射器与皮肤呈 45° ～ 60° 穿刺（股动脉垂直进针），穿刺成功后抽取动脉血 1.5 ～ 2ml，拔针后迅速刺入橡胶塞内，隔绝空气；按压穿刺点至少 10min；颠倒标本 5 次，手搓 5s，使血液与肝素充分混匀，防止凝血；做好标记，30min 内送检
（3）操作后：观察病情及穿刺部位有无出血、血肿、瘀斑
（4）健康管理：告知患者及家属采血结束后按压穿刺点至少 10min，直至无出血为止，防止穿刺处皮下血肿或穿刺点出血等其他并发症的发生；医务人员会关注血气结果，根据结果及时调整治疗方案，嘱患者不要紧张</td></tr>
<tr><td>3. 桡动脉采血侧支循环评估（Allen 实验）技术
（1）操作前：评估动脉采血部位的皮肤及动脉搏动情况
（2）操作中：抬高被检查的手紧握 30s，检查者双手同时按压桡动脉和尺动脉；嘱患者反复用力握拳和张开手指 5 ～ 7 次至手掌变白；松开对尺动脉的压迫，继续保持压迫桡动脉，观察手掌颜色变化
（3）评估后：若 5 ～ 15s 手掌颜色迅速变红或恢复正常，表明尺、桡动脉间存在良好侧支循环。若 5 ～ 15s 手掌颜色仍为苍白，表明手掌侧支循环不良，禁止动脉采血
（4）健康管理：向患者及家属解释评估目的，取得配合</td></tr>
<tr><td rowspan="2">情景插入</td><td>1. 窒息</td></tr>
<tr><td>2. 动脉采血皮下出血</td></tr>
</table>

【情景处置护理风险清单】

（一）窒息风险清单

风险点：窒息	
风险人群：咳嗽能力差、长期卧床、痰多黏稠、不易咳出的患者	
预防要点：	完成情况
1. 长期卧床患者，指导家属按时翻身拍背，促进痰液引流	是□否□
2. 根据患者病情，鼓励患者适量饮水	是□否□
3. 使用痰液稀释剂后，指导患者主动咳嗽排痰，以免痰液膨胀引起气道堵塞	是□否□
4. 告知患者及家属如患者出现呼吸不畅等症状时立即告知医务人员，必要时行吸痰处理	是□否□
识别要点	完成情况
5. 患者面色发绀、喘鸣、气道梗阻、呼吸困难、窒息、心搏骤停，血氧饱和度急剧下降	是□否□
紧急处理要点：	完成情况
6. 立即行吸痰处理，畅通呼吸道，简易呼吸气囊辅助呼吸，同时立即通知医生	是□否□
7. 行心电监护、15 ～ 30min 动态监测呼吸、血氧饱和度、血气分析，记录出入量	是□否□
8. 遵医嘱协助医生行气管插管等紧急处理，并做好记录	是□否□

（二）动脉采血皮下出血风险清单

护理风险点：动脉采血后皮下出血	
风险人群：动脉采血患者	
预防要点：	完成情况
1. 首选桡动脉穿刺	是□否□
2. 采血后按压 5 ～ 10min	是□否□
3. 按压时使棉签和血管处于平行的走向	是□否□
4. 凝血功能异常的患者延长按压时间，按压直至完全止血	是□否□
识别要点：	完成情况
5. 患者出现疼痛、皮肤瘀斑、局部血肿	是□否□
紧急处理要点：	完成情况
6. 按压至出血停止	是□否□
7. 患处 50% 硫酸镁无菌纱布湿敷，减轻肿胀程度	是□否□
8.12h 后，使用适量多磺酸黏多糖乳膏涂擦，轻揉 3 ～ 5min，3 次 /d	是□否□

七、肺癌相关护理技能案例

【情景案例】

病例	王某，男，60 岁，因肺癌再次化疗于 10 月 16 日收入呼吸内科。入院诊断：肺癌脑转移。既往史：有高血压病史、肺癌脑转移病史，患者入院时左上臂有一 PICC 导管，Morse 评分 45 分，血栓评分 3 分，Barthel 指数 55 分，患者于 19 : 30 突然发生抽搐，意识丧失，牙关紧闭，双瞳孔散大，直径 5mm，光反射减弱。脉搏 110 次 /min，呼吸 32 次 /min，血氧饱和度 88%，血压 150/98mmHg。医嘱给予口咽通气道置入、地西泮 10mg 肌内注射、20% 甘露醇 125ml 静脉滴注（120 滴 /min）
分析	【护理诊断】 1. 存在的护理诊断 （1）气体交换受损：突发抽搐，与呼吸肌痉挛、呼吸道不畅有关 （2）自理能力缺陷：Barthel 指数 55 分，与活动能力下降有关 2. 潜在的护理诊断 （1）有窒息的危险：与癫痫发作有关 （2）有跌倒的危险：与癫痫发作有关 （3）有静脉血栓栓塞的危险：与 PICC 导管及肿瘤疾病有关 【涉及操作】 口咽通气导管置入技术、肌内注射技术、经 PICC 静脉输液技术
用物准备	治疗盘一套、口咽通气导管、开口器、2.5ml 一次性注射器、10ml 一次性注射器、砂轮、手套、听诊器、乙醇棉片、输液器、纱布、止血钳、手消、垃圾桶、锐器盒等
专科要点	1. 口咽通气导管置入技术 （1）操作前：评估患者有无义齿，口腔内有无分泌物或食物，有无舌咬伤 （2）操作中：开口器从臼齿插入，评估口咽通气导管内有无气流，听诊呼吸音 （3）操作后：再次评估患者呼吸 （4）健康管理：置入口咽通气导管后观察有无分泌物，呼吸是否顺畅，必要时吸痰，以免造成窒息；取得家属配合，消除恐惧情绪，告知家属患者需按时服药，避免刺激，避免情绪激动，床旁桌备缠有纱布的勺子 2. 肌内注射技术 （1）操作前：根据患者情况摆好体位，摆体位时注意不要用力过度，以免骨折，评估局部皮肤 （2）操作中：注意协助固定患者，避免患者躁动时导致断针或发生针刺伤 （3）操作后：观察患者呼吸情况 （4）健康管理：告知患者家属如有呼吸不畅，及时告知医护人员

续表

专科要点	3. 经 PICC 静脉输液技术 （1）操作前：评估 PICC 穿刺局部有无红肿或硬结，检查甘露醇有无结晶，输液接头用乙醇棉片用力摩擦至少 15s （2）操作中：注意脉冲式冲管手法，连接输液接头时注意不同类型的无针接头连接方法，确保连接紧密 （3）操作后：注意脉冲式冲管及正压封管手法 （4）健康管理：告知患者家属甘露醇需快滴，不得自行调节滴数
情景插入	1. 癫痫发作
	2. PICC 导管相关静脉血栓

【情景处置护理风险清单】

（一）癫痫发作风险防范及处置清单

护理风险点：癫痫发作可引起舌咬伤、误吸、呼吸抑制、心律失常、颅内出血、脑水肿、癫痫、猝死等严重并发症	
风险人群：癫痫患者、脑肿瘤、脑积水、先天性疾病、颅脑外伤、脑血管疾病等	
预防要点：	完成情况
1. 了解患者癫痫发作史，保持病室舒适安静，减少癫痫诱因（如劳累、饮酒、发热、感染、精神因素、情绪激动、紧张、停药不当等），做好安全措施，竖起床栏，家属 24h 留陪，保证充足睡眠，避免精神刺激	是□否□
2. 积极治疗原发病	是□否□
3. 按时按量服药，不随意减药	是□否□
识别要点：	完成情况
4. 出现失神、双眼凝视、眼球上翻、呼吸困难等前驱症状或突然失去意识、四肢抽搐、口吐白沫、伴有小便失禁等症状	是□否□
紧急处置要点：	完成情况
5. 体位：抽搐发作时应立即平卧，头偏向一侧，使用口咽通气导管畅通气道，清理口腔及呼吸道分泌物	是□否□
6. 床边备牙垫、开口器、负压吸引装置，保持气道畅通。发作时牙垫或压舌板压住舌根，预防舌咬伤	是□否□
7. 吸氧，必要时心电监护。给予安全保护，预防外伤，不压制其动作，避免骨折	是□否□
8. 用药：开通 1 ～ 2 条留置静脉通路，遵医嘱给予镇静剂。专人监护，有效约束，预防受伤	是□否□
9. 观察：用药后每 5 ～ 10min 观察神志、瞳孔、心率、呼吸、血压、面色、口唇颜色，抽搐症状缓解后改为每 30min 测量 1 次，做好记录，监测呼吸及血氧饱和度变化	是□否□

（二）PICC 导管相关静脉血栓风险防范及处置清单

护理风险点：PICC 导管相关静脉血栓	
风险人群：PICC 带管患者	
预防要点：	完成情况

续表

1. 动态评估，根据血栓评分量表识别中高危人群，≥ 3 分悬挂警示标识	是□否□
2. 指导患者功能锻炼，包括手指伸屈运动、旋腕运动、屈肘运动、上臂旋腕运动、握弹力球运动等	是□否□
3. 责任护士每日评估穿刺侧肢体有无肿胀、疼痛或其他不适	是□否□
4. 指导患者在病情允许的情况下饮温水，每日 2 000ml 左右，清淡饮食	是□否□
识别要点：	完成情况
5.PICC 置管侧肢体肿胀、有硬结、疼痛或伴皮温升高	是□否□
6.PICC 置管侧上肢静脉彩超显示置管血管内血栓形成	是□否□
紧急处置要点：	完成情况
7. 遵医嘱使用抗凝剂	是□否□
8. 患者 PICC 置管侧手臂禁止按摩、揉捏或热敷	是□否□
9. 观察患者穿刺侧手臂臂围、局部硬结及皮温变化，做好护理记录	是□否□
10. 必要时请 PICC 专科门诊会诊	是□否□

八、肺栓塞相关护理技能案例

【情景案例】

病例	屈某，男，27 岁，因“无明显诱因出现胸闷气促 1d，伴咳嗽、心悸等不适，活动后加重，休息后缓解”就诊入院，既往健康状况一般，患者自诉近期有咳嗽、感冒病史。查体：体温 36.7℃，脉搏 90 次 /min，呼吸 22 次 /min，血压 136/85mmHg，血氧饱和度 98%。入院诊断：肺栓塞。入院后给予抗凝、护胃、改善循环等治疗。于 12 月 14 日 16：14 诉右侧胸口疼痛，测得脉搏 105 次 /min，呼吸 28 次 /min，血压 148/105mmHg，血氧饱和度 94%，告知医生，遵医嘱给予面罩吸氧，急查血及心电图，给予曲马朵注射液肌内注射，患者诉疼痛较前缓解。于 12 月 7 日 17：20 立即行肺动脉造影＋吸栓术。患者术后返回病房测量脉搏 98 次 /min，呼吸 19 次 /min，血压 101/70mmHg，血氧饱和度 100%，未诉呼吸困难、胸闷和咳嗽等不适
分析	【护理诊断】 1. 存在的护理诊断 （1）胸痛：疼痛评分 5 分，与肺部栓子脱落造成肺栓塞有关 （2）气体交换受损：血氧饱和度 94%，与肺组织有效换气减少有关 （3）自理能力受限：Barthel 30 分，与术后需要卧床休息有关 2. 潜在的护理诊断 （1）有出血的危险：与使用抗凝、溶栓药物有关 （2）有再次栓塞的危险：与疾病有关 （3）有心搏骤停的危险：与疾病有关 【涉及操作】 心电监测技术、氧气吸入技术、交接与评估

续表

用物准备	心电监护仪、电极片、纱布、中心吸氧装置1套、一次性使用吸氧管、吸氧面罩、小杯(内盛清水)、棉签、剪刀、手电筒、笔、输氧单、弯盘、医嘱单、治疗单、黄色医疗垃圾桶、外包装桶、锐器盒、手消毒剂等
专科要点	1. 交接与评估 （1）操作前：从心率、血压、血氧饱和度、穿刺点皮肤及敷料、管道（尿管）、用药等进行交接 （2）操作中：监测患者心率、血压、血氧饱和度是否在正常范围；穿刺点敷料有无渗血、肿胀、绷带松紧情况；管道：观察尿液颜色、性状及量，尿管是否妥善固定，尿道口是否清洁，饮水量是否达到2 000ml以上，促进造影剂的排出，以免引起造影剂肾病；用药：注射低分子肝素部位有无硬结和淤青 （3）操作后：进行疼痛评分、Morse、Barthel指数、血栓、管道评分 （4）健康管理：指导患者及家属行踝泵运动及床上主/被动运动训练；指导患者按时、按量服药，注意观察用药后有无血尿、黑便、牙龈出血等出血表现，如有，及时告知医护人员处理
	2. 心电监测技术 （1）操作前：评估仪器状态，查看时间是否与北京时间一致，检查血管穿刺部位敷料有无渗血 （2）操作中：粘贴电极片于合适位置（避开手术区及除颤区域），查看波形并调整好导联；观察心电监护有无ST及T波改变，有无心动过缓及其他心律失常情况；设置报警界限，监测血压时间，每30min1次 （3）操作后：监测心率90次/min，血压136/85mmHg，呼吸22次/min，血氧饱和度98%，按分级护理及病情查看心电监护 （4）健康管理：告知患者及家属，若患者出现胸闷、胸痛及心慌等情况，随时告知医护人员
	3. 氧气吸入技术 （1）操作前：评估患者病情、呼吸状况及缺氧状况，检查患者鼻腔情况，选择合适的吸氧方式；双人核对患者、吸氧流量，并签名 （2）操作中：协助患者取舒适卧位，患者呼吸困难时给予面罩吸氧，调节氧流量6～8L/min （3）操作后：监测血氧饱和度的变化 （4）健康管理：告知患者用氧安全知识，切实做好“防火、防震、防热、防油”，告知患者勿自行摘除鼻导管或调节流量，用氧过程中保持呼吸通畅，注意气道湿化，保持管道通畅，无打折、分泌物堵塞或扭曲，面罩吸氧时检查面部、耳郭皮肤受压情况，观察、评估患者吸氧效果
情景插入	1. 抗凝药物的使用
	2. 造影剂肾病

【情景处置护理风险清单】

（一）抗凝药物使用风险清单

风险点：出血倾向（皮下出血、牙龈出血、消化道出血、脑出血、血尿等）	
风险人群：使用抗凝药物的患者	
预防要点：	完成情况
1. 核对药物剂量，确保剂量准确；使用剂量不足1支时，先排出多余药液	是□否□
2. 定期评估并指导患者自查有无皮下出血、牙龈出血、尿血、便血等情况	是□否□
3. 定时监测患者凝血功能，有异常时，告知医生调整药物剂量	是□否□

续表

识别要点：	完成情况
4. 患者皮肤或黏膜瘀斑、紫癜、牙龈出血、鼻出血、血尿、黑便或意识障碍	是□否□
紧急处理要点：	完成情况
5. 减少抗凝药物剂量或停止抗凝药	是□否□
6. 给予维生素 K 或鱼精蛋白拮抗	是□否□
7. 定时监测凝血功能	是□否□
8. 严密观察生命体征变化	是□否□
9. 指导患者用药期间使用软毛牙刷，防止碰撞和跌倒，如有异常，及时告知医护人员	是□否□

（二）造影剂肾病（CIN）预防、识别及处置清单

风险点：造影前后患者水化不足、医源性肾损害、急性肾衰竭	
风险人群：介入手术使用造影剂的患者	
预防要点：	完成情况
1. 评估患者：护士询问既往史，监测患者血糖、血压，查看患者血常规、肾功能、电解质检查情况	是□否□
2. 药物管理：根据医嘱，告知患者造影前 2d 停用血管紧张素转换酶抑制剂、非甾体消炎药、利尿药、氨基糖甙苷类抗生素及二甲双胍	是□否□
3. 饮食要求：给予高热量、高维生素、低盐、低脂、低胆固醇饮食，术后 3h 内禁食高蛋白食物	是□否□
4. 合理水化：术前 4h 及术后 12h 内给予静脉补液 0.9%NaCl［1ml/（kg · h）］。告知患者术后 4h 内饮水，每次饮水量 400 ～ 500ml，以不出现腹胀为宜，24h 内饮水量 1 500 ～ 2 000ml。心肾功能不全者，根据病情遵医嘱给予静脉补液及适量饮水	是□否□
识别要点：	完成情况
5. 密切观察：密切观察患者的血压、心率、心律、尿量，督促患者按时服降压药，控制血压在 140/90mmHg。准确记录 24h 出入量，术后 4h 内尿量一般保持在 500ml 以上。及时留取血液、尿液标本，以检测肾功能	是□否□
6. 预防心衰：严格控制输液速度，一般为 30 ～ 40 滴 /min，防止心脏负荷过重出现急性心衰。紧密记录心功能不全患者的出入量，遵医嘱指导其服用利尿药	是□否□
7. 血糖监测：对糖尿病患者，术后静脉滴注胰岛素，每隔 2 ～ 4h 监测指尖微量血糖，根据血糖遵医嘱调整胰岛素用量及滴速，使血糖控制在 8.0 ～ 10.0 mmol/L（餐前）、8.0 ～ 12.0 mmol/L（餐后），患者术后 2d 逐渐减少至停止静脉胰岛素，换为原降糖方案	是□否□
紧急处理要点：	完成情况
8. 药物治疗：遵医嘱给予碳酸氢钠、N－乙酰半胱氨酸、曲美他嗪、他汀类药物、尼可地尔、脑钠肽等药物治疗	是□否□
9. 水化治疗：水化能促使肾脏内血管扩张，通过增加尿量，防止造影剂在肾小管内结晶从而减少对肾小管的毒性，降低 CIN 的发生	是□否□
10. 预防感染：术后第 4 天患者进入多尿期，尿量每天达 3 000 ml 以上，应注意观察有无电解质紊乱表现，如肌无力、腹胀、心律失常等，此期患者抵抗力低，易发生院内感染	是□否□
11. 专科治疗：根据肾病内科会诊情况，给予专科治疗	是□否□

九、血气胸相关护理技能案例

【情景案例】

病例	谢某，男，52 岁，因与他人发生争执致胸部多处被刺伤，随即出现胸痛、气促、心悸，急诊入院。查体：体温 36.5℃，脉搏 130 次 /min，呼吸 28 次 /min，血压 90/42mmHg。入院诊断：右侧张力性气胸，右侧血胸。入院后立即行胸腔穿刺减压，留置右胸管，引流出 520ml 血性液体，行超声心动图、血常规、生化检查，止痛、补液、抗感染等对症治疗。持续心电监护，氧气吸入，目前神志清楚，生命体征稳定
分析	【护理诊断】 1. 存在的护理诊断 （1）气体交换受损：与胸膜腔内压力升高、肺萎陷以及通气 / 血流比例失调有关 （2）低效性呼吸形态：与肺萎陷、气道阻塞有关 （3）疼痛：与胸膜内压力升高导致胸膜受牵连、撕裂有关 （4）心搏出量减少：与纵隔偏移影响静脉血液回流入心有关 （5）体液不足：与胸部损伤、失血过多有关 2. 潜在的护理诊断 （1）有感染的危险：与胸壁完整性受损有关 （2）有休克的危险：与胸部损伤出血有关 （3）潜在并发症：复发性气胸、血气胸、慢性气胸 【涉及操作】 心电监测技术、氧气吸入技术、更换胸腔闭式引流瓶技术
用物准备	心电监护仪、电极片、吸氧装置、止血钳 2 把、胶带、一次性外科手套、胸瓶、0.9% 氯化钠 500ml（外用）、治疗车、快速手消毒剂、医疗垃圾桶、生活垃圾桶等
专科要点	1. 心电监测技术 （1）操作前：评估仪器状态，查看时间是否与北京时间一致，评估患者胸前皮肤是否完好，有无安装心脏起搏器 （2）操作中：放置电极片时应避开伤口、瘢痕、中心静脉插管、起搏器及电除颤部位，血压袖带避开动静脉置管。查看波形并调整好导联；评估患者生命体征，正确设置报警界限；勿在同一侧肢体监测血压及血氧饱和度 （3）操作后：按分级护理及病情查看患者，动态评估患者心率、血压、呼吸、血氧饱和度，异常情况及时告知医生处理。勿关闭报警提示音 （4）健康管理：告知患者及家属在监护仪附近避免使用手机，翻身时避免导联线打折、缠绕，告知患者及家属若患者出现胸闷、胸痛及心慌等情况，随时告知医护人员

续表

专科要点	2. 氧气吸入技术 （1）操作前：评估患者（如鼻腔、配合情况等）、评估设备及用物、评估环境（安全用氧等） （2）操作中：核对患者信息，解释目的，取得配合，安装和检查氧气装置，打开流量开关，遵医嘱调节氧流量，将鼻氧管轻轻塞入患者鼻孔，并妥善固定 （3）操作后：密切观察患者血氧情况 （4）健康管理：保持管道通畅，告知患者及家属不要随意调节氧流量，告知患者及家属用氧过程中做好“四防”，即防火、防油、防热、防震
	3. 更换胸腔闭式引流瓶技术 1）操作前：评估患者引流管是否通畅及切口敷料情况 2）操作中：更换时取 2 把卵圆钳双重夹闭引流管 （1）手术后 24 ～ 48h，每 30 ～ 60min 挤压胸管 1 次，嘱患者深呼吸，观察引流瓶内水柱波动及有无气泡逸出 （2）确认患者咳嗽或呼吸时，胸瓶长管内水柱上下波动至少 4 ～ 6cm （3）胸瓶内长管应没入水中 3 ～ 4cm （4）告知患者及家属胸瓶需处于直立状态，并低于胸壁引流口 60 ～ 100cm 3）操作后：每 24h 记录胸液颜色、性状和量 4）健康管理：告知患者及家属观察引流液，若每小时≥ 200ml 且超过 3h，颜色为鲜红色，或有胸闷等不适时应立即告知医务人员
情景插入	1. 大出血
	2. 胸管非计划性拔管

【情景处置护理风险清单】

（一）大出血风险清单

护理风险点：胸腔内活动性出血	
风险人群：血气胸患者	
预防要点：	完成情况
1. 持续监测血压、心率、心律、呼吸、血氧饱和度、尿量。30 ～ 60min 挤压引流管 1 次，观察引流液颜色、性质及量，引流液≥ 200ml/h，连续 3h，及时通知医生处理并做好护理记录	是□否□
2. 告知患者出现伤口渗血、心慌等不适，及时告知医护人员	是□否□
识别要点：	完成情况
3. 引流液鲜红色、有血凝块、烦躁、血压下降、心率快、大汗淋漓、尿少等	是□否□
4. 引流液持续 3h 均超过 200ml/h	是□否□
紧急处理要点：	完成情况
5. 心电监测、吸氧、保持 2 条以上静脉通路，立刻通知医生查看患者	是□否□
6. 取休克卧位（头、躯干抬高 20° ～ 30°，下肢抬高 15° ～ 20°）	是□否□
7. 遵医嘱给药、查血常规、备血、输血、术前准备等紧急处理并做好护理记录	是□否□

（二）胸管非计划性拔管风险清单

护理风险点：胸管非计划性拔管致患者引流不畅	
风险人群：留置胸管的患者	
预防要点：	完成情况
1. 有胸管患者建立管道滑脱评估单，入科、院外带入、病情变化、转科、重新置入管路时进行评估，床头悬挂“防脱管”标识	是□否□
2. 每班交接胸管置入深度及切口敷料情况，给予二次固定，松紧适宜	是□否□
3. 对意识不清、躁动患者合理使用约束带及镇静药	是□否□
4. 告知患者及家属说明胸管的目的和重要性，拔管后会导致引流不畅	是□否□
识别要点：	完成情况
5. 可见胸管完全脱出或胸管置入深度与管道标识、护理记录不符	是□否□
6. 胸瓶长管内液面与水封瓶内液面相平	是□否□
紧急处理要点：	完成情况
7. 用手捏闭引流管口周围皮肤，立即通知医生	是□否□
8. 观察患者有无胸闷、呼吸困难，指导患者多做深呼吸和咳嗽运动	是□否□
9. 配合医生消毒处理后用凡士林纱布封闭切口，必要时协助医生重新置入胸管，并做好记录	是□否□

十、肺癌根治术相关护理技能案例

【情景案例】

病例	刘某，男，68岁，因体检时发现“右肺占位性病变”入院，既往有高血压病史，长期规律服用硝苯地平缓释片治疗。查体：体温36.5℃，脉搏110次/min，呼吸21次/min，血压158/96mmHg，于2022年9月21日8：30在全麻胸腔镜下行右上肺叶切除＋胸腔粘连松解术＋纵隔淋巴结清扫＋肺门淋巴结清扫术，术中置入CVC、胸管。医嘱一级护理，患者术后第1天下床活动5min后，胸瓶内可见量约880ml红色血性液体，切口敷料渗血，患者诉头晕，心慌，伤口疼痛，测得脉搏140次/min，血压78/55mmHg，医嘱给予心电监测，5%葡萄糖30ml＋多巴胺200mg以3ml/h微量泵泵入，更换胸腔闭式引流瓶
分析	【护理诊断】 1. 存在的护理诊断 （1）失血性休克：胸腔引流液880ml，血压78/55mmHg，与出血量多有关 （2）疼痛：疼痛评分5分，与术后活动有关 2. 潜在的护理诊断 （1）有胸腔内出血的危险：与手术有关 （2）有心律失常的危险：与出血、体液不足有关 【涉及操作】 心电监测技术、多巴胺微量泵入技术、更换胸腔闭式引流瓶技术

续表

<table>
<tr><td>用物准备</td><td>心电监护仪、电极片、微量泵、50ml 注射器、药物、压力延长管、PDA、瓶贴、止血钳 2 把、一次性外科手套、纱布两块、胶布、治疗盘（三联瓶架、碘附、棉签、一次治疗巾、弯盘、剪刀）、胸瓶、0.9% 氯化钠 500ml（外用）、治疗车、快速手消毒剂、医疗垃圾桶、生活垃圾桶、锐器盒、高危药品警示牌等</td></tr>
<tr><td rowspan="3">专科要点</td><td>1. 心电监测技术
（1）操作前：评估仪器状态，查看时间是否与北京时间一致，评估患者胸前皮肤是否完好，有无安装心脏起搏器
（2）操作中：放置电极片时应避开伤口、瘢痕、中心静脉插管、起搏器及电除颤部位，血压袖带避开动静脉置管。查看波形并调整好导联；评估患者生命体征，正确设置报警界限；勿在同一侧肢体监测血压及血氧饱和度
（3）操作后：按分级护理及病情查看患者，动态评估患者心率、血压、呼吸、血氧饱和度，异常情况及时告知医生处理。勿关闭报警提示音
（4）健康管理：告知患者及家属在监护仪附近避免使用手机，翻身时避免导联线打折、缠绕，告知患者及家属若患者出现胸闷、胸痛及心慌等情况，随时告知医护人员</td></tr>
<tr><td>2. 多巴胺微量泵入技术
（1）操作前：评估患者血压情况，双人核对患者、药名、剂量，标识“警”字并双签名
（2）操作中：检查 CVC 置管是否通畅；药液现配现用，连续使用不超过 72h，观察用药后有无外渗及皮肤发白等静脉炎情况；遵医嘱设置泵速，观察血压情况，根据医生目标值血压及时调整泵速；挂高危药品警示牌
（3）操作后：每小时监测 1 次血压的变化，严禁直接拔针或直接推注封管液
（4）健康管理：告知患者及家属不得自行调节泵速，预防性外用多磺酸黏多糖涂抹穿刺点周围的皮肤，若穿刺处疼痛及发白或患者出现心慌、胸闷等情况，随时告知医护人员</td></tr>
<tr><td>3. 更换胸腔闭式引流瓶技术
1）操作前：评估患者引流管是否通畅及切口敷料情况
2）操作中：更换时取 2 把卵圆钳双重夹闭引流管
（1）手术后 24 ～ 48h，每 30 ～ 60min 挤压胸管 1 次，嘱患者深呼吸，观察引流瓶内水柱波动及有无气泡逸出
（2）确认患者咳嗽或呼吸时，胸瓶长管内水柱上下波动至少 4 ～ 6cm
（3）胸瓶内长管应没入水中 3 ～ 4cm
（4）告知患者及家属胸瓶需处于直立状态，并低于胸壁引流口 60 ～ 100cm
3）操作后：每 24h 记录胸液颜色、性状和量
4）健康管理：告知患者及家属观察引流液每小时≥ 200ml 且超过 3h，颜色为鲜红色，或有胸闷等不适时，应立即告知医务人员</td></tr>
<tr><td rowspan="4">情景插入</td><td>1. 术后大出血</td></tr>
<tr><td>2. 多巴胺使用风险</td></tr>
<tr><td>3.CVC 非计划性拔管</td></tr>
<tr><td>4. 胸管非计划性拔管</td></tr>
</table>

【情景处置护理风险清单】

（一）术后大出血风险清单

护理风险点：术后大出血	
风险人群：胸心外科手术后患者	
预防要点：	完成情况
1. 术后 24 ～ 48h 动态监测血压、心率、心律、呼吸、血氧饱和度、CVP、尿量。30 ～ 60min 挤压引流管 1 次，观察引流液颜色、性质及量，引流液≥ 200ml/h，连续 3h，及时通知医生处理并做好护理记录	是□否□
2. 告知患者出现切口渗血、心慌等不适，及时告知医护人员	是□否□
识别要点：	完成情况
3. 引流液鲜红色、有血凝块、烦躁、血压下降、心率快、大汗淋漓、尿少、CVP 进行性下降≤ 6cmH_2O 等	是□否□
4. 引流液持续 3h 均超过 200ml/h	是□否□
紧急处理要点：	完成情况
5. 心电监测、吸氧、保持 2 条以上静脉通路，立刻通知医生查看患者	是□否□
6. 取休克卧位（头、躯干抬高 20° ～ 30°，下肢抬高 15° ～ 20°）	是□否□
7. 遵医嘱给药、查血常规、备血、输血、术前准备等紧急处理并做好护理记录	是□否□

（二）多巴胺使用风险清单

护理风险点：药物渗漏，致皮肤、皮下组织坏死；严重并发症甚至危及生命	
风险人群：胸心外科手术后患者	
预防要点：	完成情况
1. 患者病情符合药物使用指征（收缩压＜ 90mmHg，无嗜铬细胞瘤、未控制的快速型心律失常、心室颤动禁忌证），二人核对医嘱与执行单，并盖警示章	是□否□
2. 首选中心静脉（PICC、CVC）输注，如无中心静脉置管，从外周输注时应向患者及家属进行风险告知，并签署风险告知书，同时选择粗、直、弹性好的血管建立静脉通道	是□否□
3. 用药剂量准确[（患者的体重（kg）× 3（常数）为多巴胺的总剂量，用 5% 葡萄糖或 0.9% 氯化钠稀释至 50ml 后，用微量泵给药，每小时推注 1ml，则患者使用的多巴胺输注剂量为 1μg/（kg · min），以此类推）]，泵速经第二人核对正确，确认无误后开始输注	是□否□
4. 持续用药时，采用双泵更换流程续泵，换泵过程中不得中断用药	是□否□
5. 监测患者血压（90 ～ 140/60 ～ 90mmHg）及心率（60 ～ 100 次 /min）	是□否□
6. 悬挂高危药品警示牌	是□否□
识别要点：	完成情况
7. 血压及心率波动大	是□否□
8. 穿刺部位皮肤发白、发红、水肿及疼痛	是□否□
紧急处理要点：	完成情况
9. 暂停微量泵泵入，遵医嘱行对症处理	是□否□
10. 在穿刺部位使用外用多磺酸黏多糖	是□否□
11. 若停止用药，先用维持液体缓慢冲管，再封管	是□否□

（三）CVC 非计划性拔管风险清单

护理风险点：非计划性拔管致穿刺部位肿胀、疼痛、窒息	
风险人群：CVC 置管患者	
预防要点：	完成情况
1. 妥善固定 CVC，每班交接敷贴固定情况及 CVC 外露长度	是□否□
2. 每班观察穿刺点周围皮肤情况，每日评估，及时拔管，每周维护 1 次并记录	是□否□
3. 告知患者发现穿刺部位肿胀、发红，及时报告医生	是□否□
识别要点：	完成情况
4. 穿刺部位肿胀或者疼痛	是□否□
5. 患者呼吸困难、口唇面色发绀、心跳加快而微弱，甚至昏迷	是□否□
紧急处理要点：	完成情况
6. 立即停止输液，报告医生并协助处理	是□否□
7. 做好患者及家属的宣教，禁止管道牵拉、打折等	是□否□
8. 做好护理记录和交接班	是□否□

（四）胸管非计划性拔管风险清单

护理风险点：胸管非计划性拔管致患者引流不畅	
风险人群：留置胸管的患者	
预防要点：	完成情况
1. 有胸管患者建立管道滑脱评估单，入科、院外带入、病情变化、转科、重新置入管路时进行评估，床头悬挂“防脱管”标识	是□否□
2. 每班交接胸管置入深度及切口敷料情况，给予二次固定，松紧适宜	是□否□
3. 对意识不清、躁动患者合理使用约束带及镇静药	是□否□
4. 告知患者及家属说明胸管的目的和重要性，拔管后会导致引流不畅	是□否□
识别要点：	完成情况
5. 可见胸管完全脱出或胸管置入深度与管道标识、护理记录不符	是□否□
6. 胸瓶长管内液面与水封瓶内液面相平	是□否□
紧急处理要点：	完成情况
7. 用手捏闭引流管口周围皮肤，立即通知医生	是□否□
8. 观察患者有无胸闷、呼吸困难，指导患者多做深呼吸和咳嗽运动	是□否□
9. 配合医生消毒处理后用凡士林纱布封闭切口，必要时协助医生重新置入胸管，并做好记录	是□否□

第二章　循环系统疾病临床护理技能案例

一、高血压合并心力衰竭相关护理案例

【情景案例】

病例	刘某，男，54岁，因“间断胸闷、气促半年，再发加重伴双下肢水肿10d”急诊入院，既往健康状况一般，有高血压病史、心脏瓣膜病病史、高尿酸血症病史。急诊查体：体温36.5℃，脉搏77次/min，呼吸19次/min，血压152/70mmHg，BNP 8 000pg/ml。入院诊断：高血压，慢性心力衰竭急性加重，心功能Ⅳ级。患者由急诊平车转至病床上时突发呼吸困难加重，端坐呼吸、大汗淋漓，测量血压158/76mmHg，血氧饱和度92%，Barthel评分45分，遵医嘱立即给予氧气吸入8L/min，5%葡萄糖50ml＋硝普钠50mg以1.5ml/h静脉泵入，对症处理后转CCU继续治疗
分析	【护理诊断】 1. 存在的护理诊断 （1）气体交换受损：端坐呼吸，与左心衰致肺循环淤血有关 （2）体液过多：双下肢水肿，与右心衰竭致体循环淤血、水钠潴留有关 （3）活动无耐力：Barthel评分45分，与心排血量下降有关 2. 潜在的护理诊断（并发症） （1）有皮肤完整性受损的危险：与长期卧床、强迫体位、水肿、营养不良有关 （2）有恶性心律失常的危险：与疾病有关 【涉及操作】 氧气吸入、微量泵技术、危重患者转运技术
用物	氧气装置、治疗盘、压力延长管、50ml注射器、高危药品警示牌、黄色医疗垃圾桶、外包装桶、锐器盒、手消毒剂、转运微量泵、应急转运箱、床边心电监护仪、转运氧气瓶等
专科要点	1. 氧气吸入技术 （1）操作前：评估氧气装置、鼻氧管是否完好 （2）操作中：双人核对及评估；连接氧气装置及鼻氧管，检查通气状况；调节氧流量；妥善固定氧气鼻导管；签字、记录，挂“四防”卡 （3）操作后：观察、评估患者吸氧效果、监测血氧饱和度变化 （4）健康管理：告知患者及家属勿自行摘除鼻导管、调节流量，患者感到胸闷等不适，随时告知医护人员

续表

<table>
<tr><td rowspan="2">专科要点</td><td>2. 硝普钠泵入技术
（1）操作前：评估患者血压情况，双人核对患者、药名、剂量，标识“警”字并双签名
（2）操作中：选择粗直弹性好的静脉，使用留置针穿刺；硝普钠溶液现配现用，观察用药后有无外渗及皮肤发白、发红等静脉炎情况；遵医嘱设置泵速为 1.5ml/h；挂高危药品警示牌
（3）操作后：密切监测血压的变化，根据患者病情遵医嘱调整泵速；关注患者有无头晕、心慌等不良反应；严禁直接拔针或直接推注封管液
（4）健康管理：告知患者及家属不得自行调节泵速，穿刺处如有疼痛、静脉走向发红、发白，心慌、胸闷等不适，及时告知医护人员</td></tr>
<tr><td>3. 危重患者转运技术：
（1）操作前：评估心率、血压、血氧饱和度、静脉通路、转运微量泵、心电监护仪、转运氧气瓶及应急转运箱状态
（2）操作中：电话通知 CCU，呼叫转运电梯；更换中心监护为床边心电监护；更换微量泵为转运微量泵；更换中心吸氧为转运氧气瓶；携带应急转运箱；拉床栏，医护陪同患者入 CCU
（3）操作后：与 CCU 医护进行床旁交接生命体征、血氧饱和度、尿量、皮肤、管路、用药等
（4）注意事项：转运过程中随时监测生命体征、血氧饱和度、神志等病情变化；转运过程中切勿碰撞</td></tr>
<tr><td rowspan="3">情景插入</td><td>1. 心衰发作</td></tr>
<tr><td>2. 硝普钠使用风险</td></tr>
<tr><td>3. 危重患者转运</td></tr>
</table>

【情景处置护理风险清单】

（一）心衰发作风险防范及处置清单

<table>
<tr><td colspan="2">风险点：急性心力衰竭致患者休克、死亡</td></tr>
<tr><td colspan="2">风险对象：心血管疾病患者、急性循环负荷过重患者</td></tr>
<tr><td>预防要点：</td><td>完成情况</td></tr>
<tr><td>1. 告知患者避免感冒，避免体力劳累、情绪激动；控制每日进水量在 1 500ml 以内</td><td>是□否□</td></tr>
<tr><td>2. 告知患者及家属出现大汗、胸闷、心悸等不适症状时，及时告知医护人员</td><td>是□否□</td></tr>
<tr><td>3. 遵医嘱用药，控制心律失常，输液速度控制在 30 滴 /min，不随意增减或撤换药物</td><td>是□否□</td></tr>
<tr><td>识别要点：</td><td>完成情况</td></tr>
<tr><td>4. 突发呼吸困难、强迫体位、面色苍白、发绀、大汗、胸闷、心悸、烦躁、频繁咳嗽、咳粉红色泡沫痰等</td><td>是□否□</td></tr>
<tr><td>处置要点：</td><td>完成情况</td></tr>
<tr><td>5. 取端坐位，双腿下垂，指导患者保持情绪稳定，立即报告医生</td><td>是□否□</td></tr>
<tr><td>6. 给予高流量吸氧 6 ～ 8L/min，严重者给予面罩或者无创呼吸机吸氧，头偏向一侧，保持呼吸道通畅，必要时给予吸痰护理</td><td>是□否□</td></tr>
<tr><td>7. 持续心电监护，动态监测患者血气分析、BNP 指标</td><td>是□否□</td></tr>
<tr><td>8. 建立 2 ～ 3 条静脉通路，遵医嘱给予镇静、强心、利尿、平喘针及对症处理，并做好相关记录</td><td>是□否□</td></tr>
</table>

（二）硝普钠使用风险清单

风险点：浓度过高或滴速过快造成低血压甚至休克	
风险人群：使用硝普钠的患者	
临床表现：患者出现眩晕、大汗、头痛、肌肉抽搐，甚至出现休克表现	
操作要点：	完成情况
1. 患者病情符合药物使用指征，签署特殊药物外周静脉输注风险告知书；用药剂量、泵入速度双人核对签字	是□否□
2. 首选中心静脉（PICC、CVC）输注，如无中心静脉置管，从外周输注时应向患者及家属进行风险告知，并签署风险告知书，同时选择粗、直、弹性好的血管建立静脉通道	是□否□
3. 用避光输液器，配置的药液 24h 更换	是□否□
4. 悬挂高危药品警示卡	是□否□
5. 从小剂量开始，根据血压调节泵速，双泵更换流程续泵	是□否□
6. 严格交接班，监测患者血压、心率变化，异常情况及时报告医生	是□否□
7. 做好首次“下床三部曲”宣教，防止直立性低血压，发生低血压时立即停止泵注药物，报告医生立即处理，休克患者按抗休克流程予以抢救	是□否□
8. 用药结束后，先用维持液体缓慢冲管，再封管	是□否□

（三）危重患者转运风险清单

护理风险点：转运过程中病情变化处理不及时	
风险人群：病情危重需转科患者	
预防要点：	完成情况
1. 医生评估患者病情，需要转科治疗立即通知主班护士	是□否□
2. 主班护士立即通知责任护士，并审核转科医嘱、核算患者在本科费用，整理好输液药品	是□否□
3. 立即拨打转运电梯（69091），请电梯开门等候	是□否□
4. 电话通知接收科室，协助患者及家属整理好各种用物	是□否□
5. 评估转运风险，做好用物准备（患者心率、血压、血氧饱和度、静脉通路、转运微量泵、心电监护仪、转运氧气瓶及应急转运箱状态等）	是□否□
6. 责任护士携带床边监护仪、转运微量泵、氧气枕和急救转运箱前往患者床边，为患者佩戴，床边监护测量血压、血氧饱和度，检查患者各静脉通道是否通畅，整理好输液通道，更换微量泵为转运微量泵，吸氧管连接氧气枕；护士和值班医生携带转运箱，一起将患者安全转运至目的科室，转运过程中护士位于患者头侧，观察患者病情变化，如有异常，立即给予相应处理	是□否□
7. 到达目的科室后，与接收科室做好病情、治疗、护理及相关文书交接	是□否□
识别要点：	完成情况
8. 面色苍白、出冷汗、呼吸困难、胸痛、休克、心搏骤停等	是□否□
紧急处理要点：	完成情况
9. 密切关注患者呼吸、血压、心率变化，突发情况就地抢救	是□否□

二、冠心病相关护理技能案例

【情景案例】

病例	刘某，男，54 岁，因“胸闷、胸痛半个月，再发加重 1d”入院，既往健康状况一般，有高血压病史。查体：体温 36.5℃，脉搏 62 次 /min，呼吸 18 次 /min，血压 124/70mmHg。入院诊断：冠心病，不稳定型心绞痛，高血压 1 级。入院后给予抗血小板聚集、调脂、改善冠脉血供等治疗。于 9 月 23 日 15 : 00 经桡动脉行 PCI 术后返回病房，疼痛评分 4 分、Barthel 评分 55 分，患者诉术肢疼痛、头晕，大汗淋漓，测量血压 75/40mmHg，心率 45 次 /min，遵医嘱立即给予阿托品 0.5mg、多巴胺 5mg 静脉注射，5% 葡萄糖 32ml ＋多巴胺 180mg 以 3ml/h 静脉泵入
分析	【护理诊断】 1. 存在的护理诊断 （1）周围组织灌注不足：心率 45 次 /min，与心排血量减少有关 （2）疼痛：疼痛评分 4 分，与桡动脉穿刺压迫止血有关 （3）部分自理能力缺陷：Barthel 评分 55 分，与术后需要卧床休息有关 2. 潜在的护理诊断 （1）有心源性休克的危险：血压 75/40mmHg，与心排血量减少有关 （2）有出血的危险：与使用抗栓药物有关 （3）有恶性心律失常的危险：与疾病有关 【涉及操作】 心电监测技术、交接与评估技术、多巴胺微量泵入技术
用物准备	心电监护仪、电极片、纱布、微量泵、治疗盘、无菌盘、压力延长管、50ml 注射器、高危药品警示牌、医疗垃圾桶、生活垃圾桶、锐器盒、手消毒剂、PDA 等
专科要点	1. 交接与评估技术 （1）操作前：从心率、血压、血氧饱和度、穿刺点皮肤及敷料、用药等进行交接 （2）操作中：监测患者心率、血压、血氧饱和度；查看穿刺点皮肤及敷料、压迫侧肢体皮色、皮温、穿刺点敷料有无渗血、肿胀、绷带松紧情况；阿托品和多巴胺等药物用量、通路情况 （3）操作后：进行疼痛评分、Morse、Barthel 指数、血栓评分 （4）健康管理：指导患者及家属行桡动脉手指操及床上主 / 被动运动训练；指导患者按时、按量服药，注意观察用药有无血尿、黑便、牙龈出血等表现，如有，及时告知医护人员处理

续表

专科要点	2. 心电监测技术 （1）操作前：评估仪器状态，查看时间是否与北京时间一致，评估患者胸前皮肤是否完好，有无安装心脏起搏器 （2）操作中：放置电极片时应避开伤口、瘢痕、中心静脉插管、起搏器及电除颤部位，血压袖带避开手术侧肢体及动静脉置管。查看波形并调整好导联；观察心电监护有无 ST 及 T 波改变，有无心动过缓及其他心律失常情况；评估患者生命体征，正确设置报警界限，每 30min 监测 1 次血压；勿在同一侧肢体监测血压及血氧饱和度 （3）操作后：按分级护理及病情查看患者，动态评估患者心率、血压、呼吸、血氧饱和度，异常情况及时告知医生处理。勿关闭报警提示音 （4）健康管理：告知患者及家属避免使用手机，翻身时避免导联线打折、缠绕，告知患者及家属若患者出现胸闷、胸痛及心慌等情况，随时告知医护人员
	3. 多巴胺微量泵入技术 （1）操作前：评估患者血压情况，双人核对患者、药名、剂量，标识“警”字并双签名 （2）操作中：选择粗、直、弹性好的静脉，使用留置针穿刺；药液现配现用，连续使用不超过 72h，观察用药后有无外渗及皮肤发白等静脉炎情况；遵医嘱设置泵速，观察血压情况，根据医生设定的目标值血压及时调整泵速；挂高危药品警示牌 （3）操作后：每小时监测 1 次血压的变化，严禁直接拔针或直接推注封管液 （4）健康管理：告知患者及家属不得自行调节泵速，预防性外用多磺酸黏多糖涂抹穿刺点周围的皮肤，若穿刺处疼痛及发白或患者出现心慌、胸闷等情况，随时告知医护人员
情景插入	1. 恶性心律失常
	2. 多巴胺使用风险
	3. 介入术后严重并发症

【情景处置护理风险清单】

（一）恶性心律失常护理风险清单

风险点：恶性心律失常	
风险人群：心血管疾病患者	
预防要点：	完成情况
1. 按照分级护理，观察心电图及心电监护情况	是□否□
2. 告知患者及家属若患者有心慌、胸闷等不适症状，即刻通知医护人员	是□否□
识别要点：	完成情况
3. 心电图 ST–T 改变，心率≥ 120 次 /min 或≤ 50 次 /min，频发室早、短阵室速等	是□否□
4. 出现胸闷、头晕、低血压、出汗，严重者可出现晕厥甚至猝死	是□否□
紧急处理要点：	完成情况
5. 立刻卧床休息，予氧气吸入 3 ～ 5L/min，立刻通知医生查看患者	是□否□
6. 分析心电图，缓慢型心律失常，请他人备好急救车及抢救药品（阿托品、异丙肾上腺素）及起搏器	是□否□
7. 分析心电图，快速型心律失常，请他人备好急救车及抢救药品（利多卡因、胺碘酮）及除颤仪	是□否□

（二）多巴胺使用风险清单

风险点：外渗引起局部坏死；药物引起血压及心率改变	
风险人群：使用多巴胺的患者	
临床表现：皮肤发白、发红、水肿、疼痛；血压及心率波动	
操作要点：	完成情况
1. 患者病情符合药物使用指征（收缩压＜ 90mmHg、无嗜铬细胞瘤、未控制的快速型心律失常、心室颤动禁忌证）	是□否□
2. 首选中心静脉（PICC、CVC）输注，如无中心静脉置管，从外周输注时应向患者及家属进行风险告知，并签署风险告知书，同时选择粗、直、弹性好的血管建立静脉通道	是□否□
3. 用药剂量准确：患者的体重（kg）× 3（常数）为多巴胺的总剂量，用 5% 葡萄糖或生理盐水稀释至 50ml 后，用微量泵给药，每小时推注 1ml 则患者使用的多巴胺输注剂量为 1μg/（kg · min），以此类推，泵速经第二人核对正确，确认无误后开始输注	是□否□
4. 悬挂高危药品警示卡	是□否□
5. 每 30 ～ 60min 观察穿刺部位有无外渗，有无静脉走向发白等异常情况	是□否□
6. 监测患者的血压（90 ～ 140/60 ～ 90mmHg）及心率（60 ～ 100 次 /min），如有异常，及时报告医生	是□否□
7. 持续用药时，预防性外用多磺酸黏多糖，每班更换注射部位，根据双泵更换流程续泵，换泵过程中不得中断用药，以免引起血压及心率波动	是□否□
8. 用药结束后，先用维持液体缓慢冲管，再封管	是□否□

（三）介入术后患者护理风险清单

风险点：介入术后严重并发症	
风险人群：介入术后患者	
预防要点：	完成情况
1. 术后 3h 内每 30min 测量心率、血压，观察尿量及颜色	是□否□
2. 术后 3h 内每 30min、3h 后每小时观察穿刺点有无渗血、术肢有无肿胀、末梢循环及床上康复训练；下肢穿刺者，增加观察足背动脉搏动	是□否□
识别要点：	完成情况
3. 迷走神经反射：是否有头晕、低血压、心率慢、大汗	是□否□
4. 心包填塞：是否有大汗淋漓、气急、颈静脉怒张、进行性血压下降、心慌	是□否□
5. 大出血：血肿直径＞ 5cm	是□否□
紧急处理要点：	完成情况
6. 立即给予氧气吸入，准备急救车及除颤仪，同时报告医生	是□否□
7. 心搏骤停：立即行心肺复苏	是□否□
8. 大出血：加压按压穿刺部位，15 ～ 30min/ 次监测脉搏、血压的变化	是□否□
9. 遵医嘱行除颤、止血等紧急处理，做好护理记录	是□否□

三、急性心肌梗死相关护理技能案例

【情景案例】

病例	刘某，男，54 岁，患者无明显诱因突然晕倒，摔伤头部，后于 13：15 由外院转入就诊。心电图提示：ST 段改变，“心梗三项”阳性，考虑急性心肌梗死。平车入病房，被动体位，神志清楚，痛苦面容，疼痛评分 4 分。查体：心率 72 次 /min，血压 97/66mmHg（多巴胺升压状态下），血氧饱和度 84%。入院诊断：急性前壁心肌梗死、急性左心衰竭、心功能Ⅳ级（Killip 分级）、心源性休克。遵医嘱给予利尿改善心功能、抗血小板聚集、改善冠脉血供、调脂、抑酸护胃、扩管改善循环及支持对症处理
分析	【护理诊断】 1. 存在的护理诊断 （1）心排血量减少：多巴胺升压状态下血压 97/66 mmHg，与心肌坏死、泵血功能下降有关 （2）疼痛：疼痛评分 4 分，与心肌梗死，心肌缺血、缺氧、坏死有关 （3）活动无耐力：与卧床状态下呼吸困难，心肌氧供失调有关 2. 潜在的护理诊断 （1）有心源性休克的危险：血压低，与心排血量减少有关 （2）有猝死的危险：有晕厥史，“心梗三项”阳性，与心肌梗死致恶性心律失常有关 【涉及操作】 心电监测技术、氧气吸入技术、心肺复苏术
用物准备	治疗盘、锐器盒、手消毒剂，医疗垃圾桶、生活垃圾桶、心电监护仪、电极片、纱布、氧气装置、简易呼吸器等
专科要点	1. 心电监测技术 （1）操作前：评估仪器状态，查看时间是否与北京时间一致，评估患者胸前皮肤是否完好，有无安装心脏起搏器 （2）操作中：放置电极片时应避开伤口、瘢痕、中心静脉插管、起搏器及电除颤部位，血压袖带避开动静脉置管。查看波形并调整好导联；评估患者生命体征，正确设置报警界限，每 30min 监测 1 次血压；勿在同一侧肢体监测血压及血氧饱和度 （3）操作后：按分级护理及病情查看患者，动态评估患者心率、血压、呼吸、血氧饱和度，异常情况及时告知医生处理。勿关闭报警提示音 （4）健康管理：告知患者及家属避免使用手机，翻身时避免导联线打折、缠绕，告知患者及家属若患者出现胸闷、胸痛、心慌、头晕、头痛等情况，随时告知医护人员

续表

<table>
<tr><td rowspan="2">专科要点</td><td>2. 面罩吸氧技术
（1）操作前：清洁患者鼻腔；检查氧气装置是否完好、用物是否齐全、环境是否安全等
（2）操作中：调节氧流量 6 ～ 8L/min，固定管路，松紧适宜
（3）操作后：指导患者有效呼吸及用氧安全，勿自行摘除面罩或调节氧流量。持续监测患者血氧饱和度，判断用氧效果，确保血氧饱和度≥ 90%，如下降到 90% 及以下，需立即告知医生并协助给予更高级的呼吸支持
（4）健康管理：保持均匀的呼吸，以鼻式呼吸为主。长期吸氧注意预防管路造成的压力性损伤，注意耳后及面部皮肤受压情况。有鼻咽部干燥不适或胸闷，及时通知医护人员。患者及家属做好四防：防火、防热、防油、防震</td></tr>
<tr><td>3. 心肺复苏技术
（1）操作前：判断患者意识、颈动脉搏动及呼吸，评估环境是否安全，记录开始抢救的时间并同时呼救
（2）操作中：患者仰卧于平坦的硬纸板上，头偏向一侧，注意保护颈椎；松解衣裤，身体无扭曲；予胸外心脏按压：胸部正中两乳头连线中点，成人按压深度为 5 ～ 6cm、频率为 100 ～ 120 次 /min、次数为按压 30 次 / 循环；清理呼吸道、开放气道；用简易呼吸球囊辅助通气：用简易呼吸球囊连接输氧装置，调节流量 8 ～ 10L/min，一手“EC”手法固定面罩、一手挤压球体［（深度为 1/2 ～ 2/3、潮气量为 400 ～ 600ml、按压放松比为 1 ： 1.5 ～ 2、频率成人为 10 ～ 12 次 /min）］，按压通气比例为 30 ： 2
（3）操作后：5 个循环后评估复苏效果，复苏有效，头偏向一侧，继续给予基础生命支持，复苏无效，继续上述步骤，给予高级生命支持
（4）健康管理：做好家属的沟通和安抚工作，给予心理护理，注意保暖和隐私保护</td></tr>
<tr><td rowspan="3">情景插入</td><td>1. 急性心力衰竭</td></tr>
<tr><td>2. 猝死</td></tr>
<tr><td>3. 恶性心律失常</td></tr>
</table>

【情景处置护理风险清单】

（一）急性心力衰竭识别及处置风险清单

<table>
<tr><td colspan="2">风险点：急性心力衰竭致患者休克、死亡</td></tr>
<tr><td colspan="2">风险人群：心血管疾病患者、急性循环负荷过重患者</td></tr>
<tr><td>预防要点：</td><td>完成情况</td></tr>
<tr><td>1. 指导患者避免感冒、劳累、情绪激动</td><td>是□否□</td></tr>
<tr><td>2. 控制每日进水量在 1 500ml 以内</td><td>是□否□</td></tr>
<tr><td>3. 控制输液滴数在 30 ～ 40 滴 /min</td><td>是□否□</td></tr>
<tr><td>识别要点：</td><td>完成情况</td></tr>
<tr><td>4. 突发严重呼吸困难、强迫体位、面色苍白、发绀、大汗、情绪烦躁、频繁咳嗽、咳粉红色泡沫痰等</td><td>是□否□</td></tr>
<tr><td>紧急处理要点：</td><td>完成情况</td></tr>
<tr><td>5. 体位：协助患者取端坐位，双腿下垂</td><td>是□否□</td></tr>
</table>

续表

6. 给氧：给予高流量吸氧 6 ～ 8L/min，严重缺氧者给予面罩或者无创呼吸机辅助呼吸，必要时准备好气管插管及有创呼吸机	是□否□
7. 遵医嘱用药，开通 2 ～ 3 条留置静脉通路，遵医嘱应用利尿剂快速利尿，减轻前负荷，血管扩张剂如硝普钠、硝酸甘油等减轻心肺负荷，应用茶碱及激素改善气道痉挛。应用吗啡减轻心脏负荷，维持患者情绪稳定	是□否□
8. 病情监测，用药后每 5 ～ 10min 监测生命体征、神志、尿量的变化；待呼吸困难症状缓解后改为每 30min 测量 1 次，做好记录	是□否□

（二）猝死护理风险清单

风险点：猝死	
风险人群：心血管疾病患者	
临床表现：患者意识丧失、大动脉搏动消失、心音消失、呼吸停止或断续、血压测不出	
预防要点：	完成情况
1. 按照分级护理巡视患者	是□否□
2. 心电监护，监测患者心率、血压和心电图变化	是□否□
3. 指导患者绝对卧床休息，床上大小便，保持情绪稳定	是□否□
4. 嘱患者排便勿用力，3d 未排大便者告知医生，遵医嘱给予缓泻剂（乳果糖、开塞露等）	是□否□
识别要点：	完成情况
5. 发现患者意识丧失、大动脉搏动消失、呼吸停止或断续、血压测不出、心电图示逸搏心律或一条直线	是□否□
紧急处理要点：	完成情况
6. 立即行心肺复苏，同时呼救他人，通知医生及其他人员协助抢救	是□否□
7. 除颤仪到达后立即行电除颤；同时立即开放静脉通路，遵医嘱给予肾上腺素、间羟胺、多巴胺等药物，积极采取气管插管、机械通气等其他急救措施	是□否□
8. 通知患者家属，做好家属及同病室患者的安抚工作	是□否□
9. 经抢救，患者心跳、自主呼吸恢复，遵医嘱观察并进行下一步高级生命支持；经抢救 30min 以上，患者心跳、自主呼吸仍未恢复，12 导联心电图显示无心电活动，医生宣布抢救无效后，停止抢救	是□否□
10.6h 内做好抢救记录，及时、准确补录抢救医嘱	是□否□

（三）恶性心律失常护理风险清单

风险点：恶性心律失常	
风险人群：心血管疾病患者	
预防要点：	完成情况
1. 按照分级护理，观察心电图及心电监护情况	是□否□
2. 告知患者及家属若患者有心慌、胸闷情况，即刻通知医护人员	是□否□
识别要点：	完成情况

续表

3. 心电图 ST–T 改变，心率≥ 120 次 /min 或≤ 50 次 /min，频发室早、短阵室速等	是□否□
4. 出现胸闷、头晕、低血压、出汗，严重者可出现晕厥甚至猝死	是□否□
紧急处理要点：	完成情况
5. 立刻卧床休息，予氧气吸入 3 ～ 5L/min，通知医生查看患者	是□否□
6. 分析心电图，缓慢型心律失常，请他人备好急救车、抢救药品（阿托品、异丙肾上腺素）及起搏器	是□否□
7. 分析心电图，快速型心律失常，请他人备好急救车、抢救药品（利多卡因、胺碘酮）及除颤仪	是□否□

四、急性心力衰竭相关护理技能案例

【情景案例】

病例	张某，女，67 岁，因口齿不清伴右侧肢体乏力 1d 左右，突发呼吸困难、烦躁不安、大汗、皮肤湿冷半天，于 10 月 6 日 11：40 急诊平车收入心血管内科。既往脑梗死、高血压，冠心病，右侧上、下肢肌力为 3 级，入院后给予持续吸氧、心电监护，留置胃管、尿管，记录 24h 尿量。患者于 16：20 突发呼吸困难、口唇发绀，大汗淋漓。查体：脉搏 133 次 /min，血压 83/55mmHg，呼吸 36 次 /min，血氧饱和度 85%，2h 尿量＜ 30ml。BNP 2 580pg/ml，Barthel 评分 40 分，Braden 评分 12 分，血栓评分 5 分，立即遵医嘱给予面罩给氧、强心、利尿、平喘、正性肌力、扩张血管等治疗，给予 5% 葡萄糖 30ml ＋多巴胺 200mg、5% 葡萄糖 50ml ＋硝酸甘油 10mg 均以 3ml/h 静脉泵入，指导患者绝对卧床休息，动态观察生命体征及治疗效果，行踝泵运动指导。
分析	【护理诊断】 1. 存在的护理诊断 （1）气体交换受损：血氧饱和度 85%，与左心衰竭导致的肺循环淤血有关 （2）心排出量减少：BNP 2 580pg/ml，血压 83/55mmHg，与心脏负荷增加有关 （3）体液过多：2h 尿量＜ 30ml，与心肌收缩力减弱、心排出量急剧降低有关 （4）活动耐力下降：Barthel 评分 40 分，与心排血量下降有关 2. 潜在的护理诊断 （1）有皮肤完整性受损的危险：Braden 评分 12 分，与患者长期卧床有关 （2）有深静脉血栓的危险：血栓评分 5 分，与脑梗死后右侧肢体活动受限有关 （3）有洋地黄中毒的危险：与高危人群使用洋地黄有关 【涉及操作】 面罩给氧技术、多巴胺及硝酸甘油微量泵入技术、踝泵运动训练指导技术
用物	氧气装置、输氧面罩、微量泵、治疗盘、无菌盘、注射器、高危药品警示牌、医疗垃圾桶、生活垃圾桶、锐器盒、手消毒剂、PDA 等

续表

<table>
<tr><td rowspan="3">专科要点</td><td>1. 面罩吸氧技术
（1）操作前：清洁患者鼻腔；检查氧气装置是否完好、用物是否齐全、环境是否安全等
（2）操作中：调节氧流量 6 ～ 8L/min，固定管路，松紧适宜
（3）操作后：指导患者有效呼吸及用氧安全，勿自行摘除面罩或调节氧流量。持续监测患者血氧饱和度，判断用氧效果，确保血氧饱和度≥ 90%，如下降到 90% 及以下，需立即告知医生并协助给予更高级的呼吸支持
（4）健康管理：保持均匀的呼吸，以鼻式呼吸为主。长期吸氧注意预防管路造成的压力性损伤，注意耳后及面部皮肤受压情况。有鼻咽部干燥不适或胸闷，及时通知医护人员。患者及家属做好四防：防火、防热、防油、防震</td></tr>
<tr><td>2. 多巴胺、硝酸甘油微量泵入技术
（1）操作前：评估患者血压情况，双人核对患者、药名、剂量，标识“警”字并双签名
（2）操作中：检查留置针是否通畅，穿刺点周围有无红肿；多巴胺、硝酸甘油泵现配现用，连续使用不超过 72h；挂高危药品警示牌；遵医嘱设置泵速，根据医生设定的目标值血压及时调整泵速，换泵过程中不得中断用药，以免引起血压及心率波动
（3）操作后：每小时监测 1 次血压的变化，观察患者有无头晕、心慌、面部潮红、心跳加速等药物不良反应，严禁直接拔针或直接推注封管液
（4）健康管理：告知患者及家属停用高血压药，不得自行调节泵速，穿刺处如有疼痛、静脉走向发红、发白，心慌、胸闷等不适，及时告知医护人员</td></tr>
<tr><td>3. 踝泵运动训练指导技术
（1）操作前：查看四肢静脉彩超结果及医嘱开立；挂“深静脉血栓预防运动指导单”
（2）操作中：指导患者做双脚跖屈、背伸、环绕动作，根据患者耐受程度决定训练频次，至少 3 次 /d；观察患者有无心率、呼吸加快等情况，询问患者主诉
（3）操作后：评估患者掌握情况
（4）健康管理：告知患者踝泵运动可预防深静脉血栓及肌肉萎缩的发生，鼓励患者卧床期间在不疲劳的状态下可多行床上训练</td></tr>
<tr><td rowspan="2">情景插入</td><td>1. 血管活性药物的使用风险</td></tr>
<tr><td>2. 深静脉血栓</td></tr>
</table>

【情景处置护理风险清单】

（一）血管活性药物静脉使用风险清单

<table>
<tr><td colspan="2">风险点：外渗引起局部坏死；药物引起血压、心率等急剧改变</td></tr>
<tr><td colspan="2">风险人群：使用多巴胺、硝普钠、去甲肾、肾上腺素、异丙肾上腺素、胺碘酮等血管活性药物的患者</td></tr>
<tr><td colspan="2">临床表现：皮肤发白、发红、水肿、疼痛，血压及心率波动，心慌、心悸等</td></tr>
<tr><td>操作要点：</td><td>完成情况</td></tr>
<tr><td>1. 在输液卡上标记“警”，告知患者及家属药物风险并签署风险告知书</td><td>是□否□</td></tr>
<tr><td>2. 配置药品双人核对，在瓶签配药者处双签名</td><td>是□否□</td></tr>
<tr><td>3. 严禁在双足等末梢血管及关节处用药</td><td>是□否□</td></tr>
</table>

续表

4. 输液前用其他液体建立静脉通道；更换该液体前严格核对，明确药品与病情是否相符，药品是否需要避光等	是□否□
5. 用药后 15min 巡视，分级护理巡视，转运前后、交接班前后观察滴数、回血、局部皮肤、患者不适等	是□否□
6. 预防性运用多磺酸黏多糖等擦拭，保护血管	是□否□
7. 一旦发生用药错误或外渗，立即停止该药液的输注，回抽后拔针，立即报告护士长，及时处理，严格交接班	是□否□

（二）深静脉血栓风险清单

护理风险点：肺栓塞	
风险人群：长期卧床、肢体功能障碍患者	
预防要点：	完成情况
1. 动态评估，根据血栓评分量表识别中高危人群，≥ 3 分悬挂警示标识	是□否□
2. 查看彩超结果，通知医生，根据医嘱实施基础预防（主/被动运动、踝泵运动）、物理预防（气压治疗）、药物预防（抗凝药物）	是□否□
3. 避免下肢穿刺	是□否□
4. 指导患者主动参与床上运动训练	是□否□
5 告知患者及家属深静脉血栓可能发生肺栓塞，严重时可导致患者死亡，如患者出现下肢疼痛、肿胀、呼吸困难等症状时，立即告知医护人员	是□否□
识别要点：	完成情况
6. 肢体肿胀、疼痛，突发虚脱、面色苍白、出冷汗、呼吸困难、胸痛、咳嗽、呼吸心搏骤停	是□否□
7. 四肢静脉彩超结果阳性	是□否□
紧急处理要点：	完成情况
8. 急性期卧床休息并抬高患肢 20° ～ 30° ，同时通知医生	是□否□
9. 患肢制动，注意保暖，不得按摩及剧烈运动	是□否□
10. 观察并交接患者肢体周径、颜色及皮温变化	是□否□
11. 遵医嘱给予紧急处理，并做好护理记录	是□否□

五、心包积液相关护理技能案例

【情景案例】

病例	王某，女，72 岁。患者近 10 d 出现胸闷、气短症状，伴有后背部酸痛，10 d 来症状逐渐加重，伴有轻度活动时胸闷、喘憋、周身乏力，逐渐发展到夜间无法平卧，需端坐位睡眠。门诊行心脏超声检查提示大量心包积液，遂以“心包积液原因待查”收入心血管内科。患者半个月前因骨折行石膏固定术，既往曾有高血压病史 1 年，无血吸虫病、地方病和传染病流行区居住史，无毒物、粉尘及放射性物质接触史，无吸烟、饮酒史。入院时查体：体温 36.3℃，脉搏 110 次 /min，呼吸 18 次 /min，血压 142/93mmHg。端坐体位，口唇无明显发绀，双肺未闻及干湿性啰音，心律齐，心音低钝遥远，各瓣膜听诊区未闻及病理性杂音。腹部平软，无压痛，双下肢无水肿。心电图示窦性心动过速，肢导联低电压，完全性右束支传导阻滞。胸部 CT 示：心影增大，双侧胸腔及心包积液。Morse 评分 75 分，Barthel 评分 50 分，血栓评分 5 分。遵医嘱给予心电监护、留置心包引流管
分析	【护理诊断】 1. 存在的护理诊断 （1）活动无耐力：与积液压迫心脏，心排血量减少，组织缺血缺氧有关 （2）生活自理能力缺陷：Barthel 评分 50 分，与心排血量下降有关 2. 潜在的护理诊断（并发症） （1）有跌倒的风险：Morse 评分 75 分，与患者年龄大，活动无耐力有关 （2）有皮肤完整性受损的危险：与长期强迫体位有关 （3）有恶性心律失常的危险：与疾病有关 （4）有深静脉血栓的危险：血栓评分 5 分，与患者长期卧床有关 【涉及操作】 交接与评估、心电监测技术、踝泵运动训练指导技术
用物	中心监护仪、5 号电池、监护导线、治疗盘、无菌手套、无菌纱布、手消毒剂、PDA 等
专科要点	1. 交接与评估 （1）操作前：从心率、血压、血氧饱和度、穿刺点皮肤及敷料、引流量、用药等进行交接 （2）操作中：心包引流管是否通畅，管路无扭曲，连接完好，可以观察到液体流出；固定是否良好，检查缝线和敷料是否固定妥当并做好二次固定；体位是否正确，为保证液体顺利流出，需要将床头抬高 30° ～45°，若患者的痰液较多，可以选择振动排痰仪辅助排痰；观察引流液，患者术后 3h 内引流液相对较多，而后逐渐减少，颜色一般会由鲜红色逐渐变为淡红色直至无色液体，若引流液量较多且呈鲜红色，则提示存在活动性出血，需要及时告知医生，给予相应处理；观察伤口，伤口是否出现红、肿、痛、流液等症状，检查受压处皮肤情况，避免管道引起压力性损伤 （3）操作后：进行疼痛评分、Morse、Barthel 指数、血栓评分 （4）健康管理：告知患者及家属心包引流的目的和重要性及非计划性拔管可能引起的严重后果；指导卧床患者及家属行床上主 / 被动运动；翻身坐起时注意妥善放置心包引流管；放置心包引流管期间，患者需要注意保持心情平和，避免过度紧张、焦虑等

续表

<table>
<tr><td rowspan="2">专科要点</td><td>2. 心电监测技术
（1）操作前：评估中心监护仪器状态，检查患者双上肢、胸部皮肤，录入患者信息
（2）操作中：粘贴电极片于合适位置（避开手术区及除颤区域），调整好导联；告诉患者及家属勿在中心监护信号有效区域范围外活动；回中心监护站观察心电监护有无 ST 及 T 波改变，有无心动过缓及其他心律失常情况
（3）操作后：监测心率、心电波形，按分级护理及病情查看心电监护；每班定时回顾患者监护信息，做好记录，有问题及时告知医生；关注监护仪电池电量，电量不足时及时更换
（4）健康管理：跟患者做好解释工作，注意保暖，保护患者隐私，告知患者若出现胸闷、胸痛及心慌等不适情况，随时告知医护人员</td></tr>
<tr><td>3. 踝泵运动训练指导技术
（1）操作前：查看四肢静脉彩超结果及医嘱开立；挂“运动指导单”
（2）操作中：跖屈、背伸、环绕动作，根据患者耐受程度决定训练频次，至少 3 次 /d；观察患者有无心率、呼吸加快等情况，询问患者主诉
（3）操作后：评估患者掌握情况
（4）健康管理：告知患者踝泵运动可预防深静脉血栓及肌肉萎缩的发生，鼓励患者卧床期间在不疲劳的状态下可多行床上训练</td></tr>
<tr><td rowspan="3">情景插入</td><td>1. 心包引流管非计划性拔管</td></tr>
<tr><td>2. 恶性心律失常</td></tr>
<tr><td>3. 深静脉血栓</td></tr>
</table>

【情景处置护理风险清单】

（一）心包引流管非计划性拔管防范及处置清单

<table>
<tr><td colspan="2">护理风险点：心包引流管非计划性拔管致患者引流不畅</td></tr>
<tr><td colspan="2">风险人群：留置心包引流管的患者</td></tr>
<tr><td>预防要点：</td><td>完成情况</td></tr>
<tr><td>1. 建立管道滑脱评估单，入科、院外带入、病情变化、转科、重新置入管路时进行评估，床头悬挂“防脱管”标识，给予二次固定，松紧适宜</td><td>是□否□</td></tr>
<tr><td>2. 每班交接置入深度、切口敷料及引流管固定情况</td><td>是□否□</td></tr>
<tr><td>3. 对意识不清、躁动患者合理使用约束带及镇静药</td><td>是□否□</td></tr>
<tr><td>4. 告知患者及家属心包引流的目的和重要性及非计划性拔管可能引起的严重后果</td><td>是□否□</td></tr>
<tr><td>识别要点：</td><td>完成情况</td></tr>
<tr><td>5. 可见心包引流管完全脱出或置入深度与管道标识、护理记录不符</td><td>是□否□</td></tr>
<tr><td>6. 患者出现呼吸困难、前倾位端坐呼吸、烦躁、面色苍白、发绀等症状</td><td>是□否□</td></tr>
<tr><td>紧急处理要点：</td><td>完成情况</td></tr>
<tr><td>7. 用手捏闭引流管口周围皮肤，立即通知医生</td><td>是□否□</td></tr>
<tr><td>8. 观察患者有无胸闷、呼吸困难</td><td>是□否□</td></tr>
<tr><td>9. 配合医生消毒处理后用凡士林纱布封闭切口，协助医生必要时重新置入，做好记录</td><td>是□否□</td></tr>
</table>

（二）恶性心律失常护理风险清单

风险点：恶性心律失常	
风险人群：心血管疾病患者	
预防要点：	完成情况
1. 按照分级护理，观察心电图及心电监护情况	是□否□
2. 告知患者及家属若患者出现心慌、胸闷情况，即刻通知医护人员	是□否□
识别要点：	完成情况
3. 心电图 ST–T 改变，心率≥ 120 次 /min 或≤ 50 次 /min，频发室早、短阵室速等	是□否□
4. 出现胸闷、头晕、低血压、出汗，严重者可出现晕厥甚至猝死	是□否□
紧急处理要点：	完成情况
5. 立刻卧床休息，予氧气吸入 3 ～ 5L/min，立刻通知医生查看患者	是□否□
6. 分析心电图，缓慢型心律失常，请他人备好急救车、抢救药品（阿托品、异丙肾上腺素）及起搏器	是□否□
7. 分析心电图，快速型心律失常，请他人备好急救车、抢救药品（利多卡因、胺碘酮）及除颤仪	是□否□

（三）深静脉血栓风险清单

护理风险点：肺栓塞	
风险人群：长期卧床、肢体功能障碍患者	
预防要点：	完成情况
1. 动态评估，根据 Padua 评分量表识别中高危人群，≥ 3 分悬挂警示标识	是□否□
2. 查看彩超结果，通知医生，根据医嘱实施基础预防（主被动运动、踝泵运动）、物理预防（气压治疗）、药物预防（抗凝药物）	是□否□
3. 避免下肢穿刺	是□否□
4. 指导患者主动参与床上运动训练	是□否□
5. 告知患者及家属深静脉血栓可能发生肺栓塞，严重时可导致患者死亡，如患者出现下肢疼痛、肿胀、呼吸困难等症状，立即告知医护人员	是□否□
识别要点：	完成情况
6. 肢体肿胀、疼痛，突发虚脱、面色苍白、出冷汗、呼吸困难、胸痛、咳嗽、呼吸心搏骤停	是□否□
7. 四肢静脉彩超结果阳性	是□否□
紧急处理要点：	完成情况
8. 急性期卧床休息并抬高患肢 20° ～ 30°，同时通知医生	是□否□
9. 患肢制动，注意保暖，不得按摩及剧烈运动	是□否□
10. 观察并交接患者肢体周径、颜色及皮温变化	是□否□
11. 遵医嘱给予紧急处理，并做好护理记录	是□否□

六、先心病相关护理技能案例

【情景案例】

病例	陈某，男，2岁2个月，体检发现心脏杂音1年余，因“先天性心脏病，室间隔缺损”入院。入院3d后，在全麻低温体外循环下行“室间隔缺损修补术”，术后心前区无杂音，心功能Ⅰ级。术后第1天，查体：体温38.5℃，脉搏125次/min，呼吸28次/min，血压100/60mmHg，血氧饱和度98%，心率整齐，双肺呼吸音粗糙，可闻及湿啰音
分析	【护理诊断】 1. 存在的护理诊断 （1）清理呼吸道无效：与伤口疼痛影响咳嗽、排痰有关 （2）体温升高：与肺部感染有关 （3）疼痛：与手术切口有关 （4）营养失调，低于机体需要量：与组织缺氧致喂养困难有关 2. 潜在的护理诊断 （1）有感染的危险：与机体免疫力低下有关 （2）潜在并发症：肺炎、充血性心力衰竭 【涉及操作】 心电监测技术、物理降温技术、更换胸腔闭式引流瓶技术
用物准备	心电监护仪、电极片、吸氧装置、体温计、冰袋、毛巾数块、止血钳2把、胶带、一次性外科手套、胸瓶、0.9%氯化钠500ml（外用）、治疗车、快速手消毒剂、医疗垃圾桶、生活垃圾桶等
专科要点	1. 心电监测技术 （1）操作前：评估仪器状态，查看时间是否与北京时间一致，评估患者胸前皮肤是否完好，有无安装心脏起搏器 （2）操作中：放置电极片时应避开伤口、瘢痕、中心静脉插管、起搏器及电除颤部位，血压袖带避开动静脉置管。查看波形并调整好导联；评估患者生命体征，正确设置报警界限；勿在同一侧肢体监测血压及血氧饱和度 （3）操作后：按分级护理及病情查看患者，动态评估患者心率、血压、呼吸、血氧饱和度，异常情况及时告知医生处理。勿关闭报警提示音 （4）健康管理：告知家属在监护仪附近避免使用手机，翻身时避免导联线打折、缠绕，如出现胸闷、胸痛及心慌等情况，随时告知医护人员

续表

<table>
<tr><td rowspan="2">专科要点</td><td>2. 物理降温技术
（1）操作前：评估患者的身体状况，了解患者局部组织状态、皮肤情况。评估用物、环境等
（2）操作中：核对患者信息，解释目的，取得配合。进行环境准备，关闭门窗，保证室内温度适宜，为患者进行遮挡；将冰袋用毛巾包裹，放置于患者前额、腋窝、腹股沟、腘窝等血管丰富处，每次放置时间不超过 30min，注意观察局部血液循环和体温变化情况。若长期使用者，应休息 1h 后再使用，以给予局部组织复原时间；腋下冰袋降温后，腋温的测量不宜在 50min 内进行，腋温降至 38° 以下时取下冰袋
（3）操作后：密切监测患者体温及皮肤情况
（4）健康管理：告知家属使用冰袋降温要经常更换部位，防止冻伤。随时检查冰袋有无破损漏水现象，毛巾潮湿/冰融化后应当立即更换。注意观察有无发生局部皮肤苍白、发绀或者有麻木感，如有异常，及时告知医护人员</td></tr>
<tr><td>3. 更换胸腔闭式引流瓶技术
（1）操作前：评估患者引流管是否通畅及切口敷料情况
（2）操作中：更换时取 2 把卵圆钳双重夹闭引流管。手术后 24 ～ 48h，每 30 ～ 60min 挤压胸管 1 次，嘱患者深呼吸，观察引流瓶内水柱波动及有无气泡逸出；确认患者咳嗽或呼吸时，胸瓶长管内水柱上下波动至少 4 ～ 6cm；胸瓶内长管应没入水中 3 ～ 4cm；告知家属胸瓶需处于直立状态，并低于胸壁引流口 60 ～ 100cm
（3）操作后：每 24h 记录胸液颜色、性状和量
（4）健康管理：告知家属观察引流液每小时≥ 200ml 且超过 3h，颜色为鲜红色，或有胸闷等不适时，应立即告知医务人员</td></tr>
<tr><td rowspan="2">情景插入</td><td>1. 婴幼儿心脏术后误吸</td></tr>
<tr><td>2. 小儿心力衰竭</td></tr>
</table>

【情景处置护理风险清单】

（一）婴幼儿心脏术后误吸预防与处置风险清单

护理风险点：误吸	
风险人群：婴幼儿心脏手术后患者	
预防要点：	完成情况
1. 患儿回监护室后与麻醉师交接：呼吸机的频率、潮气量、气管插管深度；听诊双肺呼吸音是否清晰、对称；观察胸廓有无起伏，腹部有无胀气	是□否□
2. 遵医嘱控制入量，全天入量为维持量的 1/2 ～ 2/3，［维持量 100ml/（kg · d）（＜ 10kg）＋ 150ml/（kg · d）（10 ～ 20kg）＋ 120ml/（kg · d）（＞ 20kg）］	是□否□
3. 进食半小时内竖抱或半卧位，避免换尿布、穿脱衣物等翻动患儿动作，禁止吸痰	是□否□
4. 管喂前回抽胃内容物，若残留量＞ 100ml 或超过上次奶量的 1/3 时，应延长管喂间隔时间或停喂 1 次	是□否□
5. 保持大便通畅，遵医嘱每日用开塞露灌肠 1 次	是□否□
6. 避免给患儿进食坚果类、果冻、排骨等食物	是□否□
识别要点：	完成情况

续表

7. 患儿出现呕吐、腹胀等情况	是□否□
紧急处理要点：	完成情况
8. 立即将患儿头偏向一侧，并通知医生查看	是□否□
9. 若出现呼吸心搏骤停，立即行心肺复苏	是□否□

（二）小儿心力衰竭风险防范及处置清单

风险点：心力衰竭导致心搏骤停	
风险人群：肺部感染、心脏疾病患者	
预防要点：	完成情况
1. 积极治疗原发病，改善心脏功能	是□否□
2. 合理喂养，少量多餐，防止过饱，婴儿吸吮困难者采用鼻饲。年长儿避免便秘及用力排便	是□否□
3. 指导患儿根据病情适当休息，避免情绪激动和过度活动	是□否□
识别要点：	完成情况
4. 年长儿： （1）心排出量不足。乏力、多汗、食欲减退、心率快、呼吸浅快 （2）体循环淤血。颈静脉怒张，肝脾大、压痛，尿少和水肿 （3）肺静脉淤血。呼吸困难、气促、咳嗽、端坐呼吸、奔马律	是□否□
5. 婴幼儿：呼吸浅快、频率可达 50 ～ 100 次 /min，喂养困难、烦躁多汗，哭声弱，体重增长缓慢，肝脏进行性肿大，颜面及眼睑部水肿，严重时鼻唇三角区发绀	是□否□
处置观察要点：	完成情况
6. 保持安静，集中护理操作，避免患儿烦躁、哭闹，抬高床头 30° ～ 45°	是□否□
7. 氧疗：呼吸困难、口唇发绀等缺氧表现的患儿应及早给氧	是□否□
8. 控制水钠入量，严格控制输液速度 <5ml/（kg·h），遵医嘱用药，记录 24h 出入量，每日定时测量体重	是□否□
9. 观察：按需评估血压、心律、心率、心音、皮肤颜色、末梢循环、呼吸状况、氧饱和度、呼吸音等	是□否□
10. 用药：使用洋地黄类药物要注意观察有无中毒反应，每次用药前测量脉搏，必要时听心率。年长儿＜ 60 次 /min，儿童＜ 80 次 /min，婴幼儿＜ 90 次 /min，需暂停用药 1 次并报告医生	是□否□

七、主动脉夹层相关护理技能案例

【情景案例】

<table>
<tr><td>病例</td><td>廖某，男，60 岁，因胸腹部持续撕裂样疼痛 5h 急诊入院，疼痛评分 6 分，未做止疼处理，患者 CT 平扫示“主动脉夹层”。既往高血压、心梗及痛风病史。查体：患者神志清楚，体温 36.6℃，脉搏 96 次 /min，呼吸 21 次 /min，血压 175/120mmHg，血氧饱和度 99%。医嘱：5% 葡萄糖 50ml + 硝普钠 50mg 以 3ml/h 静脉泵入；嘱绝对卧床休息</td></tr>
<tr><td>分析</td><td>【护理诊断】
1. 存在的护理诊断
（1）疼痛：与胸腹部持续撕裂样疼痛 5h，疼痛评分 6 分，未做止疼处理有关
（2）有血压不稳定的危险：血压 175/120mmHg，与既往高血压病史有关
2. 潜在的护理诊断
（1）有出血性休克的风险：与主动脉夹层破裂后大出血有关
（2）有皮肤完整性受损的风险：与绝对卧床休息有关
【涉及操作】
心电监测技术、氧气吸入技术、硝普钠微量泵入技术</td></tr>
<tr><td>用物准备</td><td>心电监护仪、电极片、PDA、治疗车、治疗盘、避光 50ml 注射器、5% 葡萄糖注射液 50ml、硝普钠药物、高危药品警示牌、避光压力延长管、一次性吸氧装置等</td></tr>
<tr><td rowspan="2">专科要点</td><td>1. 心电监测技术
（1）操作前：评估仪器状态，查看时间是否与北京时间一致，评估患者胸前皮肤是否完好，有无安装心脏起搏器
（2）操作中：放置电极片时应避开伤口、瘢痕、中心静脉插管、起搏器及电除颤部位，血压袖带避开动静脉置管。查看波形并调整好导联；评估患者生命体征，正确设置报警界限，每 30min 监测 1 次血压；勿在同一侧肢体监测血压及血氧饱和度
（3）操作后：按分级护理及病情查看患者，动态评估患者心率、血压、呼吸、血氧饱和度，异常情况及时告知医生处理。勿关闭报警提示音
（4）健康管理：告知患者及家属避免使用手机，翻身时避免导联线打折、缠绕，告知患者及家属若患者出现胸闷胸痛、心慌、头晕、头痛等情况，随时告知医护人员</td></tr>
<tr><td>2. 氧气吸入技术
（1）操作前：评估患者鼻腔情况并清洁鼻腔
（2）操作中：安装氧气装置，检查有无漏气，根据医嘱调节氧流量，轻轻插入鼻腔，妥善固定
（3）操作后：记录用氧时间、流量、签名
（4）健康管理：告知患者用氧安全，做好“四防”，保持氧管通畅、无打折，及时评估用氧效果，如有不适，及时告知医护人员</td></tr>
</table>

续表

专科要点	3. 硝普钠微量泵入技术 （1）操作前：核对患者、药名、剂量，“警”字标识 （2）操作中：配置药物，输液瓶贴双签名，悬挂警示牌，避光、现配现用，连续使用不超过 72h，根据医生设定的目标值血压及时调整泵速，输液执行单双签名；每 15 ～ 30 min 监测 1 次并记录直至平稳；逐渐减量，不可骤然停用；输注完毕，严禁直接拔针或直接推注射封管液 （3）操作后：遵医嘱监测血压变化 （4）健康管理：清醒患者若出现头晕、头痛等不适，及时告知医护人员
情景插入	1. 主动脉夹层破裂出血
	2. 硝普钠的使用风险
	3. Braden 分值≤ 12 分的压疮高危患者减压措施

【情景处置护理风险清单】

（一）主动脉夹层破裂出血风险清单

风险点：主动脉夹层破裂出血致休克，甚至死亡	
风险人群：主动脉 B 型夹层患者	
预防要点：	完成情况
1. 宣教患者戒烟、戒酒，绝对卧床休息，避免情绪激动及用力大便等	是□否□
2. 积极处理高血压、高血脂等诱因	是□否□
识别要点：	完成情况
3. 胸背部剧烈疼痛、烦躁不安、面色苍白、大汗淋漓、皮肤湿冷	是□否□
紧急处理要点：	完成情况
4. 体位：绝对卧床休息	是□否□
5. 监护和吸氧：持续心电监护及鼻导管吸氧 3L/min	是□否□
6. 用药：建立两条以上静脉通路，遵医嘱给予降压、降心率及止痛治疗（降压药：硝普钠、得高宁；降心率药：美托洛尔；止痛药：曲马朵、吗啡注射液、舒芬太尼注射液）	是□否□
7. 观察：遵医嘱根据分级护理要求观察血压、心率、呼吸、神志的变化及疼痛情况，做好记录	是□否□
8. 宣教：指导患者保持大便通畅，避免用力排便，保持情绪稳定	是□否□
9. 若患者极度烦躁、面色苍白、大汗淋漓、四肢冰冷、剧烈胸痛，立即通知医生并协助抢救	是□否□

（二）硝普钠使用风险清单

风险点：浓度过高或滴速过快造成低血压甚至休克	
风险人群：使用硝普钠的患者	
临床表现：患者出现眩晕、大汗、头痛、肌肉抽搐，甚至出现休克表现	
操作要点：	完成情况
1. 患者病情符合药物使用指征，签署特殊药物外周静脉输注风险告知书；用药剂量、泵入速度需双人核对签字	是□否□

续表

2. 首选中心静脉（PICC、CVC）输注，如无中心静脉置管，从外周输注时应向患者及家属进行风险告知，并签署风险告知书，同时选择粗、直、弹性好的血管建立静脉通道	是□否□
3. 用避光输液器，配置的药液 24h 更换	是□否□
4. 悬挂高危药品警示卡	是□否□
5. 从小剂量开始，根据血压调节泵速，双泵更换流程续泵	是□否□
6. 严格交接班，监测患者血压、心率变化，异常情况及时报告医生	是□否□
7. 做好首次“下床三部曲”宣教，防止直立性低血压，发生低血压时立即停止泵注药物，报告医生立即处理，休克患者按抗休克流程予以抢救	是□否□
8. 用药结束后，先用维持液体缓慢冲管，再封管	是□否□

（三）Braden 分值≤ 12 分的压疮高危患者减压措施落实清单

标准化：	完成情况
1. 床头悬挂预防压疮警示标识	是□否□
2. 睡软垫床	是□否□
3. 体位变换：2 ～ 4h 变换体位，右侧、仰卧、左侧交替进行	是□否□
4. 侧卧位时 30° 倾斜，受压部位以上的背部放楔形枕或软枕 1 个	是□否□
5. 用足跟楔形垫或其他减压用具抬高足跟	是□否□
6. 医嘱禁止翻身者，局部小范围翻身，受压部位涂抹液体敷料（如赛肤润、压疮葆等）4 ～ 5 滴并轻揉，每 2h 1 次，切忌用力按摩	是□否□
7. 使用面罩、导管等器械的部位、骨隆突受压部位、高危患者或预计手术时间≥ 4h 患者的受压部位，使用水胶体、泡沫敷料等保护	是□否□
8. 大小便失禁患者，用赛肤润、压疮葆等液体敷料涂抹会阴及肛周皮肤	是□否□
9. 腹泻水样便者使用 22 号硅胶三腔导尿管行肛管引流	是□否□
10. 院外带入或院内发生了 2 期及以上压力性损伤后，科室应立即拍照，24h 内将图片发给伤口项目组会诊协助处理	是□否□

八、主动脉瓣＋二尖瓣置换术相关护理技能案例

【情景案例】

病例	王某，女，56 岁，体重 45kg，2022 年 9 月 11 日入院，因间断胸闷、气促 3 年，再发加重 1 月余入院，心功能Ⅳ级，双下肢水肿，心电图提示房颤心律，心脏彩超提示主动脉瓣狭窄、二尖瓣狭窄伴重度反流，完善相关术前准备。于 2022 年 9 月 19 日在全麻体外循环下行主动脉瓣机械瓣置换＋二尖瓣机械瓣置换术，医嘱一级护理。术后第 3 天，心率 124 次 /min，呼吸 32 次 /min，血压 84/51mmHg，血氧饱和度 88%，遵医嘱持续鼻导管吸氧 3L/min，于 20：00 患者突发心慌、胸闷、呼吸困难、大汗淋漓，继而呼之不应、大动脉搏动消失、呼吸停止

续表

<table>
<tr><td>分析</td><td>【护理诊断】
1. 存在的护理诊断
（1）心搏骤停：与心排血量减少有关
（2）心输血量减少：与心脏疾病、心功能减退、血容量不足有关
（3）低效性呼吸形态：与体外循环、手术、缺氧有关
2. 潜在的护理诊断
（1）有心律失常的危险：与心排血量减少及电解质紊乱有关
（2）有心包填塞的风险：与凝血功能障碍有关
（3）有出血的风险：与手术或抗凝过度有关
（4）有脑功能障碍的风险：与体外循环时间过长有关
【涉及操作】
心肺复苏技术、心电监测技术、简易呼吸器辅助通气技术</td></tr>
<tr><td>用物准备</td><td>手电筒、急救车、心电监护仪、电极片、治疗车、治疗盘、弯盘、纱布、计时器、快速手消毒液、黄色医疗垃圾桶、外包装垃圾桶等</td></tr>
<tr><td rowspan="2">专科要点</td><td>1. 心肺复苏技术
（1）操作前：判断患者意识、颈动脉搏动及呼吸，评估环境是否安全，记录开始抢救的时间并同时呼救
（2）操作中：患者仰卧于平坦的硬纸板上，头偏向一侧，注意保护颈椎；松解衣裤，身体无扭曲；予胸外心脏按压：胸部正中两乳头连线中点、成人按压深度为 5 ～ 6cm、频率为 100 ～ 120 次 /min、次数为按压 30 次 / 循环；清理呼吸道、开放气道；用简易呼吸球囊辅助通气：用简易呼吸球囊连接输氧装置，调节流量 8 ～ 10L/min，一手“EC”手法固定面罩、一手挤压球体［（深度为 1/2 ～ 2/3、潮气量为 400 ～ 600ml、按压放松比为 1 ： 1.5 ～ 2、频率成人为 10 ～ 12 次 /min）］，按压通气比例为 30 ： 2
（3）操作后：5 个循环后评估复苏效果，复苏有效，头偏向一侧，继续给予基础生命支持，复苏无效，继续上述步骤，给予高级生命支持
（4）健康管理：做好家属的沟通和安抚工作，给予心理护理，注意保暖和隐私保护，评估患者胸部手术切口有无渗血。告知患者及家属若患者出现胸闷、胸痛、心慌等不适，及时通知医护人员，行心理护理</td></tr>
<tr><td>2. 心电监测技术
（1）操作前：检查患者切口敷料部位，观察有无渗血、渗液；评估仪器状态，查看时间是否与北京时间一致
（2）操作中：放置电极片时应避开伤口、瘢痕、中心静脉插管、起搏器及电除颤部位，血压袖带避开动静脉置管。查看波形并调整好导联；评估患者生命体征，正确设置报警界限，每 30min 监测 1 次血压；勿在同一侧肢体监测血压及血氧饱和度
（3）操作后：按分级护理及病情查看患者，动态评估患者心率、血压、呼吸、血氧饱和度，中心静脉压 5 ～ 12cmH_2O，异常情况及时告知医生处理。勿关闭报警提示音
（4）健康管理：告知患者及家属避免使用手机，翻身时避免导联线打折、缠绕，告知患者及家属若患者出现胸闷胸痛、心慌、头晕、头痛等情况，随时告知医护人员</td></tr>
</table>

续表

专科要点	3. 简易呼吸器辅助通气技术 （1）操作前：检查简易呼吸器性能，检查有无活动义齿，清理呼吸道并开放气道 （2）操作中：面罩应紧紧罩住患者口鼻，保证不漏气。氧流量 8 ～ 10L/min；送气手法为 “EC” 手法；潮气量 400 ～ 600ml/ 次；1L 球囊的 1/2 ～ 2/3；送气频率为 10 ～ 12 次 /min，相当于 5 ～ 6s 送气 1 次；吸呼比为（1 ： 1.5）～ 2 （3）操作后：观察患者的胸廓有无起伏或血氧饱和度，做好护理记录 （4）健康管理：告知患者及家属若患者出现胸闷、心慌、气促等不适，及时通知医护人员，行心理支持
情景插入	1. 心脏手术后心包填塞
	2. 术后大出血
	3. 恶性心律失常

【情景处置护理风险清单】

（一）心脏术后心包填塞风险清单

风险点：心包填塞	
风险人群：胸心外科心脏手术后患者	
预防要点：	完成情况
1. 术后 24 ～ 48h 动态监测血压、心率、心律、呼吸、血氧饱和度、中心静脉压、尿量。术后 24 ～ 48h 每 30 ～ 60min 挤压引流管 1 次，观察引流液颜色、性质及量，引流量减少，及时通知医生处理并做好护理记录	是□否□
2. 指导患者保持平和心态，采取舒适体位（半卧位）	是□否□
3. 告知患者若出现烦躁、心慌、呼吸困难等不适，及时告知医护人员	是□否□
识别要点：	完成情况
4. 引流液突然减少或无引流液，挤压引流管有血凝块流出	是□否□
5. 心率增快、血压下降、脉压小、CVP 进行性升高≥ 25cmH_2O、尿量减少	是□否□
紧急处理要点：	完成情况
6. 心电监护，动态监测血压、心率、心律、呼吸、血氧饱和度、中心静脉压、尿量，保持 2 条以上静脉通路，立刻通知医生查看患者	是□否□
7. 取休克卧位（头、躯干抬高 20° ～ 30° ，下肢抬高 15° ～ 20° ）	是□否□
8. 遵医嘱用药、挤压引流管，床边备好心包穿刺用物。必要时做好手术准备	是□否□

（二）胸心外科术后大出血风险清单

风险点：术后大出血	
风险人群：胸心外科手术后患者	
预防要点：	完成情况
1. 术后 24 ～ 48h 动态监测血压、心率、心律、呼吸、血氧饱和度、中心静脉压、尿量。30 ～ 60min 挤压引流管 1 次，观察引流液颜色、性质及量，引流液≥ 200ml/h 且连续 3h，及时通知医生处理并做好护理记录	是□否□
2. 指导患者按时、按量、连续服用抗凝药物，不可随意加减药物	是□否□
3. 告知患者切口渗血、血尿、心慌等不适及时告知医护人员	是□否□
识别要点：	完成情况
4. 引流液鲜红色、有血凝块、烦躁、血压下降、心率快、大汗淋漓、尿少，中心静脉压进行性下降（≤ 6cmH_2O）等	是□否□
5. 引流液持续 3h 均超过 200ml/h	是□否□
紧急处理要点：	完成情况
6. 心电监测、吸氧、保持 2 条以上静脉通路，立刻通知医生查看患者	是□否□
7. 取休克卧位（头、躯干抬高 20° ～ 30°，下肢抬高 15° ～ 20°）	是□否□
8. 遵医嘱给药、查血常规、备血、输血、术前准备等紧急处理并做好护理记录	是□否□

（三）胸心外科恶性心律失常风险清单

风险点：恶性心律失常	
风险人群：胸心外科围术期患者	
预防要点：	完成情况
1. 按分级护理观察心电图，心率＜ 40 次 /min 或＞ 120 次 /min 时，立刻告知医生查看，遵医嘱监测电解质变化	是□否□
2. 指导患者饮食健康、作息规律	是□否□
3. 告知患者出现心悸、胸闷、头晕等不适及时告知医护人员	是□否□
识别要点：	完成情况
4. 出现心悸、胸闷、头晕、低血压、出汗，严重者可出现晕厥甚至猝死	是□否□
5. 心电监护示：心率＜ 40 次 /min 或＞ 120 次 /min	是□否□
紧急处理要点：	完成情况
6. 立刻卧床休息、心电监护，给予氧气吸入 3 ～ 5L/min，保持输液通畅，立刻通知医生查看患者	是□否□
7. 分析心电图，缓慢型心律失常，备好急救车、抢救药品（阿托品、异丙肾上腺素）及起搏器	是□否□
8. 分析心电图，快速型心律失常，备好急救车、抢救药品（利多卡因、胺碘酮）及除颤仪	是□否□
9. 遵医嘱给予紧急处理，做好护理记录	是□否□

九、下肢动脉硬化闭塞并伴有小腿及足部坏疽相关护理技能案例

【情景案例】

病例	鲁某，男，51岁，患者因下肢动脉硬化闭塞并伴有小腿及足部坏疽，局部创面迁延不愈，伴溃疡处疼痛。外院抗感染、创面换药无好转。既往健康情况一般。体格检查：体温36.3℃，脉搏80次/min，呼吸18次/min，血压140/87mmHg；完善术前准备后，患者在全麻下行“双下肢清创＋人工皮覆盖”术。术毕返回病房，患者心率68次/min，呼吸14次/min，血压96/60mmHg，血氧饱和度98%，医嘱二级护理，VSD持续引流，留置导尿
分析	【护理诊断】 1. 存在的护理诊断 （1）疼痛：疼痛评分4分，与下肢缺血、缺氧、坏疽有关 （2）活动无耐力：与患肢远端供血不足有关 2. 潜在的护理诊断 （1）有出血的危险：与手术有关 （2）有深静脉血栓的危险：血栓评分5分，与患者卧床有关 （3）有压疮的风险：Braden评分12分，与手术限制活动、卧床有关 【涉及操作】 术后交接与评估、心电监测技术、VSD引流技术
用物准备	心电监护仪、电极片、氧气装置、输氧卡、中心负压吸引装置，连接管、手套、治疗车、治疗盘、纱布、医疗垃圾桶、生活垃圾桶、锐器盒、手消毒剂等
专科要点	1. 术后交接与评估 （1）操作前：从意识、心率、血压、血氧饱和度、手术切口皮肤及敷料、用药等进行交接 （2）操作中：评估患者意识，全麻术后已清醒；生命体征正常；管路通畅，标识清楚，二次固定妥当；皮肤、伤口敷料有无渗血、渗液，有无压疮，压迫器是否在位；药物等交接 （3）操作后：进行血栓、Braden、Morse、管道、Barthel指数、疼痛评分 （4）健康管理：根据评估情况进行健康指导，防坠床、跌倒、压疮，血栓高危预防，VSD相关注意事项、心理安慰等
	2. 心电监测技术 （1）操作前：评估仪器状态，查看时间是否与北京时间一致，评估患者胸前皮肤是否完好，有无安装心脏起搏器 （2）操作中： 放置电极片时应避开伤口、瘢痕、中心静脉插管、起搏器及电除颤部位，血压袖带避开动静脉置管。查看波形并调整好导联；评估患者生命体征，正确设置报警界限；勿在同一侧肢体监测血压及血氧饱和度 （3）操作后：按分级护理及病情查看患者，动态评估患者心率、血压、呼吸、血氧饱和度，异常情况及时告知医生处理。勿关闭报警提示音 （4）健康管理：告知患者及家属避免使用手机，翻身时避免导联线打折、缠绕，告知患者及家属若患者出现胸闷胸痛、心慌、头晕、头痛等情况，随时告知医护人员

续表

专科要点	3.VSD 引流技术 （1）操作前：备好负压吸引装置，处于备用状态 （2）操作中：正确连接各管道，形成负压封闭引流，调节合适负压（0.04 ～ 0.06MPa），调节合适冲洗速度，观察是否引流通畅 （3）操作后：记录引流液颜色、性质、量 （4）健康管理：告知患者及家属不得自行调节，引流瓶内液体达到 2/3 时，及时通知护士更换引流瓶，防止引流管折叠或压迫；指导患者循序渐进进行患肢关节主、被动运动
情景插入	1.VSD 持续引流
	2. 压力性损伤
	3. 下肢深静脉血栓

【情景处置护理风险清单】

（一）负压封闭引流（VSD）风险清单

风险点：管路阻塞、脱落；泡沫材料变硬；创面出血	
风险人群：使用负压封闭引流的患者	
临床表现：引流管不畅、泡沫材料变硬、负压创面出血	
操作要点：	完成情况
1. 每班检查持续负压是否维持在 0.04 ～ 0.06KPa	是□否□
2. 每班检查负压装置连接状态，检查整段引流通路是否通畅、是否处于负压状态、透明膜是否严密封闭、引流管内液体是否随负压移动	是□否□
3. 早、中、晚三班交接班时打开冲洗液快速冲洗 3min，然后调整为 20 滴 /min 的滴速	是□否□
4. 防脱管宣教（避免牵拉、压迫、折叠、压迫）	是□否□
5. 异常：阻塞、敷料鼓起、不见管形、胀痛。处理：通知医生，逆行注入生理盐水	是□否□
6. 异常：变硬。原因为密封不实。处理：用膜封实后再逆行注入生理盐水	是□否□
7. 异常：出血。处理：在引流管和泡沫之间放置一人工屏障	是□否□

（二）压力性损伤风险清单

护理风险点：感染	
风险人群：压疮 Braden 评分≤ 12 分、长期卧床、自主神经症状（多汗）患者	
预防要点：	完成情况
1. 动态评估，根据 Braden 评分量表评估识别高危人群，≤ 12 分悬挂警示标识	是□否□
2. 每 2h 翻身 1 次，保持皮肤清洁干燥	是□否□
3. 根据患者情况给予适当减压工具	是□否□
4. 大小便失禁患者，用赛肤润、压疮葆等液体敷料涂抹会阴及肛周皮肤	是□否□
5. 腹泻水样便者使用 22 号硅胶三腔导尿管行肛管引流	是□否□
6. 告知患者及家属如发现患者皮肤出现压红或水疱等，立即告知医护人员	是□否□

续表

识别要点：	完成情况
7. 压力性损伤各期表现	是□否□
紧急处理要点：	完成情况
8. Ⅰ期患者解除局部受压，每小时翻身 1 次，改善局部血运	是□否□
9. Ⅱ期及以上压力性损伤，保护创面，请项目组护理会诊，根据分期采取相应措施	是□否□
10. 书写护理记录，上报护理不良事件	是□否□

（三）下肢深静脉血栓形成风险防范及处置清单

风险点：休克或静脉性坏疽	
风险人群：深静脉血栓风险评估高风险患者及长期卧床患者	
预防要点：	完成情况
1. 绝对卧床，抬高患肢高于心脏水平 20 ～ 30cm；避免下肢静脉穿刺，禁止患肢按摩、热敷	是□否□
2. 病情允许的情况下多饮水，饮水量≥ 2 000ml。戒烟酒，保持大便通畅，避免屏气用力	是□否□
3. 指导患者做踝泵运动，每次 20 ～ 30 组，每日 3 ～ 4 次	是□否□
识别要点：	完成情况
4. 患侧肢体肿胀和疼痛，皮温升高呈青紫色，未触及足背动脉搏动。严重时会发生股青肿或股白肿	是□否□
紧急处置要点：	完成情况
5. 给予心电监护及氧气吸入。观察患者意识、瞳孔、有无呼吸困难、咯血及尿量	是□否□
6. 饮食护理：指导患者进食低盐、低脂、高蛋白、高维生素、易消化食物；避免用力排便、剧烈咳嗽	是□否□
7. 出血：观察皮肤黏膜是否出现瘀斑，有无牙龈出血、血尿、便血，消化道溃疡出血	是□否□
8. 监测患肢腿围、皮温、足背动脉搏动及肢体血运情况	是□否□
9. 警惕肺栓塞的发生：呼吸困难、胸腔刺痛感、咳嗽、咯血	是□否□

十、下肢深静脉血栓相关护理技能案例

【情景案例】

病例	王某，男，78 岁，患者因胸闷、左下肢水肿伴疼痛 5h 入院。既往有高血压病史。查体：脉搏 94 次 /min，呼吸 18 次 /min，血压 136/62mmHg。专科检查：左下肢水肿呈凹陷性，肿胀处皮温低，皮色发绀，患肢活动受限，肢体软组织张力高，压痛明显，Homans 征（–），双下肢足背动脉可触及。门诊以“左下肢深静脉血栓形成”收入院，遵医嘱给予依诺肝素 2 000IU 皮下注射，每 12h1 次

续表

<table>
<tr><td>分析</td><td>【护理诊断】
1. 存在的护理诊断
（1）疼痛：疼痛评分 4 分，与患肢肿胀有关
（2）便秘：与长时间卧床有关
2. 潜在的护理诊断
（1）有皮肤完整性受损危险：Braden 评分 12 分，与长期卧床有关
（2）胸闷、胸痛：与肺栓塞有关
【涉及操作】
皮下注射抗凝药物技术、监测腿围技术、踝泵运动 / 股四头肌功能锻炼指导技术</td></tr>
<tr><td>用物准备</td><td>皮尺、记号笔、抗凝药、PDA、治疗车、治疗盘、医疗垃圾桶、生活垃圾桶、锐器盒、手消毒剂、运动指导单等</td></tr>
<tr><td rowspan="3">专科要点</td><td>1. 皮下注射抗凝药物技术
（1）操作前：核对患者、药名、剂量；评估患者皮肤；将针筒内空气轻弹至药液上方
（2）操作中：注射部位首选腹壁，脐周四象限轮换注射；注射方法：捏起患者注射部位皮肤和皮下组织，垂直进针，不排气，不抽回血，匀速注射 10s，注射完毕后继续停留 10s，全程保持捏皮姿势，按进针反方向拔针；快速拔针，拔针后无须按压，若有穿刺处渗血或渗液，以穿刺点为中心，垂直向下按压 3 ～ 5min
（3）操作后：交代注意事项
（4）健康管理：自我检测大小便的颜色、皮肤黏膜瘀斑、牙龈出血倾向；用药期间使用软毛牙刷，防止碰撞和跌倒，如有异常及时告知医护人员；注射部位禁止热敷、理疗</td></tr>
<tr><td>2. 监测腿围技术
（1）操作前：评估患者（如病情、下肢皮肤、活动度、着装等）
（2）操作中：核对患者信息，解释目的，取得配合；摆放体位，暴露双下肢，注意保暖及保护患者隐私；标记：两侧肢体髌骨上下缘 10cm，皮尺画双平行线；抬高肢体，测量肢体周径并标记；同法测量对侧
（3）操作后：记录首次测量值及日期；整理床单位，取舒适体位，抬高下肢
（4）健康管理：指导患者及家属勿按摩、热敷患肢，有胸闷、气短、呼吸困难，及时告知医护人员</td></tr>
<tr><td>3. 踝泵运动 / 股四头肌功能锻炼指导技术
（1）操作前：查看四肢静脉彩超结果及医嘱开立；挂“深静脉血栓预防运动指导单”；评估患者病情，关节活动情况
（2）操作中：协助患者取适宜体位；踝泵运动，足背伸、跖屈动作，踝部绕环动作，伸屈，绕环动作为 1 组（约 40s），每次 20 ～ 30 组，1 日 3 次；肌肉静力收缩运动，上肢握拳练习和下肢股四头肌舒缩运动；直腿抬高运动，伸直双腿并抬高至离床面 20cm 左右，维持 5 ～ 10s，再将腿缓缓放平
（3）操作后：评估患者掌握情况
（4）健康管理：鼓励主动运动，促进静脉及淋巴回流，预防肌肉萎缩，关节僵硬</td></tr>
<tr><td rowspan="2">情景插入</td><td>1. 肺栓塞</td></tr>
<tr><td>2. 皮下注射抗凝剂</td></tr>
</table>

【情景处置护理风险清单】

（一）肺栓塞风险防范及处置清单

风险点：血栓脱落导致患者肺栓塞、窒息、心搏骤停	
风险人群：长期制动、卧床、创伤（多发伤、骨折）、肿瘤、高龄、凝血功能障碍、下肢深静脉血栓、手术等患者	
预防要点：	完成情况
1. 改善生活方式：减肥、戒烟，低脂、高纤维素饮食，多饮水，保持大便通畅	是□否□
2. 入院行血栓风险评估，住院期间动态评估，筛选 DVT（深静脉血栓形成）中高危患者，做好健康宣教。行四肢静脉彩超，确诊有无血栓形成	是□否□
3. 无血栓形成遵医嘱予以弹力抗栓袜、关节松动训练及运动疗法、气压治疗	是□否□
4. 中高危患者行健康宣教，积极采取 DVT 预防措施，遵医嘱予药物预防，行床边动静脉彩超，复查患者 D- 二聚体	是□否□
5. 若血栓已形成，立即指导患者患肢制动，避免按摩及热敷，严格卧床休息，抬高患肢 20 ～ 30cm，床上大小便，避免排便用力，防止血栓脱落。遵医嘱予以抗凝治疗	是□否□
6. 每日评估肢体周径、肿胀情况，加强患肢皮肤温度、色泽、动脉搏动等情况的观察并及时记录	是□否□
识别要点：	完成情况
7. 突发呼吸困难，血氧饱和度下降，胸痛，濒死感，大汗淋漓，心动过速、咯血、晕厥等	是□否□
紧急处置要点：	完成情况
8. 体位：绝对卧床休息，保持大便通畅，避免用力	是□否□
9. 给氧：立即取半卧位，面罩氧气吸入，必要时机械通气，并立即通知医生	是□否□
10. 给予心电监护，建立静脉通道 2 ～ 3 条，进行血流动力学监测，遵医嘱用药	是□否□
11. 用药：及时正确给予溶栓和抗凝治疗	是□否□
12. 观察：用药后每 5 ～ 10min 观察心率、呼吸、血压、神志，至呼吸困难症状缓解后改为每 30min 测量 1 次，做好记录，监测尿量	是□否□
13. 病情持续不缓解并加重，必要时转 ICU 继续治疗	是□否□

（二）皮下注射抗凝剂操作清单

风险点：出血，局部瘀斑、硬结	
操作要点：	完成情况
1. 核对：确保患者和注射剂量正确，使用剂量不足 1 支时，先排出多余药液	是□否□
2. 注射 （1）注射部位选择：首选腹壁，腹部以脐周为中心，上下 5cm，左右 10cm 的范围（避开脐周 2cm 以内）。其他部位：双侧大腿前外侧上 1/3；双侧臀部外上侧；上臂外侧中 1/3 （2）注射部位轮换：以肚脐为圆心分 4 个象限，周一至周日依次在对应的第 1 至第 4 象限注射，两次注射点间距＞ 2cm （3）注射体位：腹壁注射时，患者宜取屈膝仰卧位，嘱患者放松腹部	是□否□

续表

3. 注射方法 （1）0.5% 碘附螺旋式消毒 2 遍，范围≥ 5cm，自然待干 （2）左手食指、拇指以 5 ～ 6cm 距离，提捏起皮肤使其呈一皱褶，皱褶高度＞ 1.2cm，右手以执笔式在皱褶最高点垂直进针 （3）不排气、不回抽回血，注射前针尖朝下，将针筒内空气轻弹至药液上方 （4）左手全程保持捏皮姿势，右手缓慢匀速推注药液，推注时间为 10s，停留 10s	是□否□
4. 拔针处理 （1）注射完毕，快速拔针，拔针后无须按压 （2）如有穿刺处出血或渗液，以穿刺点为中心，垂直向下按压 3 ～ 5 min	是□否□
5. 宣教 （1）自我观察大小便的颜色，皮肤黏膜瘀斑、牙龈出血、尿血倾向 （2）用药期间使用软毛牙刷，防止碰撞和跌倒，如有异常，及时告知医护人员 （3）注射部位禁止热敷、理疗	是□否□

（三）压力性损伤风险清单

护理风险点：感染	
风险人群：压疮 Braden 评分≤ 12 分、长期卧床、自主神经症状（多汗）患者	
预防要点：	完成情况
1. 动态评估，根据 Braden 评分量表评估识别高危人群，≤ 12 分悬挂警示标识	是□否□
2. 每 2h 翻身 1 次，保持皮肤清洁干燥	是□否□
3. 根据患者情况适当给予减压工具	是□否□
4. 大小便失禁患者，用赛肤润、压疮葆等液体敷料涂抹会阴及肛周皮肤	是□否□
5. 腹泻水样便者使用 22 号硅胶三腔导尿管行肛管引流	是□否□
6. 告知患者及家属如发现患者皮肤出现压红或水疱等时，立即告知医护人员	是□否□
识别要点：	完成情况
7. 压力性损伤各期表现	是□否□
紧急处理要点：	完成情况
8. Ⅰ期患者解除局部受压，每小时翻身 1 次，改善局部血运	是□否□
9. Ⅱ期及以上压力性损伤，保护创面，请项目组护理会诊，根据分期采取相应措施	是□否□
10. 书写护理记录，上报护理不良事件	是□否□

第三章　消化系统疾病临床护理技能案例

一、消化道出血相关护理技能案例

【情景案例】

病例	李某，男，72 岁，因间断呕血、解柏油样黑便 3d，于 10 月 15 日收入消化内科。入院诊断：消化道出血，既往有肝硬化病史 7 年余。遵医嘱给予止血、补液、持续吸氧及对症治疗，暂禁食，卧床休息。于 10 月 17 日 11：00 患者突发呕血 1 000ml，诉头晕、乏力，神志淡漠，皮肤湿冷，测量血压 70/50mmHg，心率 120 次 /min，遵医嘱给予心电监护，急查血，申请输血，5% 葡萄糖注射液 30ml ＋多巴胺 200mg，以 3ml/h 静脉泵入，立即行急诊内镜下食管胃底静脉曲张硬化治疗，于 11：45 返回病房，血红蛋白 60g/L，Padua 评分 4 分，Morse 评分 45 分
分析	【护理诊断】 1. 存在的护理诊断 （1）组织灌注量不足：血红蛋白 60g/L，与大量呕血有关 （2）体液不足：呕血 1 000ml，与大量呕血有关 2. 潜在的护理诊断 （1）有再出血的危险：与消化道出血有关 （2）有窒息的危险：与呕血有关 （3）有跌倒的危险：Morse 评分 45 分，与肢体乏力有关 【涉及操作】 心电监测技术、多巴胺微量泵入技术、静脉输血技术
用物准备	心电监护仪、电极片、纱布、微量泵、治疗盘（三联瓶架、碘附、棉签、止血带）、留置针、药液、压力延长管、高危药品警示牌、血型卡、一次性输血器、血制品（根据医嘱准备）、医疗垃圾桶、生活垃圾桶、锐器盒、快速手消毒剂等
专科要点	1. 心电监测技术： （1）操作前：评估仪器状态，查看时间是否与北京时间一致，评估患者胸前皮肤是否完好，有无安装心脏起搏器 （2）操作中：放置电极片时应避开伤口、瘢痕、中心静脉插管、起搏器及电除颤部位，血压袖带避开动静脉置管。查看波形并调整好导联；评估患者生命体征，正确设置报警界限，每 30min 监测 1 次血压；勿在同一侧肢体监测血压及血氧饱和度 （3）操作后：按分级护理及病情查看患者，动态评估患者心率、血压、呼吸、血氧饱和度，异常情况及时告知医生处理。勿关闭报警提示音 （4）健康管理：告知患者及家属避免使用手机，翻身时避免导联线打折、缠绕，告知患者及家属若患者出现胸闷、胸痛及心慌等情况，随时告知医护人员

续表

专科要点	2. 多巴胺微量泵入技术 （1）操作前：评估患者血压情况，双人核对患者、药名、剂量，标识“警”字并双签名 （2）操作中：选择粗、直、弹性好的静脉，使用留置针穿刺；药液现配现用，连续使用不超过72h，观察用药后有无外渗及皮肤发白等静脉炎情况；遵医嘱设置微量泵泵速，观察血压情况，根据医生设定的目标值血压及时调整泵速；挂高危药品警示牌 （3）操作后：每小时监测血压的变化，严禁直接拔针或直接推注射封管液 （4）健康管理：告知患者及家属不得自行调节，预防性外用多磺酸黏多糖涂抹穿刺点周围的皮肤，穿刺处疼痛及发白，患者心慌、胸闷，随时告知医护人员
	3. 静脉输血技术 （1）操作前：评估患者，测量生命体征，关注血容量不足的风险（皮肤、尿量等），核对医嘱、血制品、用物等是否正确、完好 （2）操作中：选择粗、直且弹性好的静脉使用留置针穿刺；落实“三查十对”，输血过程应先慢后快，再根据病情和年龄调整输注速度。 （3）操作后：15min后巡视，严密观察患者穿刺部位有无疼痛、肿胀，有无输血反应；如出现异常，及时处理 （4）健康管理：告知患者及家属不得自行调节滴数，出现发热、寒战、腰痛、穿刺处疼痛、渗漏等情况，及时告知医护人员
情景插入	1. 溶血反应
	2. 窒息

【情景处置护理风险清单】

（一）输血溶血性反应风险防范及处置清单

风险点：溶血性反应、死亡	
风险人群：输血患者	
预防要点：	完成情况
1. 护士执行申请医嘱时，核对患者本次住院原始血型化验单、申请医嘱、申请单上的血型需保持一致	是□否□
2. 采血时做好“三查八对”，一次只能采集一名患者的血交叉标本	是□否□
3. 取血时按规定执行“三查十对”	是□否□
4. 血液取回后，双人核对患者本次住院的原始血型化验单及申请医嘱	是□否□
5. 输血前询问有无输血过敏史和血型，首次输血的患者需告知其血型，有疑问时需返回重新核对并再次告知患者	是□否□
6. 输血前“三查十对”、双人核对，输血时“三查十对”、床边双人核对	是□否□
7. 输血中按规定巡视，输血前15min调至30～40滴/min，15min以后调至80滴/min。告知患者勿自行调节输血滴速	是□否□
8. 输血前、中、后分别监测患者生命体征及面色、神志，有无寒战高热、呼吸困难、腰痛、血红蛋白尿、少尿或无尿	是□否□
识别要点：	完成情况

续表

9. 寒战高热、呼吸困难、腰痛、血红蛋白尿、溶血性黄疸等	是□否□
紧急处置要点：	完成情况
10. 一旦发生溶血反应，立即停止输血，回抽，通知医生积极配合抢救，保留剩余血袋	是□否□

（二）窒息预防及应急处理清单

护理风险点：窒息、心搏骤停	
风险人群：消化道大出血呕血患者	
预防要点：	完成情况
1. 患者绝对卧床休息，取平卧位，头偏向一侧	是□否□
2. 每小时巡视患者，观察出血情况	是□否□
识别要点：	完成情况
3. 呕血、呼吸困难、出冷汗、面色苍白或发绀、心律不齐、脉搏细速、昏迷等	是□否□
紧急处理要点：	完成情况
4. 立即清除口咽部血凝块，使用吸痰器吸引出口鼻分泌物和血液，同时呼叫医生、护士参与抢救	是□否□
5. 给予氧气吸入 4 ～ 6L/min	是□否□
6. 迅速建立双静脉通道，遵医嘱用药	是□否□

二、消化性溃疡相关护理技能案例

【情景案例】

病例	伍某，男，48 岁，因 “腹痛半个月，加重 3d，伴呕吐咖啡色样胃内容物 4h” 于 2023 年 11 月 13 日 14：38 入院。患者既往健康状况良好，职业为出租车司机，饮食不规律，有吸烟、饮酒嗜好。查体：体温 36.7℃，脉搏 76 次 /min，呼吸 18 次 /min，血压 109/69mmHg。入院诊断：腹痛原因待查。入院后患者主诉夜间疼痛明显，疼痛呈逐渐加重趋势。医嘱给予奥美拉唑抑酸，卡络磺钠止血，禁食水及补液对症支持治疗。入院护理疼痛评估：疼痛评分 4 分，给予双氯芬酸钠栓 25mg 塞肛无效，再次评估疼痛评分 6 分，遵医嘱给予曲马朵注射液 0.1g 肌内注射，半小时后疼痛评分 3 分。于 12 月 14 日行胃镜检查示：十二指肠球部溃疡，慢性胃炎。^{14}C 呼气试验检查示：幽门螺杆菌感染。遵医嘱给予抗幽门螺杆菌四联疗法：艾司奥美拉唑 20mg，枸橼酸泌钾 220mg，阿莫西林 1g，克拉霉素 500mg，2 次 /d

续表

分析	【护理诊断】 1. 存在的护理诊断 （1）疼痛：疼痛评分 6 分，与十二指肠球部溃疡有关 （2）焦虑：与腹痛症状反复出现有关 （3）营养不良：低于机体需要量，与疼痛导致摄入量减少、消化吸收障碍有关 2. 潜在的护理诊断 （1）有消化道出血的危险：与溃疡出血有关 （2）有低血容量性休克的危险：与出血导致血容量不足有关 （3）有胃穿孔的危险：与十二指肠球部溃疡有关 【涉及操作】 疼痛评估技术、肌内注射技术、口服给药技术
用物准备	治疗盘、无菌盘、无菌罐、三联瓶架、碘附、棉签、弯盘、病历夹（医嘱）、执行单、药液、5ml 注射器、PDA、吸管、温开水、黄色医疗垃圾桶、外包装桶、锐器盒、手消毒剂等
专科要点	1. 疼痛评估技术 （1）操作前：评估患者年龄、性别、基本病情、既往疼痛史、现疼痛情况，确定评估时机。评估时机：发生疼痛时评估；疼痛干预后 30min 再次评估；疼痛评分＞ 3 分或接受疼痛治疗，至少每 2 ～ 4h 评估 1 次。根据患者理解和表达能力，选择合适的疼痛评估方法和工具，常用数字分组法（NRS） （2）操作中：评估患者疼痛部位、持续时间、疼痛程度及性质。是否曾服用过止痛药，了解用药后的效果 （3）操作后：观察疼痛缓解情况及伴随症状（生命体征、睡眠、饮食、活动等）。做好护理记录 （4）健康管理：告知医、护、患三者共同使用的疼痛评估工具，患者目前的疼痛程度及预期的舒缓目标；告知患者及家属观察疼痛缓解情况；疼痛评估＞ 3 分，及时告诉医生处理
	2. 肌内注射技术 （1）操作前：双人核对医嘱（患者、药名、剂量），评估患者并再次核对 （2）操作中：核对患者，行 PDA 扫码，选择注射部位，应避开炎症、硬结、瘢痕等部位注射，注意保护患者隐私。消毒待干（消毒直径＞ 5cm）。再次核对，排尽空气，回抽无回血时方可缓慢注入药液。注射毕，用干棉签轻压进针处，按压片刻 （3）操作后：空安瓿与执行单核对，无误后方可丢弃 （4）健康管理：告知患者及家属观察注射后疼痛缓解情况；观察注射部位有无红肿硬结、疼痛等情况，异常情况随时告知医务人员

续表

专科要点	3. 口服给药技术 （1）操作前：准备药物，温开水，向患者解释给药的目的、药名及作用，双人核对患者信息、药名、剂量，评估患者病情、口腔黏膜情况及吞咽功能 （2）操作中：再次核对口服药卡信息，行 PDA 扫码，询问患者进餐情况，协助患者坐起，指导患者温水吞服，药物吞咽后检查患者口腔是否有残留药物 （3）操作后：再次核对口服药卡信息，并确认签字 （4）健康管理：指导患者按时、按量服药，切勿擅自减量和停药，注意观察用药后的不良反应，如有，及时告知医护人员处理；服药期间禁止饮酒；奥美拉唑和枸橼酸泌钾应在餐前半小时服用；抗生素应在餐后 1h 服用；服用铋剂后，注意观察患者舌头、牙齿颜色及大便是否为灰黑色，告知停药 1～2d 后恢复正常；枸橼酸铋钾不得与牛奶同时服用；如服药后出现皮肤瘙痒、皮疹等，应立即停药，告知医务人员。服药疗程结束 1 个月后复查 ^{14}C 呼气试验
情景插入	1. 消化道大出血
	2. 口服药发放

（王晓霞）

【情景处置护理风险清单】

（一）消化道大出血风险清单

风险点：消化道大出血导致窒息或休克死亡	
风险人群：消化道出血患者	
预防要点：	完成情况
1. 按照分级护理，观察患者呕血及黑便情况	是□否□
2. 告知患者及家属观察患者有无呼吸困难、面色发绀，血氧饱和度下降，大量呕血、黑便、心率快、四肢湿冷、烦躁不安、血压低、周围循环衰竭休克致死等情况，若有，即刻通知医护人员	是□否□
识别要点：	完成情况
3. 血氧饱和度≤ 90%；若收缩压＜ 90mmHg 或基础血压值下降＞ 40mmHg 或脉压下降＜ 20mmHg，心率＞ 100 次 /min	是□否□
紧急处理要点：	完成情况
4. 持续心电监护及吸氧（5L/min），每 0.5 ～ 1h 测量生命体征	是□否□
5. 迅速建立 2 条以上静脉通道，遵医嘱加快输液速度	是□否□
6. 出血量超过 800 ml 或每小时尿量≤ 17ml，立即报告医生配合抢救	是□否□
7. 呕吐时，头偏向一侧，床旁备吸引器，防止呕吐窒息	是□否□
8. 做好输血准备，护理记录完整	是□否□

（二）口服药发放操作风险清单

风险点：患者用药错误、造成药品用量不足或过量服用		
操作要点：		完成情况
1. 病房发药单与临时医嘱，核对床号、姓名、住院号、药名、数量；口服药瓶贴与长期医嘱，核对床号、姓名、住院号、药名、剂量、频次、用法。第二人再次核对，二人在病房发药单的“审核者签名”处双签字，如 **/**		是□否□
2. 将口服药粘贴到对应的药盒，核对药品名称和规格，将同一个人的药品捆绑在一起。二人核对，双人在瓶贴上签名 **/**		是□否□
3. 发药时再次与患者家属进行核对（床号、姓名、住院号、药名、规格、剂量、效期、给药频次及用法），并用 PDA 扫码核对，家属确认后在病房发药单相应药品旁签字，如家属有疑问，停止发放口服药，找开立医嘱的医生核查		是□否□
4. 未发出的口服药用红笔在发药单上框起来，做上记号，电话通知家属，并在药品瓶贴上记录打电话的日期，电话号码，责任人。（未发出的口服药主班连打 3 d 电话）		是□否□
5. 发药者在病房发药单上“发药者签名”处签名		是□否□
6. 如果发错药，立即报告医生及护士长，并上报不良事件		是□否□

三、急性胰腺炎相关护理技能案例

【情景案例】

病例	李某，男，40 岁，因腹痛收入消化内科。入院诊断：急性胰腺炎。既往糖尿病史 8 年，吸烟 30 年。体温 38.5℃，脉搏 108 次 /min，呼吸 22 次 /min，血压 105/60mmHg，血氧饱和度 92%。辅助检查：白细胞 12.58×10^9/L，血淀粉酶 350U/L，尿淀粉酶 809U/L。入院后诉腹痛、腹胀明显，疼痛评分 5 分。医嘱一级护理，告病重，禁食、水，持续心电监护及吸氧，行胃肠减压
分析	【护理诊断】 1. 存在的护理诊断 （1）体温过高：患者体温 38.5℃，与胰腺炎症有关 （2）疼痛：患者腹痛、腹胀明显，疼痛评分 5 分，与患者胰腺及其周围组织炎症、水肿或出血坏死有关 （3）有体液不足的危险：与禁食、水，行胃肠减压及胰液的渗出有关 2. 潜在的护理诊断 有感染性休克的危险：白细胞 12.58×10^9/L、血淀粉酶 350U/L，与胰腺坏死并发感染有关 【涉及操作】 心电监测技术、氧气吸入技术、胃肠减压技术

续表

<table>
<tr><td>用物</td><td>心电监护仪、电极片、氧气装置 1 套、治疗盘（三联瓶架、碘附、棉签、一次治疗巾、胃管、负压引流器、液状石蜡棉球、3M 胶布，胃管标识、弯盘、一次性鼻氧管、小杯内盛清水、棉签、一次性手套、手电筒、输氧卡）等</td></tr>
<tr><td rowspan="3">专科要点</td><td>1. 心电监测技术
（1）操作前：评估仪器状态，查看时间是否与北京时间一致，评估患者胸前皮肤是否完好，有无安装心脏起搏器
（2）操作中：放置电极片时应避开伤口、瘢痕、中心静脉插管、起搏器及电除颤部位，血压袖带避开动静脉置管。查看波形并调整好导联；评估患者生命体征，正确设置报警界限；勿在同一侧肢体监测血压及血氧饱和度
（3）操作后：按分级护理及病情查看患者，动态评估患者心率、血压、呼吸、血氧饱和度，异常情况及时告知医生处理。勿关闭报警提示音
（4）健康管理：告知患者及家属避免使用手机，翻身时避免导联线打折、缠绕，告知患者及家属若患者出现胸闷、胸痛及心慌等情况，随时告知医护人员</td></tr>
<tr><td>2. 氧气吸入技术
（1）操作前：评估患者鼻腔并清洁鼻腔
（2）操作中：安装氧气装置，检查有无漏气，根据医嘱调节氧流量，轻轻插入鼻腔，妥善固定
（3）操作后：记录用氧时间、流量、签名
（4）健康管理：告知患者用氧安全，做好“四防”，保持氧管通畅、无打折，及时评估用氧效果，如有不适及时告知医护人员</td></tr>
<tr><td>3. 胃肠减压技术
（1）操作前：评估患者鼻腔情况，有无活动义齿
（2）操作中：动作轻柔，根据患者耐受程度插管。若患者出现恶心、呕吐，应暂停插入，嘱患者深呼吸；插入不畅时，检查胃管是否盘曲口中；呛咳、呼吸困难、发绀时，立即拔管，休息片刻后再重新插管。检查胃管是否在胃内
（3）操作后：按分级护理及病情巡视患者，检查胃管置管刻度，观察胃管是否固定妥当、引流是否通畅，观察引流液的颜色、性质、量，并记录 24h 引流量
（4）健康管理：嘱患者切勿自行拔出胃管，改变体位或搬运患者时避免胃管脱出；置管期间保持负压引流装置引流通畅，胃内容物满 2/3 时更换</td></tr>
<tr><td rowspan="2">情景插入</td><td>1. 感染性休克</td></tr>
<tr><td>2. 留置胃（肠）管非计划性拔管</td></tr>
</table>

【情景处置护理风险清单】

（一）感染性休克风险清单

<table>
<tr><td colspan="2">护理风险点：多器官衰竭 /DIC</td></tr>
<tr><td colspan="2">风险人群：感染性休克患者</td></tr>
<tr><td>预防要点：</td><td>完成情况</td></tr>
<tr><td>1. 积极控制感染及原发病，选用有效、敏感的抗生素</td><td>是□否□</td></tr>
<tr><td>2. 控制体温，首选物理降温。使用药物降温后应嘱患者多喝水或遵医嘱补液</td><td>是□否□</td></tr>
<tr><td>3. 当患者发生意识改变、表情淡漠、体温突升或骤降，四肢湿冷，尿量明显减少时，家属应及时告知医护人员</td><td>是□否□</td></tr>
</table>

续表

识别要点：	完成情况
4. 冷休克：体温突然降低，皮肤湿冷；躁动不安、淡漠或嗜睡；面色苍白、发绀、花斑样；脉搏细速，血压降低；尿量骤降（< 25ml/h）	是□否□
5. 暖休克：神志清醒；乏力；面色潮红、手足温暖；血压下降，脉率慢、搏动清楚	是□否□
紧急处理要点：	完成情况
6. 心电监护、吸氧，保持 2 条以上静脉通路，取休克卧位（头、躯干抬高 20° ～ 30°，下肢抬高 15° ～ 20°），立刻通知医生查看患者	是□否□
7. 准确记录 24h 出入量。每小时尿量< 17ml 或 12h 完全无尿、24h 尿量< 400ml 均及时汇报医生	是□否□
8. 遵医嘱给予抗感染、扩容补液、纠酸等药物治疗，并做好记录	是□否□

（二）留置胃（肠）管非计划性拔管防范措施风险清单

护理风险点：脱管、感染、误吸	
风险人群：意识障碍、躁动患者	
预防要点：	完成情况
1. 妥善固定，翻身时勿牵拉，每 2h 检查管路外露长度及二次固定	是□否□
2. 躁动患者采用约束手套、约束带等约束工具进行肢体约束，每 2h 评估保护性约束情况	是□否□
3. 合理镇静，做好防脱管健康宣教	是□否□
4. 医护每日评估拔管指征，符合拔管指征，尽早拔管	是□否□
5. 告知患者及家属如发现患者插管深度发生改变或出现腹痛、腹胀等症状时，立即告知医护人员	是□否□
识别要点：	完成情况
6. 患者胃（肠）管路脱出，出现腹痛、腹胀不适症状	是□否□
紧急处理要点：	完成情况
7. 及时报告医生，如需重新置管，上报护理不良事件	是□否□
8. 遵医嘱使用镇静药物，并做好护理记录	是□否□

四、肝硬化伴肝性脑病相关护理技能案例

【情景案例】

病例	刘某，男，68 岁，肝硬化 10 余年，腹胀、腹痛 6d，以“肝硬化腹水”入院。平素健康情况较差，乙肝病史 40 余年、高血压病史 10 余年。入院查体：体温 37℃，脉搏 92 次 /min，呼吸 19 次 /min，血压 120/81mmHg。于 12 月 11 日 15：00 行腹腔穿刺术放腹水 800ml，术后留置腹腔引流管，于 21：00 护士巡视病房发现患者神志淡漠、言语不清、扑翼样震颤阳性，遵医嘱立即给予氧气吸入、25% 甘露醇 125ml 及复方氨基酸注射液 250ml 静脉输入行抗昏迷治疗

续表

分析	【护理诊断】 1. 存在的护理诊断 （1）体液过多：患者腹胀、腹痛，放腹腔积液 800ml，与肝功能减退、门静脉高压引起水钠潴留有关 （2）急性意识障碍：患者神志淡漠、言语不清，扑翼样震颤阳性，与大量放腹腔积液导致有效循环血量减少、大量蛋白质丢失有关 2. 潜在的护理诊断 （1）有失血性休克的风险：与肝硬化导致食管胃底静脉曲张破裂出血有关 （2）有非计划性拔管的危险：与留置腹腔引流管及患者意识障碍有关 【涉及操作】 更换引流袋技术、肝性脑病分级评估技术、氧气吸入技术
用物准备	一次性引流袋、无菌手套、输液器、肛管、氧气装置 1 套、中单、止血钳、治疗盘（碘附、棉签、弯盘）、PDA、快速手消毒剂、医疗垃圾桶等
专科要点	1. 更换引流袋技术 （1）操作前：评估患者腹腔穿刺点周围有无渗血渗液、伤口敷料是否干燥及松脱、引流管刻度 （2）操作中：用止血钳折叠夹闭引流管，严格无菌操作，注意管口消毒顺序；更换完毕后挤压引流管，检查引流管是否通畅 （3）操作后：将引流管妥善固定于床旁，无扭曲打折。按分级护理及病情巡视病房，记录引流液颜色、性状及量 （4）健康管理：告知患者及家属床上翻身活动时，勿折叠、勿扭曲，保持引流管通畅，活动时应注意引流袋的位置，要低于引流口的平面，以防引流液逆流造成感染
	2. 肝性脑病（HE）分级评估技术 （1）操作前：评估患者病情，根据 Child-Pugh 分级和 West-Haven 分级修订的 HE 分级标准，将肝性脑病分为无 HE、轻微 HE（MHE）、HE1 级、HE2 级、HE3 级、HE4 级 （2）操作中：根据修订的 HE 分级标准，从神经精神学症状和神经系统体征两方面评估。无 HE：神经系统体征正常，神经心理测试正常；MHE：潜在 HE，没有能察觉的人格或行为变化，神经系统体征正常，神经心理测试异常；HE1 级：存在琐碎轻微临床征象，如轻微认知障碍、注意力减弱、睡眠障碍（失眠、睡眠倒错）、欣快或抑郁，扑翼样震颤可引出，神经心理测试异常；HE2 级：明显的行为和性格变化，嗜睡或冷漠，轻微的定向力异常，计算能力下降，运动障碍，言语不清，扑翼样震颤易引出，不需要做神经心理测试；HE3 级：明显定向力障碍（时间、空间定向），行为异常，半昏迷到昏迷，有应答，扑翼样震颤通常无法引出，踝阵挛、肌张力增高、腱反射亢进、不需要做神经心理测试；HE4 级：昏迷（对言语和外界刺激无反应）、肌张力增高或中枢神经系统阳性体征，不需要做神经心理测试 （3）操作后：发现患者意识状态的改变，及时报告医生 （4）健康管理：对于意识显著改变的患者可进一步采用格拉斯哥昏迷量表评分进行评估和描述患者的意识状态。急性意识障碍患者每小时评估，每班交接班时进行床旁评估
	3. 氧气吸入技术 （1）操作前：评估患者鼻腔情况并清洁鼻腔 （2）操作中：安装氧气装置，检查有无漏气，根据医嘱调节氧流量，轻轻插入鼻腔，妥善固定。 （3）操作后：记录用氧时间、流量、签名 （4）健康管理：告知患者用氧安全，做好“四防”，保持氧管通畅、无打折，及时评估用氧效果，如有不适，及时告知医护人员

续表

情景插入	1. 上消化道出血
	2. 引流管非计划性拔管

【情景处置护理风险清单】

（一）上消化道出血风险清单

护理风险点：休克、误吸	
风险人群：肝硬化伴食管胃底静脉曲张患者	
预防要点：	完成情况
1. 宣教患者饮食禁忌：少食或不食刺激性、粗糙、质硬、辛辣、过热等造成胃黏膜损伤的食物，备易消化、低盐、低脂肪、高蛋白质及富含纤维素等食物	是□否□
2. 疾病的自我监测指导：患者应学会早期识别出血征象及处置措施，出现头晕、心悸、黑便或呕血时，应卧床休息，防止呕血引起窒息，及早就医	是□否□
识别要点：	完成情况
3. 患者面色苍白、口唇发绀、呼吸急促、皮肤湿冷，大量呕血、精神萎靡、烦躁不安，重者反应迟钝、意识模糊等	是□否□
紧急处理要点：	完成情况
4. 饮食与体位：禁食、水，取平卧位并抬高双下肢，呕吐时头偏向一侧，防止窒息，保持呼吸道通畅。立即报告医生	是□否□
5. 立即吸氧、监护，建立 2 条及以上留置静脉通路，遵医嘱予输血、输液、止血治疗	是□否□
6. 病情观察：动态观察患者心率、血压，如患者烦躁不安、面色苍白、四肢湿冷，提示循环血液灌注不足，观察患者意识，谨防肝性脑病的发生	是□否□
7. 病情持续不缓解并加重，遵医嘱立即联系转 ICU 治疗	是□否□

（二）引流管非计划性拔管预防及处置清单

风险点：引流管意外滑脱	
风险人群：留置引流管患者	
预防要点：	完成情况
1. 床头挂“防脱管”标识，按规范进行管道二次固定	是□否□
2. 告知患者及家属脱管的相关风险，家属 24h 留陪	是□否□
3. 意识障碍及躁动患者进行保护性约束，家属需签署约束同意书，严密观察约束肢体血液循环情况，必要时遵医嘱使用镇静剂	是□否□
4. 每班重点交接班，按照分级护理原则巡视病房，检查管道二次固定及引流液情况，有异常及时处理	是□否□
识别要点：	完成情况
5. 引流管部分或完全脱出	是□否□
紧急处理要点：	完成情况

续表

6. 引流管部分脱落，先稍做固定，引流管完全脱出，用无菌纱布覆盖伤口，同时通知医生查看患者	是□否□
7. 观察伤口有无渗血、渗液、肿胀等情况；指导患者卧床休息，安抚患者情绪	是□否□
8. 遵医嘱配合换药处理，必要时配合重新置管或者拔管	是□否□

五、急性肝功能衰竭相关护理技能案例

【情景案例】

病例	宋某，男，63岁，半个月前无明显诱因出现全腹疼痛，腹胀，尿色加深呈浓茶色，伴尿量减少，于9月30日以“急性肝功能衰竭”入院。既往患者身体健康。入院后给予股静脉置管行人工肝DPMAS术，于10月13日下午行人工肝治疗时出现神志模糊，烦躁不安。查血：血氨57μmol/L，钾2.97mmol/L。查体：体温36.4℃，脉搏101次/min，呼吸25次/min，血压95/60mmHg，医嘱给予一级护理，鼻导管吸氧3L/min，心电监护，留置导尿管，遵医嘱给予抗昏迷治疗。给予保护性约束、床档保护，定时监测患者生命体征及神志变化
分析	【护理诊断】 1. 存在的护理诊断 （1）急性意识障碍：与血氨升高，干扰脑细胞能量代谢引起的大脑功能紊乱有关 （2）有电解质失衡的危险：血钾2.97mmol/L，与进食少及利尿剂的使用有关 （3）营养失调：与肝功能减退，消化吸收障碍，限制蛋白摄入有关 2. 潜在的护理诊断 （1）有下肢深静脉血栓形成的风险：与长期卧床，股静脉置管有关 （2）有出血的风险：与肝脏合成凝血因子障碍，凝血功能异常有关 （3）有皮肤完整性受损的危险：与患者意识障碍，长期卧床、保护性约束有关 （4）有感染的风险：与机体免疫力低下有关 【涉及操作】 交接与评估、心电监测技术、保护性约束技术
用物准备	PDA、急救车、心电监护仪、电极片、治疗车、治疗盘（三联瓶架、碘附、棉签、一次性治疗巾、止血带、弯盘、棉签）、注射器、约束带、棉垫、卷尺、吸氧装置等

续表

专科要点	1. 交接与评估 1）操作前：评估神志、生命体征及瞳孔、血氧饱和度、尿量、股静脉置管穿刺处皮肤及敷贴、置管侧肢体腿围及血液循环状况、用药、皮肤、约束情况等 2）操作中 （1）神志：意识障碍程度有无加重，瞳孔等大等圆（2.5 ～ 4mm），对光反射存在 （2）生命体征：是否在正常范围，较前相比是否变化大 （3）穿刺处皮肤及敷贴：穿刺点敷料有无渗血、渗液，管道内有无回血，是否妥善固定测量置管肢体大小腿周径（髌骨上下 15cm 处周径），与置管前测量值误差是否不超过 1cm，观察置管肢体有无水肿、皮下硬结、足背动脉搏动情况 （4）用药：输注高渗性液体有无外渗，评估患者血管情况 （5）尿量：检查尿管有无脱出、打折或扭曲，交接本班尿量 （6）约束情况：是否有效约束，约束部位皮肤颜色、温度是否正常 3）操作后：记录股静脉置管及腿围情况，指导患者行下肢床上主 / 被动运动训练，预防下肢深静脉血栓形成 4）健康管理：指导患者家属勿擅自解开约束带，患者卧床休息，避免大幅度活动置管肢体，穿脱衣物及活动时避免拉扯管道，防止意外脱管；注意观察患者神志及置管处敷料情况，如有异常，及时告知医护人员处理
	2. 心电监测技术 （1）操作前：评估仪器状态，查看时间是否与北京时间一致，评估患者胸前皮肤是否完好，有无安装心脏起搏器 （2）操作中：放置电极片时应避开伤口、瘢痕、中心静脉插管、起搏器及电除颤部位，血压袖带避开动静脉置管。查看波形并调整好导联；评估患者生命体征，正确设置报警界限；勿在同一侧肢体监测血压及血氧饱和度 （3）操作后：按分级护理及病情查看患者，动态评估患者心率、血压、呼吸、血氧饱和度，异常情况及时告知医生处理。勿关闭报警提示音 （4）健康管理：告知患者及家属避免在监护仪附近使用手机，翻身时避免导联线打折、缠绕，告知患者及家属若患者出现胸闷、胸痛及心慌等情况，随时告知医护人员
	3. 保护性约束技术 （1）操作前：评估患者的病情、年龄、意识、生命体征、肢体活动等情况，向患者家属解释保护性约束的方法和目的 （2）操作中：检查并除去患者身上的危险物品，患者取功能位。患者手腕或足踝用保护棉垫围绕，再以约束带打套节，约束带松紧适度，可容一指为宜。患者膝部上衬棉垫，腘窝下垫棉垫，约束带横于两膝上 （3）操作后：按分级护理要求巡视患者，查看腕、踝部皮肤，持续保护患者时每 60min 调整肢体位置 1 次，2 ～ 3h 松解 1 次，并按摩局部 （4）健康管理：患者保持功能位，家属定时调整肢体位置可预防肌肉萎缩及皮肤损伤，勿擅自解开约束带
情景插入	1. 肝性脑病
	2. 下肢深静脉血栓形成

【情景处置护理风险清单】

（一）肝性脑病风险防范及处置清单

护理风险点：肝性脑病致患者意识障碍、昏迷	
风险人群：肝衰竭患者	
预防要点：	完成情况
1. 给患者及家属做好宣教，上消化道出血避免进食坚硬食物，保持大便通畅，必要时使用开塞露	是□否□
2. 禁用肥皂水灌肠	是□否□
3. 避免使用镇静催眠药	是□否□
4. 严格无菌操作，遵医嘱合理运用抗生素，防止交叉感染	是□否□
5. 加强生命体征监测和意识状态观察，及时发现病情变化	是□否□
识别要点：	完成情况
6. 患者睡眠习惯变化、性格行为变化、表情淡漠、扑翼样震颤、出现欣快感等	是□否□
紧急处置要点：	完成情况
7. 监测临床体征，发现异常及时告知医生	是□否□
8. 加强室间消毒，减少人员流动	是□否□
9. 加强安全管理，防自伤或伤人，使用护栏，必要时给予保护性约束	是□否□
10. 出现呕血、便血应及时清除肠内积血，保持肠道清洁，防止血氨升高	是□否□
11. 禁食鸡蛋、动物蛋白，蛋白质低于 40g/d，进清淡、低脂、低盐饮食，补充维生素	是□否□

（二）下肢深静脉血栓形成风险防范及处置清单

风险点：休克或静脉性坏疽	
风险人群：深静脉血栓风险评估高风险患者及长期卧床患者	
预防要点：	完成情况
1. 绝对卧床，抬高患肢高于心脏水平 20 ～ 30cm；避免下肢静脉穿刺，禁止患肢按摩、热敷	是□否□
2. 病情允许的情况下多饮水，饮水量≥ 2 000ml，戒烟酒，保持大便通畅，避免屏气用力	是□否□
3. 指导患者做踝泵运动，每次 20 ～ 30 组，每日 3 ～ 4 次	是□否□
识别要点：	完成情况
4. 患侧肢体肿胀和疼痛，皮温升高呈青紫色，未触及足背动脉搏动。严重时会发生股青肿或股白肿	是□否□
紧急处置要点：	完成情况
5. 给予心电监护及氧气吸入。观察患者意识、瞳孔、有无呼吸困难、咯血及尿量	是□否□
6. 饮食护理：指导患者进食低盐、低脂、高蛋白、高维生素、易消化食物；避免用力排便、剧烈咳嗽	是□否□
7. 出血：观察皮肤黏膜是否出现瘀斑，有无牙龈出血、血尿、便血，消化道溃疡出血	是□否□
8. 监测患肢腿围，皮温，足背动脉搏动及肢体血运情况	是□否□
9. 警惕肺栓塞的发生：呼吸困难、胸腔刺痛感、咳嗽、咳血	是□否□

六、肝动脉化疗栓塞术相关护理技能案例

【情景案例】

病例	李某，男，50 岁，于 2022 年 4 月 20 日入院。入院诊断：肝恶性肿瘤 4 月余。既往史：无高血压、糖尿病史。主要体格检查：体温 36.6℃，脉搏 74 次 /min，呼吸 20 次 /min，血压 128/84mmHg。于 2022 年 4 月 22 日在局麻下行肝动脉化疗栓塞术，术后返回病房卧床休息，医嘱予心电监护，氧气吸入 3L/min 及静脉输液，股动脉穿刺点予股动脉压迫器压迫止血，敷料干燥；2h 后，突发股动脉穿刺点压迫移位出血，敷料渗血量约 50ml，立即给予压迫止血，指导其卧床休息，穿刺侧肢体制动 8h
分析	【护理诊断】 1. 存在的护理诊断 （1）出血：出血量约 50ml，与股动脉穿刺点压迫移位有关 2. 潜在的护理诊断 （1）有失血性休克的风险：与股动脉压迫器移位、大出血有关 （2）有血栓形成的危险：与卧床休息，穿刺侧肢体制动 8h 有关 【涉及操作】 压迫止血技术、术后交接与评估技术、踝泵运动训练指导技术
用物准备	治疗车、治疗盘（碘附、棉签、弯盘）、橡胶手套 2 副、无菌纱布 4 包、股动脉压迫器 1 个、深静脉血栓预防运动指导单、快速手消毒剂、医疗垃圾桶、生活垃圾桶等
专科要点	1. 压迫止血技术 （1）操作前：评估患者有无心慌、胸闷、四肢冰冷 （2）操作中：立即压迫止血。戴橡胶手套，以掌根压迫穿刺处；尽快撤除已被血液浸湿的纱布，以便压迫位置准确；将 1 块无菌纱布对折两次后用食指、中指压住出血点的上方；压迫 20min 后，用无菌纱布和压迫器重新加压包扎 （3）操作后：严密观察穿刺点有无出血及血肿，足背动脉搏动是否良好，可扪及足背动脉搏动，足背皮肤温暖，无发绀 （4）健康管理：指导患者穿刺侧肢体勿弯曲，制动 8h 卧床休息，取得患者及家属配合，消除恐惧情绪
	2. 术后交接与评估技术 （1）操作前：评估患者穿刺点有无渗血，周围皮肤有无血肿，淤青及硬结 （2）操作中：注意穿刺侧下肢皮温、色泽及足背动脉搏动情况 （3）操作后：指导患者术后穿刺侧肢体制动 8h，压迫器每隔 2h 逆时针松 2 圈，观察有无出血 （4）健康管理：告知患者制动的重要性，鼓励患者放松心情，积极面对疾病，主动参配合

续表

专科要点	3. 踝泵运动训练指导技术 （1）操作前：查看下肢静脉彩超结果、医嘱开立；挂“深静脉血栓预防运动指导单” （2）操作中：踝关节训练，指导患者穿刺侧肢体行踝泵运动，3 次 / d，每次 30 组。对侧健肢行床上自主活动。观察患者有无心率、呼吸加快等情况，询问患者主诉 （3）操作后：评估患者掌握情况 （4）健康管理：告知踝泵运动训练可预防深静脉血栓，鼓励患者卧床期间行床上训练
情景插入	1. 经股动脉介入术后风险
	2. 介入术后休克及栓塞

【情景处置护理风险清单】

（一）经股动脉介入术后风险清单

护理风险点：介入术后穿刺侧肢体出血、缺血、血栓形成及肺栓塞	
风险人群：介入术后	
预防要点：	完成情况
1. 低盐、低脂饮食，保持大便通畅	是□否□
2. 定期检查肝功能、血常规、凝血功能，肝功能异常要积极治疗	是□否□
识别要点：	完成情况
3. 股动脉压迫器位置移位或松动，敷料纱布渗血、渗液	是□否□
4. 足背动脉搏动细弱，不可扪及，颜色苍白或发绀，湿冷	是□否□
紧急处理要点：	完成情况
5. 每隔 2h 观察穿刺点有无渗血、周围皮肤有无血肿、淤青、硬结	是□否□
6. 每隔 2h 观察穿刺侧下肢色泽、足背动脉搏动情况	是□否□
7. 术后穿刺侧肢体制动 8h，压迫器每隔 2h 逆时针松 2 圈，观察有无出血	是□否□
8. 穿刺侧肢体遵医嘱进行踝泵运动，3 次 /d，每次 30 组；对侧健肢床上自主活动	是□否□
9. 凝血功能正常者 8h 后取压迫器，注意观察有无出血	是□否□

（二）介入术后休克及栓塞风险清单

护理风险点：休克、栓塞致肢体坏死	
风险人群：介入术后患者	
预防要点：	完成情况
1. 安置压迫器，压迫点位置正确，术后 8h 内每 2h 观察生命体征、穿刺侧肢体动脉搏动、有无出血，无异常者，每 2h 逆时针松压迫器两圈	是□否□
2. 宣教患者穿刺侧肢体制动，观察生命体征、穿刺点有无出血、穿刺肢体足背动脉搏动，有异常立即通知医生并记录	是□否□
识别要点：	完成情况
3. 介入术后出血识别：穿刺处出现渗血、出血、甚至血肿，严重时可出现心率加快、脉搏细速＞ 100 次 /min 或不能触及，收缩压＜ 90mmHg（原有高血压者，收缩压较原收缩压下降 30% 以上）等休克表现	是□否□

续表

4. 介入术后并发栓塞者识别：术侧肢体远端动脉搏动不能触及、皮温降低、皮肤发绀、肢体坏死	是□否□
紧急处理要点：	完成情况
5. 体位：平卧位，穿刺侧肢体制动	是□否□
6. 监护及吸氧：立即给予心电监护和鼻导管吸氧 3L/min	是□否□
7. 观察：发现出血、血肿，立即准确压迫穿刺点并报告医生	是□否□
8. 如出现休克症状或术侧肢体远端动脉搏动不能触及等异常情况，立即通知医生，同时建立两条以上输液通路，急查血及交叉配血，遵医嘱补液、输血	是□否□

七、肝癌相关护理技能案例

【情景案例】

病例	董某，男，58岁，确诊肝癌3年拟再次复查，门诊以“原发性肝癌”收入院。既往有乙型肝炎史20年。入院查体：体温 36.4℃，脉搏 72 次 /min，呼吸 18 次 /min，血压 137/96mmHg。3：00 患者诉腹部胀痛及心慌等不适，测血压 82/50mmHg，脉搏 102 次 /min，呼吸 20 次 /min，疼痛评分 6 分；立即通知医生，医生行腹腔穿刺术抽出不凝固血性液体，立即给予禁食、水，心电监护，吸氧，急查血及 5% 葡萄糖注射液 50ml ＋醋酸奥曲肽注射液 0.6g 微量泵入，4.2ml/h，于 3：30 危急值提示血红蛋白 38g/L，立即申请输血，于 4：30 开始输注 A 型去白细胞悬浮红细胞 2U
分析	【护理诊断】 1. 存在的护理诊断 （1）出血：腹腔抽出不凝固血性液体，与癌结节破裂有关 （2）疼痛：患者诉腹痛，疼痛评分 4 分，与癌结节破裂出血，血液进入腹腔引起腹膜刺激征有关 2. 潜在的护理诊断 （1）有失血性休克的风险：与癌结节破裂出血有关 （2）营养失调：低于机体需要量，与恶性肿瘤对机体的慢性消耗，禁食、水有关 【涉及操作】 静脉输血技术、心电监测技术、氧气吸入技术
用物准备	心电监护仪、电极片、氧气装置 1 套、PDA、快速手消毒剂等
专科要点	1. 静脉输血技术 （1）操作前：双人核对患者、医嘱、原始血型、血制品 （2）操作中：双人携用物至床旁“三查十对”，询问患者血型及输血史，输血前先输少量生理盐水，以手腕旋转动作轻摇血制品，缓慢挂于输液架，插入输血器，调节滴速，再次核对，挂血型牌 （3）操作后：加强巡视，评估患者血液滴注情况，观察有无输血反应，时间为 15min，如有异常及时告知医生，如无不良反应，根据病情及年龄调节滴数；输完的血袋送输血科保留 24h （4）健康管理：告知患者及家属勿自行调节滴速，如有寒战、高热、皮疹等任何异常，及时通知医护人员

续表

专科要点	2. 心电监测技术 （1）操作前：评估仪器状态，查看时间是否与北京时间一致，评估患者胸前皮肤是否完好，有无安装心脏起搏器 （2）操作中：放置电极片时应避开伤口、瘢痕、中心静脉插管、起搏器及电除颤部位，血压袖带避开动静脉置管。查看波形并调整好导联；评估患者生命体征，正确设置报警界限；勿在同一侧肢体监测血压及血氧饱和度 （3）操作后：按分级护理及病情查看患者，动态评估患者心率、血压、呼吸、血氧饱和度，异常情况及时告知医生处理。勿关闭报警提示音 （4）健康管理：告知患者及家属避免使用手机，翻身时避免导联线打折、缠绕，告知患者及家属若患者出现胸闷、胸痛及心慌等情况，随时告知医护人员
专科要点	3. 氧气吸入技术 （1）操作前：评估患者鼻腔情况并清洁鼻腔 （2）操作中：安装氧气装置，检查有无漏气，根据医嘱调节氧流量，轻轻插入鼻腔，妥善固定。 （3）操作后：记录用氧时间、流量、签名 （4）健康管理：告知患者用氧安全，做好“四防”，保持氧管通畅、无打折，及时评估用氧效果，如有不适，及时告知医护人员
情景插入	1. 醋酸奥曲肽注射液使用风险
	2. 失血性休克

【情景处置护理风险清单】

（一）使用醋酸奥曲肽注射液风险清单

风险药品：醋酸奥曲肽注射液	
风险点：血糖调节紊乱（多见于低血糖）	
风险人群：使用奥曲肽注射液的患者	
预防要点：	完成情况
1. 患者病情符合用药指征（肝硬化并食管 - 胃静脉曲张破裂出血患者、急性胰腺炎患者）	是□否□
2. 用药剂量：0.3mg，用 5% 葡萄糖注射液 60ml 或 0.9% 氯化钠注射液 60ml 稀释微泵推注，常规速率为 5 ～ 10ml/h（遵医嘱）	是□否□
3. 用药过程中观察患者有无出冷汗、心慌、面色苍白等低血糖症状，并监测血糖	是□否□
4. 测血糖＜ 3.9mmol/L，报告医生，并遵医嘱用药	是□否□

（二）失血性休克风险防范及处置清单

风险点：失血性休克	
风险人群：失血或失液过多患者（出血量超过总血量 20%，为 800 ～ 1 600ml）	
预防要点：	完成情况
1. 准确记录出入量，及时补充血容量，落实止凝血措施	是□否□
识别要点：	完成情况

续表

2. 意识：代偿期患者意识清楚，伴痛苦表情、烦躁；失代偿期表情淡漠，严重时意识模糊，甚至昏迷	是□否□
3. 生命体征：心率加快、脉搏细速＞ 100 次 /min 或不能触及、休克指数＞ 1.0、收缩压＜ 90 mmHg（原有高血压者，收缩压较原收缩压下降 30% 以上）、脉压＜ 20mmHg、中心静脉压＜ 5cmH$_2$O、呼吸浅快、体温过低	是□否□
4. 周围循环：皮肤、黏膜、口唇、花斑、甲床颜色苍白或发绀、湿冷。胸骨部位皮肤指压痕阳性（指压后再充盈时间＞ 2s），尿量＜ 25 ml/h 或无尿	是□否□
紧急处置要点：	完成情况
5. 首诊护士不得离开患者，指导其他人员呼叫医师，患者绝对卧床，仰卧中凹位，呕血头偏一侧，保持气道通畅	是□否□
6. 迅速建立两条以上静脉通道，加快输液速度（出血未控制时限制性液体复苏，收缩压 80 ～ 90 mmHg）；遵医嘱采血备血	是□否□
7. 吸氧及心电监护，备好吸痰器	是□否□
8. 每 15 ～ 30 min 监测 1 次意识、气道、生命体征、周围循环、出血情况，并汇报医生	是□否□
9. 做好手术止血准备	是□否□

八、胃肿物相关护理技能案例

【情景案例】

病例	周某，女，65 岁，间断腹胀、腹痛 2 年余，加重 1 个月，于 10 月 12 日收入院。入院诊断：胃肿物。既往有高血压病史，胃息肉病史。遵医嘱完善相关检查，给予护胃、解痉及对症支持治疗，于 10 月 14 日 10：00 行无痛内镜下黏膜剥离术，术中留置胃肠减压，患者于 10：45 手术结束，安全转运至复苏室进行麻醉复苏。查体：体温 36.4℃，脉搏 68 次 /min，呼吸 18 次 /min，血压 130/85mmHg，血氧饱和度 92%。遵医嘱持续胃肠减压，暂禁食。Padua 评分 1 分，Morse 评分 45 分，NRS 评分 3 分
分析	【护理诊断】 1. 存在的护理诊断 （1）低效性呼吸形态：血氧饱和度 92%，与麻醉术后有关 （2）营养失调：NRS 评分 3 分，与胃肠功能减退、禁食等有关 2. 潜在的护理诊断 （1）有出血的危险：与内镜下黏膜剥离术有关 （2）有穿孔的危险：与内镜下黏膜剥离术有关 （3）有跌倒的危险：Morse 评分 45 分，与麻醉有关 【涉及操作】 氧气吸入技术、心电监测技术、转运交接技术
用物准备	氧气装置、棉签、心电监护仪、电极片、医疗垃圾桶、生活垃圾桶、手消毒剂等

续表

<table>
<tr><td rowspan="3">专科要点</td><td>1. 氧气吸入技术
（1）操作前：评估患者鼻腔情况并清洁鼻腔
（2）操作中：安装氧气装置，检查有无漏气，根据医嘱调节氧流量，轻轻插入鼻腔，妥善固定。
（3）操作后：记录用氧时间、流量、签名
（4）健康管理：告知患者用氧安全，做好“四防”，保持氧管通畅、无打折，及时评估用氧效果，如有不适，及时告知医护人员</td></tr>
<tr><td>2. 心电监测技术
（1）操作前：评估仪器状态，查看时间是否与北京时间一致，评估患者胸前皮肤是否完好，有无安装心脏起搏器
（2）操作中：放置电极片时应避开伤口、瘢痕、中心静脉插管、起搏器及电除颤部位，血压袖带避开动静脉置管。查看波形并调整好导联；评估患者生命体征，正确设置报警界限；勿在同一侧肢体监测血压及血氧饱和度
（3）操作后：按分级护理及病情查看患者，动态评估患者心率、血压、呼吸、血氧饱和度，异常情况及时告知医生处理。勿关闭报警提示音
（4）健康管理：告知患者及家属避免使用手机，翻身时避免导联线打折、缠绕，告知患者及家属若患者出现胸闷、胸痛及心慌等情况，随时告知医护人员</td></tr>
<tr><td>3. 转运交接技术
1）转运：
（1）在复苏室观察 45min，待患者意识复苏，镇静 / 麻醉后离院评分超过 9 分，方可送回病房，电话联系病房做好交接准备
（2）拉起床栏，对烦躁、意识障碍等特殊患者采取保护性约束，妥善固定胃肠减压，做好保暖措施
（3）携外出急救箱，必要时携心电监护及氧气枕。转运途中，护士位于患者头侧，密切观察意识、面色、呼吸等，嘱患者头偏向一侧，防止误吸
（4）转运床缓慢平稳行进
2）交接：从意识、生命体征、手术情况、药物、管道、皮肤等进行交接
（1）判断患者意识状况、测量生命体征
（2）手术情况交接：告知管床护士手术方式、手术过程及特殊注意事项
（3）管道交接：查看各管道（留置针、胃肠减压管、尿管等）是否通畅、固定是否妥当、引流液的性质及量等
（4）药物交接：药物的名称、用量、用法及用药后的反应
（5）皮肤交接：查看皮肤有无破损，是否存在压力性损伤
（6）双方签字确认，完成交接</td></tr>
<tr><td rowspan="2">情景插入</td><td>1. 胃肿物术后缺氧</td></tr>
<tr><td>2. 留置胃（肠）管非计划性拔管</td></tr>
</table>

【情景处置护理风险清单】

（一）胃肿物剥离术后缺氧风险清单

护理风险点：脑缺氧、心脏缺氧、ARDS
风险人群：无痛检查患者

续表

预防要点：	完成情况
1. 高风险患者请麻醉师再次评估	是□否□
2. 检查供氧装置是否完好	是□否□
3. 备好口咽通气道、呼吸气囊、急救车、呼吸机、气管插管器械	是□否□
识别要点：	完成情况
4. 血氧饱和度进行性下降＜ 90%，面色发绀	是□否□
5. 呼吸不畅	是□否□
紧急处理要点：	完成情况
6. 畅通气道，暂停检查，配合医生抢救	是□否□

（二）留置胃（肠）管非计划性拔管风险预防与处置清单

标准化：	完成情况
1. 留置胃（肠）管患者建立《管道滑脱高危因素评估单》	是□否□
2. 高危管路（过吻合口胃管）或高风险患者每周评估 2 次	是□否□
3. 选择规格型号合适的胃（肠）管，成人 14 ～ 20Fr，小儿 6 ～ 12Fr	是□否□
4. 使用 3M 胶布固定鼻翼处，二次固定采用高举平台法。有污染、潮湿、卷边、松脱及时更换	是□否□
5. 管道标识清晰（患者姓名、置入者、时间、置管长度）	是□否□
6. 每班床旁交接，观察导管外露长度、管路通畅情况	是□否□
7. 意识障碍、躁动不安者遵医嘱行保护性约束，使用约束带前家属需签署约束同意书；告知家属防脱管的重要性	是□否□
8. 若意外脱管，及时报告医生并协助处理，上报护理不良事件	是□否□

九、胃癌根治术相关护理技能案例

【情景案例】

病例	李某，男，50 岁，患者因反复上腹部隐痛不适 1 年，再发 10 d 收入院，胃镜提示“胃窦部低分化腺癌”，10 月 7 日门诊诊断：胃癌。既往高血压病史 10 年，患者于 10 月 12 日 8 : 00 在全麻下行远端胃癌根治术，术毕于 14 : 00 返回病房带入腹腔引流管一根，胃管、尿管均引流管通畅，医嘱一级护理，禁食、水。术后血栓评分 6 分，自理能力评分 10 分，疼痛评分 5 分。10 月 14 日 8 : 00 患者诉切口疼痛难忍，心慌，查体腹膜刺激征明显，四肢湿冷，口唇面色苍白，胃管内引流出 100ml 淡红色血性液体，腹腔引流管 1h 内引流出 300ml 鲜红色血性液体，管腔内伴血凝块阻塞，床边彩超提示：腹腔积液。遵医嘱给予心电监护及吸氧，测脉搏 100 次 /min、呼吸 28 次 /min，血压 80/50mmHg，血氧饱和度 90%，体温 37℃，立即给予更换引流袋，建立 2 条以上静脉通路，交叉配血，做好紧急手术准备

续表

<table>
<tr><td>分析</td><td>【护理诊断】
1. 存在的护理诊断
（1）体液不足：与患者腹腔引流管 1h 内引流出 300ml 鲜红色血性液体有关
（2）疼痛：疼痛评分 5 分，与患者管道、术后切口等各种有害刺激引起的不适有关
（3）气体交换受损：与患者血氧饱和度 90% 有关
2. 潜在的护理诊断
（1）有失血性休克的风险：与患者腹腔大出血有关
（2）有深静脉血栓的风险：与患者大手术后长期卧床有关
【涉及操作】
心电监测技术、氧气吸入技术、更换引流袋技术</td></tr>
<tr><td>用物</td><td>心电监护仪（电极片、生理盐水纱布）、氧气装置 1 套、治疗盘（三联瓶架、碘附、棉签、弯盘、小杯内盛清水、棉签、手电筒、输氧卡）、一次性引流袋、治疗巾、血管钳、手套等</td></tr>
<tr><td rowspan="3">专科要点</td><td>1. 心电监测技术
（1）操作前：评估仪器状态，查看时间是否与北京时间一致，评估患者胸前皮肤是否完好，有无安装心脏起搏器
（2）操作中：放置电极片时应避开伤口、瘢痕、中心静脉插管、起搏器及电除颤部位，血压袖带避开动静脉置管。查看波形并调整好导联；评估患者生命体征，正确设置报警界限，每 30min 监测 1 次血压；勿在同一侧肢体监测血压及血氧饱和度
（3）操作后：按分级护理及病情查看患者，动态评估患者心率、血压、呼吸、血氧饱和度，异常情况及时告知医生处理。勿关闭报警提示音
（4）健康管理：告知患者避免使用手机，翻身时避免导联线打折、缠绕，告知患者及家属若患者出现胸闷、胸痛及心慌等情况，随时告知医护人员</td></tr>
<tr><td>2. 氧气吸入技术
（1）操作前：评估患者鼻腔情况并清洁鼻腔
（2）操作中：安装氧气装置，检查有无漏气，根据医嘱调节氧流量，轻轻插入鼻腔，妥善固定
（3）操作后：记录用氧时间、流量、签名
（4）健康管理：告知患者用氧安全，做好“四防”，保持氧管通畅、无打折，及时评估用氧效果，如有不适，及时告知医护人员</td></tr>
<tr><td>3. 更换引流袋技术
（1）操作前：评估患者腹腔引流情况，检查用物
（2）操作中：用卵圆钳折叠夹闭引流管，严格无菌操作，注意管口消毒顺序；更换完毕后挤压引流管，检查引流管是否通畅
（3）操作后：引流管是否妥善固定于床旁，有无扭曲打折。按分级护理及病情巡视病房，记录引流液颜色、性状及量
（4）健康管理：告知患者及家属床上翻身活动时，保持引流管通畅，活动时应注意引流袋的位置，要低于引流口的平面，以防引流液逆流造成感染</td></tr>
<tr><td rowspan="2">情景插入</td><td>1. 胃肠手术后腹腔内出血</td></tr>
<tr><td>2. 胃肠手术后吻合口破裂或瘘</td></tr>
</table>

【情景处置护理风险清单】

（一）胃肠手术后腹腔内出血风险清单

护理风险点：出血性休克	
风险人群：胃肠术后患者	
预防要点：	完成情况
1. 绝对卧床休息，避免用力咳嗽和过度活动，以免加重出血。保持引流管通畅并妥善固定，观察和记录引流液颜色、性质、量，及时更换引流袋	是□否□
2. 严密观察患者的生命体征，包括血压、脉搏、意识和体温的变化	是□否□
3. 加强对引流液的观察：若术后引流管引流出大量新鲜血液，应怀疑有内出血，必须及时通知医生并协助处理	是□否□
4. 止血和输血：若术后发生出血，遵医嘱应用止血药和输血	是□否□
5. 告知患者切口渗血、心慌等不适及时告知医护人员	是□否□
识别要点：	完成情况
6. 腹部隆起、引流袋引流出大量鲜血、心率快、血压下降、四肢湿冷甚至休克致死	是□否□
紧急处理要点：	完成情况
7. 取休克卧位，持续心电监护及吸氧，建立 2 条静脉通道，同时通知医生	是□否□
8. 切口敷料渗血及时更换	是□否□
9. 按分级护理及病情查看心电监护，观察患者尿量（1h 尿量< 30ml），观察各引流管是否有大量鲜红色血性液体流出（1h 引流量≥ 200ml），配合医生处理，做好紧急交叉配血及术前准备	是□否□

（二）胃肠手术后吻合口破裂或瘘防范与处置清单

护理风险点：腹腔感染、感染性休克、死亡	
风险人群：胃肠手术后患者	
预防要点：	完成情况
1. 严密监测患者体温、脉搏、呼吸、血压等变化	是□否□
2. 观察患者有无腹痛及腹膜刺激征的表现	是□否□
3. 观察患者有无恶心、呕吐、腹胀，肛门排气排便是否减少	是□否□
4. 观察引流液颜色（淡红色）、量（24h 100 ～ 200ml）及性状是否正常；引流管是否引流出浑浊、脓性液体甚至肠液	是□否□
识别要点：	完成情况
5. 体温＞ 37.5℃	是□否□
6. 腹肌紧张、腹部疼痛、压痛、反跳痛；肛门排气排便减少、腹胀	是□否□
7. 早期引流管引流出浑浊、脓性液体，随后引流液为大量肠液及胃液，引流液颜色由浅变深	是□否□
紧急处理要点：	完成情况
8. 发热患者给予物理降温，同时通知医生查看患者	是□否□

续表

9. 出现弥漫性腹膜炎的患者须立即手术，做好急诊手术准备，形成局部脓肿、外瘘或无弥漫性腹膜炎的患者，进行局部引流	是□否□
10. 指导患者禁食，遵医嘱给予胃肠减压、抗感染、肠外营养支持及对症处理	是□否□

十、腹腔下肝段切除术相关护理技能案例

【情景案例】

病例	刘某，男，58岁，因腹痛，乏力，食欲减退，门诊以肝占位性病变收入院，既往健康状况良好，有乙肝病史，医嘱给予完善相关辅助检查，于9月2日行腹腔下肝段切除术，术后第3天，患者床边活动后突发头晕，心慌，烦躁不安，情绪紧张，立即查看患者，发现腹腔引流袋引流出暗红色血性液体约500ml，脉搏细弱110次/min，呼吸急促，口唇发绀，皮肤湿冷。立即协助患者卧床休息，嘱患者勿剧烈翻身活动。医嘱：加快补液速度，吸氧及心电监护
分析	【护理诊断】 1. 存在的护理诊断 （1）出血：与腹腔引流出暗红色血性引流液500ml有关 （2）周围组织灌注不足：脉搏细弱110次/min，口唇发绀，皮肤湿冷，与腹腔出血有关 （3）恐惧：与腹腔大量出血，担心疾病预后不良有关 2. 潜在的护理诊断 （1）有失血性休克的危险：与腹腔内大量出血，有效循环血容量锐减有关。 （2）有压力性损伤的危险：与长时间卧床或取休克体位骶尾部受压有关。 【涉及操作】 心电监测技术、氧气吸入技术、更换引流袋技术
用物准备	治疗巾，弯盘，碘附，棉签，纱布，引流袋，手套，止血钳，剪刀，生活垃圾桶，医疗垃圾桶，心电监护仪、电极片、氧气装置1套、治疗盘（棉签、一次性鼻氧管、小杯内盛清水、剪刀、手电筒、输氧卡）等
专科要点	1. 心电监测技术 （1）操作前：评估仪器状态，查看时间是否与北京时间一致，评估患者胸前皮肤是否完好，有无安装心脏起搏器 （2）操作中：放置电极片时应避开伤口、瘢痕、中心静脉插管、起搏器及电除颤部位，血压袖带避开动静脉置管。查看波形并调整好导联；评估患者生命体征，正确设置报警界限；勿在同一侧肢体监测血压及血氧饱和度 （3）操作后：按分级护理及病情查看患者，动态评估患者心率、血压、呼吸、血氧饱和度，异常情况及时告知医生处理。勿关闭报警提示音 （4）健康管理：告知患者及家属避免在监护仪附近使用手机，翻身时避免导联线打折、缠绕，告知患者及家属若患者出现胸闷、胸痛及心慌等情况，随时告知医护人员

续表

专科要点	2. 氧气吸入技术 （1）操作前：评估患者鼻腔情况并清洁鼻腔 （2）操作中：安装氧气装置，检查有无漏气，根据医嘱调节氧流量，轻轻插入鼻腔，妥善固定。 （3）操作后：记录用氧时间、流量、签名 （4）健康管理：告知患者用氧安全，做好“四防”，保持氧管通畅、无打折，及时评估用氧效果，如有不适，及时告知医护人员
	3. 更换引流袋技术 （1）操作前：评估患者腹腔引流情况，检查用物 （2）操作中：用卵圆钳折叠夹闭引流管，严格无菌操作，注意管口消毒顺序；更换完毕后挤压引流管，检查引流液是否通畅 （3）操作后：引流管是否妥善固定于床旁，有无扭曲打折。按分级护理及病情巡视病房，记录引流液颜色、性状及量 （4）健康管理：告知患者及家属床上翻身活动时，保持引流管通畅，活动时应注意引流袋的位置，要低于引流口的平面，以防引流液逆流造成感染
情景插入	1. 失血性休克
	2. 引流管非计划性拔管

【情景处置护理风险清单】

（一）失血性休克风险清单

护理风险点：出血、休克	
风险人群：术后发生腹腔出血的患者	
预防要点：	完成情况
1. 准确记录出入量，及时补充血容量，落实止凝血措施	是□否□
识别要点：	完成情况
2. 意识：代偿期患者意识清楚，伴痛苦表情、烦躁，失代偿期表情淡漠，严重时意识模糊，甚至昏迷	是□否□
3. 生命体征：心率加快、脉搏细速＞ 100 次 /min 或不能触及，休克指数＞ 1、收缩压＜ 90mmHg（原有高血压者，收缩压较原收缩压下降 30% 以上）、脉压＜ 20mmHg、中心静脉压＜ 5cmH_2O、呼吸浅快、体温过低	是□否□
4. 周围循环：皮肤、黏膜、口唇、甲床颜色苍白或发绀，湿冷。胸骨部位皮肤指压痕阳性（指压后再充盈时间＞ 2s），尿量＜ 25ml/h 或无尿	是□否□
紧急处理要点：	完成情况
5. 首诊护士不得离开患者，指导其他人员呼叫医师，患者绝对卧床，仰卧中凹位，保持气道通畅	是□否□
6. 迅速建立两条以上静脉通道，加快输液速度（出血未控制时，限制性液体复苏，收缩压交叉配血、输血前常规、80 ～ 90mmHg）；抽血交叉备血，查血常规、凝血功能、血型、肾功能、电解质；吸氧及心电监护，备好吸痰器；遵医嘱给予止血升压药，紧急输血	是□否□
7. 每 15 ～ 30min 监测 1 次意识、气道、生命体征、周围循环、出血情况，并汇报医生	是□否□

续表

8. 做好手术止血准备	是□否□
9. 记录	是□否□

（二）引流管非计划性拔管预防及处置清单

标准化：	完成情况
1. 引流管做好二次固定；床头挂“防脱管”标识	□是□否
2. 向患者及家属做好防脱管重要性的健康宣教	□是□否
3. 意识障碍及烦躁患者遵医嘱使用约束带，使用约束带前家属需签署约束同意书。交代家属 24h 留陪	□是□否
4. 每班观察引流液颜色、性质及量的变化，保持管路通畅	□是□否
5. 一旦引流管脱出，切不可将引流管直接插回，立即用无菌纱布（或干净毛巾）覆盖，报告医生处理，上报护理不良事件	□是□否

十一、胆总管切开取石术相关护理技能案例

【情景案例】

病例	熊某，男，44 岁，因“发现胆总管结石 2 月余”入院，既往糖尿病 2 年余，胆囊结石病史 2 年余，反流性胃炎，痛风性关节炎病史。查体：体温 36.2℃，脉搏 80 次 /min，呼吸 18 次 /min，血压 128/89mmHg，右上腹压痛，胆囊压痛，Murphy 征呈阳性，入院诊断为胆总管结石伴胆管炎。入院后给予行护肝、护胃、补液、调控血糖等对症治疗。患者在全麻下行胆总管切开取石术＋胆囊切除术＋腹腔粘连松解＋肝门部淋巴结活检术，术后带入 CVC 导管 1 根，留置导尿管 1 根，T 管 1 根，腹腔引流管 1 根，持续心电监护及吸氧 3L/min，术后疼痛评分 5 分，管路滑脱评估 8 分，NRS 评分 4 分，术后行抗感染、镇痛、护胃、止血、补液治疗，监测空腹血糖
分析	【护理诊断】 1. 存在的护理诊断 （1）疼痛：疼痛评分 5 分，与手术创伤有关 （2）营养失调：低于机体需要量，营养评分 4 分，与术后禁食、水，糖尿病有关 2. 潜在的护理诊断 （1）有术后出血的风险：与手术创伤有关 （2）有发生低血糖的风险：糖尿病史，与术后需禁食、水有关 （3）有体液不足的风险：与术后禁食、水，呕吐有关 【涉及操作】 心电监测技术、血糖监测技术、T 管引流护理技术
用物准备	心电监护仪、电极片、一次性引流袋、止血钳、治疗车、治疗盘、碘附、棉签、无菌手套、治疗巾、无菌纱布包、血糖仪、血糖试纸、一次性末梢采血器、75% 乙醇、清洁手套、PDA、医用垃圾桶、生活垃圾桶等

续表

<table>
<tr><td rowspan="3">专科要点</td><td>1. 心电监测技术
（1）操作前：评估仪器状态，查看时间是否与北京时间一致，评估患者胸前皮肤是否完好，有无安装心脏起搏器
（2）操作中：放置电极片时应避开伤口、瘢痕、中心静脉插管、起搏器及电除颤部位，血压袖带避开动静脉置管。查看波形并调整好导联；评估患者生命体征，正确设置报警界限；勿在同一侧肢体监测血压及血氧饱和度
（3）操作后：按分级护理及病情查看患者，动态评估患者心率、血压、呼吸、血氧饱和度，异常情况及时告知医生处理。勿关闭报警提示音
（4）健康管理：告知患者及家属避免在监护仪附近使用手机，翻身时避免导联线打折、缠绕，告知患者及家属若患者出现胸闷、胸痛及心慌等情况，随时告知医护人员</td></tr>
<tr><td>2. 血糖监测技术
（1）操作前：检查血糖仪性能、血糖试纸与血糖仪显示的编号是否一致，指导患者保持手部下垂
（2）操作中：75% 乙醇棉签螺旋式消毒预测手指皮肤 2 次，采血应在手指侧面，皮肤穿刺后应弃去第一滴血，不可用力挤压穿刺部位，以免挤压组织间液影响测试结果
（3）操作后：告知患者血糖测定结果，并记录
（4）健康管理：告知患者血糖监测目的，如何识别及处理低血糖反应</td></tr>
<tr><td>3.T 管引流护理技术
（1）操作前：评估患者生命体征及腹部体征，观察患者有无发热、腹痛、黄疸等，观察引流管周围皮肤有无胆汁浸渍
（2）操作中：更换引流袋时严格无菌操作，妥善固定导管，操作时防止牵拉，以防 T 管脱落；保持 T 管通畅，不定期从引流管近端向远端挤捏，以防堵塞
（3）操作后：保护患者引流口周围皮肤，局部涂氧化锌软膏，每日消毒引流管周围皮肤
（4）健康管理：指导患者更换体位或下床活动时注意保护 T 管，避免引流管扭曲、折叠、受压、脱出；平卧位时引流管低于腋中线，站立或活动时，引流管不高于腹部引流口平面，防止胆汁逆流；告知患者或家属 T 管引流时间一般为 12 ～ 14d，可行 T 管造影，胆道通畅无结石，拔管之前遵医嘱夹闭管道 1 ～ 2d，无腹痛、黄疸、发热等症状可拔管</td></tr>
<tr><td rowspan="2">情景插入</td><td>1. 引流管非计划性拔管</td></tr>
<tr><td>2. 低血糖</td></tr>
</table>

【情景处置护理风险清单】

（一）引流管非计划性拔管风险清单

护理风险点：引流管非计划性拔管	
风险人群：手术后留置引流管的患者	
预防要点：	完成情况
1. 评估管道风险等级，挂警示标识，高风险及高危管路重点交接	是□否□
2. 引流管二次固定在患肢，方便翻身活动	是□否□
3. 术后给予镇痛，患者处于舒适状态	是□否□
4. 鼓励早期拔管	是□否□

续表

识别要点：	完成情况
5. 引流管外露长度发生改变或完全脱出	是□否□
紧急处理要点：	完成情况
6. 根据引流管脱出程度进行应急处理，同时通知医生	是□否□
7. 遵医嘱处理，做好护理记录	是□否□

（二）低血糖风险预防及处置清单

风险点：晕厥、跌倒、休克	
风险人群：糖尿病患者、术后患者	
临床表现：头昏、心慌、手抖；严重者抽搐、嗜睡、昏迷	
预防要点：	完成情况
1. 定时定量进餐，规律运动；监测血糖，有异常及时向管床医生汇报	是□否□
2. 做好健康宣教，发生低血糖症状时，患者能识别并及时告知医生或护士	是□否□
3. 糖尿病患者备好糖果、甜饼干等，以便发生低血糖症状时应急食用	是□否□
识别要点：	完成情况
4. 心悸、焦虑、出汗、头晕、手抖、饥饿感等，神志改变、认知障碍、抽搐和昏迷，老年低血糖患者还可表现为行为异常或其他非典型症状	是□否□
紧急处置要点：	完成情况
5. 通知医生，并协助处理，做好护理记录	是□否□
6. 患者有低血糖症状时立即测定血糖水平，当血糖≤ 2.8 mmol/L（糖尿病患者血糖≤ 3.9mmol/L）时，意识清楚者口服 15 ～ 20g 糖类食物（葡萄糖为佳），意识障碍者遵医嘱给予 50% 葡萄糖 20 ～ 40ml 静脉注射	是□否□
7. 遵医嘱进食或用药后每 15min 后复查血糖	是□否□
8. 低血糖昏迷者，给予心电监护、氧气吸入 3L/min ；15 ～ 30min 观察病情 1 次，直至患者清醒，血糖达标	是□否□
9. 低血糖未恢复正常的患者卧床休息，严禁外出，以免发生意外	是□否□

十二、回盲部憩室相关护理技能案例

【情景案例】

<table>
<tr><td>病例</td><td>王某，男，39 岁，因无明显诱因出现腹痛、腹泻、大便带血 4d 于 10 月 5 日收入院。入院诊断：回盲部憩室。既往身体健康，医嘱禁食、水，予抗感染、解痉、补液支持治疗，行肠镜检查，完善相关术前准备，于 10 月 9 日 8∶00 在全麻下行回盲部切除＋回肠升结肠吻合术，术中置入 CVC，腹腔引流管 2 根，禁食、水，行肠外营养支持治疗，今日查体温 39.2℃，呼吸急促，诉腹痛，疼痛评分为 5 分，心率 110 次 /min，引流管引流出 500ml 混浊性液体，医嘱急查血，给予氧气吸入 3L/min，持续心电监护，更换引流袋，持续腹腔冲洗</td></tr>
<tr><td>分析</td><td>【护理诊断】
1. 存在的护理诊断
（1）体温过高：体温 39.2℃，与腹腔感染有关
（2）吻合口瘘：与患者营养状况不良、吻合口缝合过紧影响血供等有关
（3）疼痛：疼痛评分为 5 分，与吻合口瘘、腹腔感染有关
2. 潜在的护理诊断
有肠梗阻的风险：与腹腔炎症致肠粘连、长期卧床肠蠕动减慢有关
【涉及操作】
氧气吸入技术、静脉采血技术、更换引流袋技术</td></tr>
<tr><td>用物</td><td>氧气装置、治疗盘（碘附、棉签、止血带、弯盘）、采血针、采血试管、采血条码、PDA、引流袋、治疗盘一套、纱布块、止血钳、治疗巾、无菌手套、医疗垃圾桶、生活垃圾桶等</td></tr>
<tr><td rowspan="3">专科要点</td><td>1. 氧气吸入技术
（1）操作前：评估患者鼻腔情况并清洁鼻腔
（2）操作中：安装氧气装置，检查有无漏气，根据医嘱调节氧流量，轻轻插入鼻腔，妥善固定。
（3）操作后：记录用氧时间、流量、签名
（4）健康管理：告知患者用氧安全，做好“四防”，保持氧管通畅、无打折，及时评估用氧效果，如有不适，及时告知医护人员</td></tr>
<tr><td>2. 静脉采血技术
（1）操作前：评估患者穿刺部位皮肤完好无破损，血管粗、直，有弹性
（2）操作中：扫码患者腕带和血条码是否相符，按规范采集血量，有抗凝剂的试管要轻柔摇晃试管，使抗凝剂与血液充分融合
（3）操作后：顺着血管方向竖着按压针眼处 3min，直至不出血，及时送检
（4）健康管理：告知患者穿刺部位出现红肿疼痛、发绀，立即告知护士</td></tr>
<tr><td>3. 更换引流袋技术
（1）操作前：评估患者引流袋内有 500ml 浑浊性液体，挤压引流管，引流通畅
（2）操作中：用止血钳夹毕引流管，分离引流管与引流袋时勿用力向外拉扯，应用手固定好引流管一侧，另一只手稍用力分离引流袋
（3）操作后：妥善固定引流袋，观察引流液的颜色、性质和量
（4）健康管理：指导患者保持有效引流，勿将引流管打折、弯曲，引流管不可高于腹部切口平面，防止引流液逆流引起感染</td></tr>
</table>

续表

情景插入	1. 胃肠手术后吻合口破裂或瘘
	2. 引流管非计划性拔管

【情景处置护理风险清单】

（一）胃肠手术后吻合口破裂或瘘风险清单

护理风险点：胃肠术后吻合口破裂或瘘，大量消化液进入腹腔，形成腹腔感染，感染难以控制时导致感染性休克，死亡	
风险人群：年老体弱、肠腔感染严重的胃肠手术后患者	
预防要点：	完成情况
1. 严密监测患者体温、脉搏、呼吸、血压等变化	是□否□
2. 观察患者有无腹痛、按压有无压痛及反跳痛	是□否□
3. 观察患者有无恶心、呕吐、腹胀，肛门排气排便是否减少	是□否□
4. 观察引流管颜色（淡红色）、量（24h 100 ～ 200ml）及性状是否正常，引流管是否引流出浑浊、脓性液体甚至肠液	是□否□
识别要点：	完成情况
5. 体温增高，体温＞ 37.5℃	是□否□
6. 腹肌紧张、腹部疼痛、压痛、反跳痛；肛门排气排便减少、腹胀	是□否□
7. 早期引流管引流出浑浊、脓性液体，随后引流液为大量肠液及胃液，引流液颜色由浅变深	是□否□
紧急处理要点：	完成情况
8. 发热患者给予物理降温，同时通知医生查看患者	是□否□
9. 出现弥漫性腹膜炎的患者须立即手术，做好急诊手术准备，形成局部脓肿、外瘘或无弥漫性腹膜炎的患者，进行局部引流	是□否□
10. 指导患者禁食，遵医嘱给予胃肠减压、抗感染、肠外营养支持及对症处理	是□否□

（二）引流管非计划性拔管预防及处置清单

标准化：	完成情况
1. 引流管做好二次固定；床头挂“防脱管”标识	□是□否
2. 向患者及家属做好防脱管重要性的健康宣教	□是□否
3. 意识障碍及烦躁患者遵医嘱使用约束带，使用约束带前家属需签署约束同意书。交代家属，24h 留陪	□是□否
4. 每班观察引流液颜色、性质及量的变化，保持管路通畅	□是□否
5. 一旦引流管脱出，切不可将引流管直接插回，立即用无菌纱布（或干净毛巾）覆盖，报告医生处理，上报护理不良事件	□是□否

十三、回肠造口状态相关护理技能案例

【情景案例】

病例	李某，男，35 岁，因“腹胀、恶心、呕吐伴造口周围皮肤红肿、破溃，疼痛”收入院。入院诊断：回肠造口状态。既往克罗恩病史，于 2022 年 7 月行回肠造口术。入院查体：神志清楚，极度消瘦、乏力、腹胀、恶心、呕吐，腹痛，疼痛评分 8 分，使用一件式平面造口袋。BMI：15.67kg/m^2；心电监护示：心率 112 次 /min，呼吸 22 次 /min，血压 90/65mmHg。急查白细胞 6.9×10^9/L，血红蛋白 80g/L，白蛋白 30g/L，血钾 2.9mmol/L。入院后请营养科会诊制订营养计划，置入中心静脉管，遵医嘱予 0.9% 氯化钠注射液 20ml ＋ 10% 氯化钾 30ml 以 5ml/h 静脉泵入；X 线下置入鼻肠管，百普力 500ml 以 30ml/h 经鼻肠管泵入，请造口专科护理会诊处理造口周围皮肤并发症
分析	【护理诊断】 1. 存在的护理诊断 （1）营养失衡：低于机体需要量，与 BMI 15.67kg/m^2、白蛋白 30g/L 及消瘦有关 （2）有电解质失衡的危险：血钾 2.9mmol/L，与恶心、呕吐有关 （3）活动无耐力：与低钾血症引起四肢无力有关 （4）疼痛：疼痛评分 8 分，与造口周围皮肤红肿、破溃有关 （5）焦虑：与担心预后有关 2. 潜在的护理诊断 （1）有皮肤完整性受损的危险：BMI 15.67kg/m^2，与患者体格极度消瘦有关 （2）有感染的危险：与造口周围皮肤并发症有关 【涉及操作】 更换造口袋技术、氯化钾微量泵入技术、肠内营养技术
用物准备	治疗车、治疗盘（造口袋、湿纸巾、手套、治疗巾、造口测量尺、记号笔、造口剪、造口护肤粉、皮肤保护膜、防漏贴环、水胶体敷料）、微量注射泵（氯化钾注射液、压力延长管、50ml 注射器、高危药品警示牌）、肠内营养泵及泵管（肠内营养液百普力、30ml 注射器、肠内营养标识牌）、生活垃圾桶、医用垃圾桶、手消毒剂等
专科要点	1. 更换造口袋技术 （1）操作前：评估患者造口类型、功能状况、有无并发症 （2）操作中：揭除造口袋，观察造口周围皮肤；湿纸巾清洁造口及造口周围皮肤；选择两件式凸面底盘加腰带，裁剪造口袋底盘，使用造口附件产品及水胶体敷料保护皮肤；粘贴造口袋，夹好便袋夹 （3）操作后：评估造口袋是否粘贴牢固，询问疼痛是否缓解 （4）健康管理：告知患者发生造口周围潮湿相关性皮肤损伤并发症的原因，帮助患者选择正确的造口护理用品，鼓励放松心情，出现渗漏及时通知护士

续表

<table>
<tr><td rowspan="2">专科要点</td><td>2. 氯化钾微量泵入技术
（1）操作前：评估患者尿量情况，病情是否符合用药指征，血清钾 ≤ 3.5mmol/L，尿量在 30ml/h 以上，双人核对患者、药名、剂量，标识“警”字并双签名
（2）操作中：选用中心静脉置管建立静脉通路；0.9% 氯化钠注射液 20ml + 10% 氯化钾注射液 30ml，现配现用；遵医嘱设置泵速，观察腹胀、恶心、呕吐情况，并挂高危药品警示牌
（3）操作后：结束后严禁封管时直接推注封管液，观察用药后有无心律失常，尿量是否在 30ml/h 以上
（4）健康管理：告知患者及家属不得自行调节微量泵，出现心慌、胸闷、无尿等情况，随时告知医护人员</td></tr>
<tr><td>3. 肠内营养技术
（1）操作前：评估患者肠内营养支持的途径、喂养管位置及喂养管路通畅情况
（2）操作中：协助患者取半卧位（抬高床头 30° ～ 45° ）；用 20 ～ 30ml 温开水冲洗喂养管；将肠内营养输注器与肠内营养液连接，泵管安装入肠内营养泵内，排气后与喂养管连接；打开肠内营养泵，调节输注速度和总量后启动，持续输注时每 4 ～ 6h 冲管 1 次
（3）操作后：挂肠内营养标识牌，结束时用 20 ～ 30ml 温开水冲洗喂养管
（4）健康管理：告知患者及家属不得自行调节速度，有腹胀、腹泻、恶心、呕吐等情况，随时告知医护人员</td></tr>
<tr><td rowspan="2">情景插入</td><td>1. 静脉泵入氯化钾使用风险</td></tr>
<tr><td>2. 肠内营养输注风险</td></tr>
</table>

【情景处置护理风险清单】

（一）静脉泵入氯化钾使用风险清单

护理风险点：心搏骤停、死亡	
风险人群：低钾血症患者	
操作要点	完成情况
1. 评估患者病情符合用药指征，血清钾≤ 3.5mmol/L，尿量在 30ml/h 以上	是□否□
2. 遵医嘱执行，二人核对用药剂量、配置方法、泵入速度等	是□否□
3. 必须选择中心静脉通路，做好输注准备	是□否□
4. 准备好静脉微量泵，遵医嘱调节好正确的泵入速度；经第二人核对正确，确认无误后开始输注	是□否□
5. 悬挂高危药品警示卡	是□否□
6. 泵钾期间每 30 ～ 60min 巡视病房，监测患者生命体征及尿量，倾听患者主诉及不适，如有异常，及时报告医生	是□否□
7. 用药结束后，先用维持液体缓慢冲管，再封管	是□否□

（二）肠内营养安全输注执行清单

护理风险点：误吸、输注途径错误、堵管	
风险人群：重度营养不良患者	
操作要点：	完成情况
1. 抬高床头 30°～45°（颈椎、胸椎、腰椎损伤除外）	是□否□
2. 选择正确的输注管道（鼻胃管、鼻肠管、胃造口管、空肠造口管、三腔喂养管等）	是□否□
3. 单独使用输注架，挂“肠内营养”标识；禁止与输液用的挂钩混用	是□否□
4. 每 24～48h 更换固定胶布，出现潮湿、松动、卷边等及时更换	是□否□
5. 输注前后用 20～30ml 温开水进行脉冲式冲管，持续输注的每 4h 冲管一次	是□否□
6. 根据医嘱及患者肠内营养耐受情况调节输注速度	是□否□
7. 导管堵塞时用 10ml 注射器反复向外抽吸，必要时遵医嘱使用药物疏通。禁止直接插入导丝疏通导管	是□否□
8. 导管意外脱出，立即通知医生，协助处理，上报不良事件	是□否□

十四、直肠肿物相关护理技能案例

【情景案例】

病例	田某，女，56 岁，因大便带血 2d 于 10 月 15 日收入院。入院诊断：直肠肿物。既往身体健康，完善相关术前准备，于 10 月 18 日 8：00 在全麻下行腹腔镜乙状结肠部分切除术＋肠造口术＋区域淋巴结清扫术，术毕麻醉清醒于 13：00 返回病房，术中置入 CVC，胃肠减压管和尿管，腹腔引流管 2 根，医嘱禁食、水，给予持续氧气吸入 3L/min。持续心电监护示：心率 100 次 /min，呼吸 18 次 /min，血压 95/60mmHg，血氧饱和度 99%。护士接患者过程中，发现患者造口袋内有 20ml 血性分泌物，面色及口唇苍白，心率 110 次 /min，诉腹部切口疼痛，疼痛评分 5 分，医嘱给予止血药物静脉推注，造口局部止血，急查血常规，行补液对症支持治疗
分析	【护理诊断】 1. 存在的护理诊断 （1）造口出血：与肠造口黏膜与皮肤连接处的毛细血管及小静脉出血有关 （2）形象紊乱：与肠造口后排便方式改变有关 （3）疼痛：疼痛评分 5 分，与手术、引流管牵拉有关 （4）营养失调：低于机体需要量，与手术创伤，禁食、水有关 2. 潜在的护理诊断 有吻合口瘘的危险：与患者营养状况不良、术中误伤、吻合口缝合过紧影响血供有关 【涉及操作】 术后交接与评估技术、心电监测技术、造口护理技术
用物准备	心电监护仪、电极片、造口袋、湿纸巾、剪刀、一次性手套、一次性治疗巾、造口度量表、造口护肤粉、医疗垃圾桶、生活垃圾桶等

续表

<table>
<tr><td rowspan="3">专科要点</td><td>1. 术后交接与评估技术
（1）操作前：从神志、呼吸、循环、管路、皮肤切口敷料、引流、记录等进行交接
（2）操作中：①神志。患者麻醉恢复、神志清楚。②呼吸。看胸廓运动，呼吸 18 次 /min，血氧饱和度 99%。③循环。心率 100 次 /min，血压 95/60mmHg。④管路。CVC 外露 7cm，胃管置入深度 60cm，尿管二次固定，腹腔引流管缝线固定牢固。⑤皮肤切口敷料。骶尾部皮肤无压疮，腹部切口敷料干燥。⑥引流。胃肠减压通畅，引流出黄色胃液 100ml；尿管通畅；腹腔引流管通畅，引流出淡红色血性分泌物 50ml。⑦用药。药物治疗情况及目前正在输注的药物
（3）操作后：进行手术转运交接单、Barthel、血栓、Morse、Braden、疼痛、管道评分并记录
（4）健康管理：告知患者禁食、水，床上翻身活动促进肠蠕动，避免牵拉管道，保持管道通畅，勿打折缠绕，腹腔引流管短时间内引流出 > 200ml 的鲜红色血性液体，立即告知医护人员</td></tr>
<tr><td>2. 心电监测技术
（1）操作前：评估仪器状态，查看时间是否与北京时间一致，评估患者胸前皮肤是否完好，有无安装心脏起搏器
（2）操作中：放置电极片时应避开伤口、瘢痕、中心静脉插管、起搏器及电除颤部位，血压袖带避开动静脉置管。查看波形并调整好导联；评估患者生命体征，正确设置报警界限；勿在同一侧肢体监测血压及血氧饱和度
（3）操作后：按分级护理及病情查看患者，动态评估患者心率、血压、呼吸、血氧饱和度，异常情况及时告知医生处理。勿关闭报警提示音
（4）健康管理：告知患者及家属避免在监护仪附近使用手机，翻身时避免导联线打折、缠绕，告知患者及家属若患者出现胸闷、胸痛及心慌等情况，随时告知医护人员</td></tr>
<tr><td>3. 造口护理技术
（1）操作前：评估造口袋内有血性分泌物 20ml，患者家属不了解如何更换造口袋
（2）操作中：撕离已用的造口袋时勿用暴力，剪裁好的造口袋用手磨掉毛刺，使边缘光滑，使用造口护肤粉达到局部止血的作用
（3）操作后：评估造口袋是否粘贴牢固，询问患者主诉
（4）健康管理：告知患者发生了造口出血的并发症，指导患者观察造口周围皮肤的血运情况，如造口袋内有鲜红色血性分泌物，立即告知护士</td></tr>
<tr><td rowspan="2">情景插入</td><td>1. 胃肠术后出血</td></tr>
<tr><td>2. 胃肠术后低血钾</td></tr>
</table>

【情景处置护理风险清单】

（一）胃肠术后出血、失血性休克风险清单

<table>
<tr><td colspan="2">风险点：胃肠术后出血、失血性休克、死亡</td></tr>
<tr><td colspan="2">风险人群：贫血、凝血功能障碍、肠黏膜受损的胃肠术后患者</td></tr>
<tr><td>预防要点：</td><td>完成情况</td></tr>
<tr><td>1. 观察引流液颜色、性状及量，切口敷料是否干燥</td><td>是□否□</td></tr>
<tr><td>2. 观察神志、面色及四肢温度，查看患者是否安静、面色红润、四肢温暖</td><td>是□否□</td></tr>
<tr><td>3. 查看血红蛋白是否正常（正常值：成年男性，120 ~ 160g/L；成年女性，110 ~ 150g/L；儿童，110 ~ 160g/L）</td><td>是□否□</td></tr>
<tr><td>4. 每 2h 监测血压、脉压、呼吸频率是否正常</td><td>是□否□</td></tr>
</table>

续表

5. 观察 24h 尿量是否正常	是□否□
识别要点：	完成情况
6. 短时间内引流管引流出大量（每小时＞100ml）鲜红色血性液体	是□否□
7. 患者烦躁不安、面色苍白、四肢湿冷	是□否□
8. 脉搏＞100 次 /min，早期血压变化不大，脉压＜30mmHg，呼吸增快＞20 次 /min，尿量＜30ml/h	是□否□
处置观察要点：	完成情况
9. 给予吸氧和心电监护，取休克卧位，头和躯干抬高 20° ～30° 、下肢抬高 15° ～20°，同时通知医生	是□否□
10. 补液：迅速建立 2 条以上静脉通路，快速输注平衡盐溶液和人工胶体液	是□否□
11. 急查血常规、备血	是□否□
12. 每 15min 监测生命体征、意识、面色、肢端温度及色泽、CVP、尿量等指标的变化	是□否□

（二）胃肠术后低血钾风险防范及处置清单

风险点：低血钾致心搏骤停、死亡	
风险人群：胃肠术后长期禁食患者	
预防要点：	完成情况
1. 根据等级护理要求巡视病房，观察患者是否有四肢软弱无力、呼吸困难	□是□否
2. 每 2h 监测 1 次生命体征	□是□否
3. 观察患者有无厌食、恶心、呕吐、腹胀；有无头晕、躁动、口周及手足麻木、面部及四肢抽动、手足抽搐等症状	□是□否
4. 观察患者有无心前区不适感、心悸及心律失常	□是□否
5. 遵医嘱定期监测患者血钾是否正常	□是□否
识别要点：	完成情况
6. 血钾＜3.5mmol/L	□是□否
7. 肌无力（低）：四肢软弱无力（多从双下肢无力开始）、吞咽困难、呼吸困难。腹胀、食欲减退、恶心及呕吐	□是□否
8. 神志淡漠、嗜睡、神志不清甚至昏迷。心悸、心律失常，心跳停止	□是□否
紧急处置要点：	完成情况
9. 报告医生，协助处置并做好护理记录	□是□否
10. 遵医嘱补钾：10% 氯化钾或枸橼酸钾溶液口服，能进食患者多食含钾丰富食物（肉类、牛奶、香蕉、蔬菜），不能口服或病情较重者，给予 10% 氯化钾稀释后静脉滴注	□是□否
11. 遵医嘱给予止吐、止泻等治疗，减少钾的继续丢失	□是□否
12. 观察患者神志、肌张力、腱反射、胃肠道功能等变化	□是□否
13. 观察患者尿量，每小时尿量＞40ml 或每日尿量＞500ml 时方可补钾	□是□否

十五、腹腔镜探查＋小肠切开异物取出术相关护理技能案例

【情景案例】

病例	吴某，男，4 岁 10 月，5d 前因吞食“多个磁力珠”入院。既往有自闭症病史。入院诊断：吞食异物。入院后完善相关检查后行“腹腔镜探查＋小肠切开异物取出术”，术后安全返回病房，患儿烦躁不安，查体不配合，带入颈部 CVC、胃管 、尿管、腹腔引流管、盆腔引流管、空肠营养管各一根，医嘱予以心电监护，禁食、水，加强基础护理
分析	【护理诊断】 1. 存在的护理诊断 自理能力缺陷：患儿烦躁不安，有自闭症病史，与意识、精神障碍有关 2. 潜在的护理诊断 （1）有非计划性拔管的危险：与术后管道较多，患儿不配合治疗有关 （2）有电解质紊乱的危险：与术后禁食、水有关 （3）有感染的危险：与术后切口、抵抗力低下有关 （4）有压力性损伤的危险：与术后长期卧床有关 【涉及操作】 术后交接与评估技术、四肢保护性约束技术、心电监测技术
用物准备	（1）无菌盘：氧压表、无菌氧气用水、一次性双鼻孔鼻氧管、弯盘、输氧卡、手电筒、快速手消毒 （2）无菌治疗碗：浸有生理盐水的纱布，电极片 5 枚 （3）心电监护仪性能完好，导线连接正常 （4）其他：医嘱单、输液卡、医用垃圾桶、生活垃圾桶 （5）儿童约束带 4 个、快速手消毒、医用垃圾桶、生活垃圾桶等
专科要点	1. 术后交接与评估 1）操作前：从意识、呼吸、循环、管路、皮肤切口敷料、引流、记录等进行交接 2）操作中 （1）意识：呼叫患儿姓名，如无回应，掐耳垂 / 弹足底等使用痛觉刺激，观察患儿反应，必要时观察瞳孔 （2）呼吸：观察患儿呼吸、看胸廓运动、血氧饱和度 95% ～ 100% （3）循环：脉搏 80 ～ 100 次 /min、血压 70 ～ 120/40 ～ 70mmHg （4）管路：颈内静脉置管 8cm；胃管深度 45cm；空肠营养管深度 30cm；腹腔引流管、盆腔引流管均妥善固定 （5）皮肤切口敷料：切口敷料有无渗液、渗血 （6）引流：胃管、尿管通畅；腹腔引流管、盆腔引流管引流通畅，颜色、性状、量 3）操作后：进行 Braden、Morse、管道、疼痛评分，评估仪器状态 4）健康管理：保护性约束，告知患儿家属预防患儿拔管，给予心理护理

续表

专科要点	2. 四肢保护性约束技术 （1）操作前：评估患儿病情、意识状态、肢体活动度，以及约束部位皮肤色泽、温度、完整性等，向患儿家属解释约束的目的，签署保护性约束知情同意书 （2）操作中：约束带下垫衬垫，松紧以能伸入 1 ～ 2 手指为宜 （3）操作后：每 15min 巡视检查约束带松紧度，观察患儿约束部位的肢端循环和局部皮肤、颜色情况，每 2h 松解约束带 1 次，记录 （4）健康管理：安抚患儿家属，嘱患儿家属做好约束患儿的生活护理，并防止患儿挣脱约束带而发生意外
	3. 心电监测技术 （1）操作前：评估仪器状态，查看时间是否与北京时间一致；检查仪器功能及导线连接是否正常。评估患儿皮肤是否完整、无破损 （2）操作中：粘贴电极片于合适位置（避开除颤区域），根据患儿不同年龄和上臂围的情况选择不同宽度的袖带，查看波形并调整好导联；观察心电波形有无异常情况；评估患儿生命体征，设置报警界限 （3）操作后：按分级护理及病情查看患儿，动态评估患儿心率、血压、呼吸、血氧饱和度。4 ～ 7 岁患儿生命体征正常值：呼吸 20 ～ 25 次 /min，脉搏 80 ～ 100 次 /min。血压：收缩压（mmHg）= 80 +（年龄 ×2），舒张压为收缩压的 2/3，异常情况及时告知医生处理。勿关闭报警提示音 （4）健康管理：告知家属避免在监护仪附近使用手机，以免干扰监测波形，翻身时避免导联线打折、缠绕，指导家属学会观察电极片周围皮肤情况，如患儿有痒感或不适以及仪器发出报警，及时告诉医护人员
情景插入	1. 小儿全麻术后窒息
	2. 保护性约束
	3. 小儿外科术后非计划性拔管

【情景处置护理风险清单】

（一）小儿全麻术后窒息风险清单

护理风险点：小儿全麻术后喉头水肿、气道痉挛、痰堵	
风险人群：全麻术后患儿	
预防要点：	完成情况
1. 去枕平卧 6h，头偏向一侧，若有气道分泌物，立即清理，保持呼吸道通畅	是□否□
2. 术后 6h 内禁食、水，每 2h 观察 1 次生命体征、血氧饱和度的变化并记录，6h 后按等级护理要求巡视病房并观察病情变化	是□否□
3. 及时、准确遵医嘱给予雾化吸入及治疗	是□否□
识别要点：	完成情况
4. 呼吸困难、面色发绀、三凹征明显、大汗淋漓	是□否□
5. 血氧饱和度下降，心率明显增快	是□否□
处理要点：	完成情况

续表

6. 发现异常立即通知医生和其他护士，并带急救车	是□否□
7. 电动负压吸引，清除呼吸道分泌物，高流量吸氧	是□否□
8. 出现呼吸心搏骤停配合医生心肺复苏，并通知麻醉科值班医生	是□否□
9. 严密观察生命体征、神志及瞳孔，随时记录	是□否□

（二）小儿外科保护性约束风险清单

护理风险点：引起患儿不良情绪、局部皮肤组织损伤	
风险人群：烦躁或过度活动患儿、使用约束带的患儿	
预防要点：	完成情况
1. 告知患儿家属使用约束带的目的，签保护性约束同意书	是□否□
2. 约束带松紧适宜	是□否□
3. 按时巡视，定时松解约束带，每 2h 松解 1 次，活动被约束肢体，必要时局部按摩，促进血液循环	是□否□
识别要点：	完成情况
4. 发现四肢未达到限制活动的目的，脉搏异常、主诉疼痛、肢端变冷、苍白、麻木，皮肤肿胀、破损	是□否□
紧急处理要点：	完成情况
5. 立即松开，报告医生，遵医嘱对症处理	是□否□

（三）小儿外科术后非计划性拔管风险清单

护理风险点：出血、感染、引流液引流不出	
风险人群：术后带管患者	
预防要点：	完成情况
1. 做好二次固定，挂防脱管标识，翻身时勿牵拉，每班观察引流管二次固定、签保护性约束同意书，备儿童约束带、躁动患者根据镇静评分采取约束措施	是□否□
2. 告知患儿家属注意保护引流管，勿拔除引流管及非计划性拔管后的严重并发症	是□否□
识别要点：	完成情况
3. 引流管皮下缝线松动移位，外露长度发生改变或完全脱出	是□否□
紧急处理要点：	完成情况
4. 躁动患者采用 RASS 量表评估患者行为，评分＜ 2 分，采用球拍、约束袋等约束工具进行肢体约束；评分≥ 2 分，加用肩带或床单、约束衣、约束背心等进行躯体约束，立刻通知医生查看患者	是□否□
5. 遵医嘱使用镇静药物、协助调整管路位置或重新置管，做好护理记录	是□否□

第四章　神经系统疾病临床护理技能案例

一、开放性颅脑损伤相关护理技能案例

【情景案例】

病例	周某，男，40岁，因"7h前因高处坠落致头部外伤"于9月20日收入神经外科。既往身体健康。查体：体温36.4℃，脉搏73次/min，呼吸18次/min，血压102/64mmHg。嗜睡，双侧瞳孔直径2.5mm，对光反射减弱，四肢肌力0级，疼痛评分6分，GCS评分E3V5M6。门诊头颅CT检查提示右额颞顶部硬膜下、硬膜外血肿。诊断：开放性颅脑损伤中型。医嘱给予鼻导管吸氧3L/min，心电监护、颈托固定头部、酒石酸布托啡诺注射液＋盐酸右美托咪定注射液镇静镇痛，完善颈椎、胸椎MRI。9月21日置入PICC置管，9月21日MRI示C2～C5节段脊髓挫伤、水肿，立即完善术前准备，于16：00在全麻下行颈椎椎管减压＋植骨融合内固定术，22：00术毕返回病房，嗜睡，双侧瞳孔直径2.5mm，光反应减弱，GCS评分E3VTM6，经口气管插管，疼痛评分6分，四肢肌力0级，医嘱给予呼吸机辅助呼吸，咪达唑仑注射液＋舒芬太尼镇静镇痛
分析	【护理诊断】 1. 存在的护理诊断 （1）清理呼吸道无效：与颈部脊髓损伤、气管插管、脑损伤后意识障碍有关 （2）急性意识障碍：嗜睡，与开放性颅脑损伤有关 （3）躯体移动障碍：四肢肌力0级，与外伤有关 （4）疼痛：疼痛评分6分，与外伤有关 2. 潜在的护理诊断 （1）有脊髓休克的风险：与颈部脊髓损伤有关 （2）有深静脉血栓的风险：Caprini评分7分，与患者多处损伤、长期卧床有关 （3）有压力性损伤的风险：Braden评分9分，与四肢肌力0级，长期卧床有关 【涉及操作】 有创通气患者开放式吸痰技术、肌力评估技术、轴线翻身技术
用物准备	负压吸引装置1套、吸痰管、灭菌用水、治疗碗、听诊器、纱布、翻身枕、软枕等

续表

<table>
<tr><td rowspan="3">专科要点</td><td>1. 有创通气患者开放式吸痰技术
（1）操作前：评估患者有无憋气、胸闷，同时听诊肺部有无痰液和痰液部位；查看气管插管外露长度，固定回路；根据听诊情况针对性翻身叩背
（2）操作中：给予 100% 纯氧 3min（呼吸机纯氧键）；先吸气道、再吸口鼻，动作轻柔，每次吸痰时间小于 15s
（3）操作后：测量气囊压在 25 ～ 30cmH$_2$O；给予 100% 纯氧 3min，每小时监测血氧饱和度并记录
（4）健康管理：指导患者配合呼吸机通气模式；告知患者及家属病情稳定 48h 后给予试脱机训练，在完全脱机 48h 后可考虑拔除气管插管；告知患者叩背利于痰液松动，减少痰液潴留引起的窒息感</td></tr>
<tr><td>2. 肌力评估技术
（1）操作前：评估患者意识及配合程度
（2）操作中：指导患者配合口令，配合完成四肢肌肉收缩 / 平移 / 上抬 / 对抗阻力动作。告知肌力评估结果及动态评估的必要性
（3）操作后：肌力≥ 3 级，行主动运动指导；肌力＜ 3 级，行被动运动指导
（4）健康管理：告知患者脊髓损伤、肌力训练是必不可少的康复训练，鼓励患者放松心情，积极面对疾病，主动参与康复训练</td></tr>
<tr><td>3. 轴线翻身技术
（1）操作前：评估患者（意识状态、配合程度），伤口部位及情况
（2）操作中：两人同时翻身，一人将双手分别置于肩部、腰部，为一人将双手分别置于腰部、臀部，注意使头、颈、肩、腰、髋保持在同一水平线上，翻转至侧卧位
（3）操作后：评估患者是否舒适
（4）健康管理：每 2h 翻身 1 次，翻转患者时，勿扭曲或旋转患者的头部，以免神经损伤引起呼吸肌麻痹，有不适请及时通知护士</td></tr>
<tr><td rowspan="3">情景插入</td><td>1. 脊髓休克</td></tr>
<tr><td>2. 下肢深静脉血栓形成</td></tr>
<tr><td>3. 呼吸机相关性肺炎</td></tr>
</table>

【情景处置护理风险清单】

（一）脊髓休克风险清单

<table>
<tr><td colspan="2">风险点：截瘫、呼吸骤停</td></tr>
<tr><td colspan="2">风险人群：急性脊髓损伤患者</td></tr>
<tr><td>预防要点：</td><td>完成情况</td></tr>
<tr><td>1. 轴线翻身，头部勿扭曲、旋转，必要时佩戴颈托保护</td><td>是□否□</td></tr>
<tr><td>2. 保持呼吸道通畅，观察生命体征</td><td>是□否□</td></tr>
<tr><td>识别要点：</td><td>完成情况</td></tr>
<tr><td>3. 心率减慢，血压下降，截瘫，二便失禁，呼吸频率变慢、呼吸幅度缩小，呼吸骤停</td><td>是□否□</td></tr>
<tr><td>紧急处理要点：</td><td>完成情况</td></tr>
</table>

续表

4. 立即给予呼吸气囊辅助呼吸，吸氧、心电监护，同时通知医生，联系麻醉医生行气管插管	是□否□
5. 备好呼吸机，必要时给予呼吸机辅助呼吸，遵医嘱行术前准备，并做好护理记录	是□否□

（二）下肢深静脉血栓形成风险防范及处置清单

风险点：休克或静脉性坏疽	
风险人群：深静脉血栓风险评估高风险患者及长期卧床患者	
预防要点：	完成情况
1. 绝对卧床，抬高患肢高于心脏水平 20 ～ 30cm；避免下肢静脉穿刺，禁止患肢按摩、热敷	是□否□
2. 病情允许的情况下多饮水，饮水量≥ 2 000ml。戒烟酒，保持大便通畅，避免屏气用力	是□否□
3. 指导患者做踝泵运动，每次 20 ～ 30 组，每日 3 ～ 4 次	是□否□
识别要点：	完成情况
4. 患侧肢体肿胀和疼痛，皮温升高呈青紫色，未触及足背动脉搏动。严重时会发生股青肿或股白肿	是□否□
紧急处置要点：	完成情况
5. 给予心电监护及氧气吸入。观察患者意识、瞳孔、有无呼吸困难、咯血及尿量	是□否□
6. 饮食护理：指导患者进食低盐、低脂、高蛋白、高维生素、易消化食物；避免用力排便、剧烈咳嗽	是□否□
7. 出血：观察皮肤黏膜是否出现瘀斑，有无牙龈出血、血尿、便血，消化道溃疡出血	是□否□
8. 监测患肢腿围，皮温，足背动脉搏动及肢体血运情况	是□否□
9. 警惕肺栓塞的发生：呼吸困难、胸腔刺痛感、咳嗽、咯血	是□否□

（三）呼吸机相关性肺炎风险清单

风险点：肺部感染	
风险人群：人工气道患者	
预防要点：	完成情况
1. 床头抬高 30° ～45° ，每 2 h 翻身叩背，使用氯己定漱口液口腔护理，4 次 /d	是□否□
2. 每 4h 检测气囊压力，控制气囊压力在 25 ～ 30cmH_2O；集水瓶大于 1/2 时及时倾倒呼吸机管路冷凝水，集水瓶处于低位，呼吸机管路有肉眼可见的血迹及污染应及时更换	是□否□
3. 医护每日评估拔管指征，符合拔管指征尽早拔管	是□否□
4. 告知患者及家属如发现患者体温上升或痰液增多等症状，立即告知医护人员	是□否□
识别要点：	是□否□
5. 全身性感染的征象（发热、白细胞数改变）、痰液性状改变以及病原体检出	完成情况
6.CT 示新近出现的或渐进性发作的肺部渗出	是□否□
紧急处理要点：	完成情况
7. 动态监测患者体温变化，体温≥ 38.5℃给予物理降温，同时通知医生	是□否□
8. 按需吸痰	是□否□
9. 遵医嘱给予紧急处理，并做好护理记录	是□否□

二、右侧桥小脑角占位性病变相关护理技能案例

【情景案例】

病例	苏某，女，49 岁，因“发作性头晕伴声音嘶哑 1 年余，加重 3 个月”于 9 月 14 日入院，既往身体健康。查体：体温 36.2℃，脉搏 66 次 /min，呼吸 18 次 /min，血压 112/70mmHg。入院诊断：右侧桥小脑角占位性病变，完善相关术前准备，9 月 17 日 16：00 在全麻下行右侧桥小脑角占位病变切除术＋脑膜补片修补术＋颅骨骨瓣修补术，22：50 返回病房时意识模糊，GCS 评分 E2VTM5，双侧瞳孔直径 2mm，对光反应减弱，留置经口气管插管、头部引流管、导尿管；测体温 36.4℃，脉搏 73 次 /min，呼吸 18 次 /min，血压 134/92mmHg；患者较烦躁，RASS 评分 3 分，营养筛查评分 4 分。医嘱给予吸氧、心电监测、酒石酸布托啡诺注射液＋盐酸右美托咪定注射液微量泵泵入镇静镇痛
分析	【护理诊断】 1. 存在的护理诊断 （1）急性意识障碍：GCS 评分 E2VTM5，与脑损伤、颅内压增高有关 （2）清理呼吸道无效：与气管插管、术后使用镇静药有关 （3）营养失调：低于机体需要量，NRS 评分 4 分，与术后高代谢、呕吐、高热等有关 2. 潜在的护理诊断 （1）有深静脉血栓的风险：Caprini 评分 5 分，与术后卧床有关 （2）潜在并发症：出血、颅内压增高、脑疝、癫痫 【涉及操作】 术后交接与评估技术、心电监测技术、保护性约束技术
用物准备	心电监护仪、电极片、手电筒、四肢约束带等
专科要点	1. 术后交接与评估技术 （1）操作前：进行血栓、Braden、Morse、管道、Barthel 指数、疼痛评分，从意识、瞳孔、用药、肌力、生命体征、气道、切口敷料、管道、皮肤、记录等进行交接 （2）操作中：GCS 评分 E2VTM5，意识模糊；双侧瞳孔等大等圆，直径 2mm，对光反应减弱；评估四肢肌力情况；生命体征；气管插管距门齿距离、外露长度；切口敷料有无渗血、渗液；头部引流管通畅，引流出血性液体；留置导尿管通畅，已行二次固定；皮肤清洁干燥，无压力性损伤；及时填写麻醉随访单 （3）操作后：定时巡视，观察病情并做好记录 （4）健康管理：告知患者及家属勿自行拔管，如复查头颅 CT 无出血，医生评估后会拔除气管插管。每 2 h 翻身 1 次，如有呕吐，请将头偏向一侧，避免误吸，若有不适，请及时通知护士

续表

<table>
<tr><td rowspan="2">专科要点</td><td>2. 心电监测技术
（1）操作前：评估仪器状态，查看时间是否与北京时间一致，评估患者胸前皮肤是否完好，有无安装心脏起搏器
（2）操作中：放置电极片时应避开伤口、瘢痕、中心静脉插管、起搏器及电除颤部位，血压袖带避开动静脉置管。查看波形并调整好导联；评估患者生命体征，正确设置报警界限；勿在同一侧肢体监测血压及血氧饱和度
（3）操作后：按分级护理及病情查看患者，动态评估患者心率、血压、呼吸、血氧饱和度，异常情况及时告知医生处理。勿关闭报警提示音
（4）健康管理：告知患者及家属在监护仪附近避免使用手机，翻身时避免导联线打折、缠绕，告知患者及家属若患者出现胸闷、胸痛及心慌等情况，随时告知医护人员</td></tr>
<tr><td>3. 保护性约束技术
（1）操作前：评估患者（如患者意识状态、肢体活动度、约束部位皮肤色泽、完整性等），需要使用保护具种类和时间，向患者家属解释约束的目的，取得配合，并请家属签同意书
（2）操作中：使用棉垫或小毛巾保护约束部位皮肤；约束带打成双套结套在棉垫外后系于两侧床缘
（3）操作后：评估约束带松紧是否适宜
（4）健康管理：告知患者家属需长期约束患者，约束带每 2h 松解 1 次，间歇 15 ～ 30min。翻身或搬动患者时，应松开约束带。松开期间应做好看护，防止发生意外。遇到约束部位皮肤苍白、发绀、麻木刺痛时，应松解约束带并局部按摩。约束带不宜长期使用，病情稳定后及时解除</td></tr>
<tr><td rowspan="2">情景插入</td><td>1. 脑疝</td></tr>
<tr><td>2. 人工气道非计划性拔管</td></tr>
</table>

【情景处置护理风险清单】

（一）脑疝风险清单

<table>
<tr><td colspan="2">风险点：呼吸心搏骤停、死亡</td></tr>
<tr><td colspan="2">风险人群：开颅术后患者</td></tr>
<tr><td>预防要点：</td><td>完成情况</td></tr>
<tr><td>1. 绝对卧床休息</td><td>是□否□</td></tr>
<tr><td>2. 避免情绪激动与躁动</td><td>是□否□</td></tr>
<tr><td>3. 遵医嘱使用脱水药，观察患者头痛（禁用吗啡阿片类的止痛药）、呕吐情况</td><td>是□否□</td></tr>
<tr><td>4. 遵医嘱常规预防性使用抗癫痫药物，预防癫痫发作，减少再出血可能性</td><td>是□否□</td></tr>
<tr><td>5. 观察脑室引流液的颜色及量</td><td>是□否□</td></tr>
<tr><td>识别要点：</td><td>完成情况</td></tr>
<tr><td>6. GCS 评分下降、双侧瞳孔不等大或对光反应消失、头痛进行性加重、喷射状呕吐、躁动不安、癫痫发作、肢体感觉、运动障碍、呼吸心搏骤停、脑室引流液在短时间内增多等</td><td>是□否□</td></tr>
<tr><td>紧急处理要点：</td><td>完成情况</td></tr>
<tr><td>7. 快速静脉输入 20% 甘露醇注射液 250ml，20min 内滴完，必要时静脉注射呋塞米或地塞米松，以降低颅内压，减轻脑水肿，减缓脑疝的进展</td><td>是□否□</td></tr>
</table>

续表

8. 高流量吸氧，保持呼吸道通畅，及时清除口鼻内分泌物，患者心搏呼吸骤停时，立即采取胸外心脏按压，气管插管，呼吸机辅助呼吸，并遵医嘱给予呼吸兴奋剂及强心剂等药物治疗	是□否□
9. 快速建立静脉通道，立即交叉配血，完善术前准备	是□否□
10. 留置导尿，观察尿量及颜色并记录	是□否□

（二）人工气道非计划性拔管风险清单

风险点：窒息	
风险人群：意识障碍、躁动患者	
预防要点：	完成情况
1. 妥善固定翻身时勿牵拉、每 4h 检查人工气道外露长度、控制气囊压力在 20 ～ 25cmH_2O	是□否□
2. 躁动患者采用 RASS 量表评估，−2 分≤镇静评分≤ 1 分采用球拍、约束带等约束工具进行肢体约束；镇静评分≥ 2 分，加用肩带或床单、约束衣、约束背心等进行躯体约束，每 2h 评估保护性约束情况	是□否□
3. 合理镇静，RASS 评分维持在 −3 ～ 0 分	是□否□
4. 医护每日评估拔管指征，符合拔管指征者尽早拔管	是□否□
5. 告知患者及家属如发现患者插管深度发生改变或出现呼吸困难等症状，立即告知医护人员	是□否□
识别要点：	完成情况
6. 呼吸困难、血氧饱和度下降、发绀、呼吸机低压报警	是□否□
紧急处理要点：	完成情况
7. 给予氧气吸入或简易呼吸气囊人工辅助呼吸，畅通呼吸道，同时通知医生	是□否□
8. 行心电监护，动态监测生命体征变化并记录	是□否□
9. 遵医嘱使用镇静药物，协助重新置管等紧急处理，并做好护理记录	是□否□

三、经鼻蝶垂体瘤切除相关护理技能案例

【情景案例】

病例	张某，女，49 岁，因“间断头痛 5 年，加重 3 个月”于 10 月 19 日收入神经外科，既往健康状况一般。查体：体温 36.1℃，脉搏 88 次 /min，呼吸 18 次 /min，血压 130/80mmHg。入院诊断：垂体瘤。于 10 月 21 日 14：00 在全麻下行经鼻蝶垂体瘤切除术，于 18：50 术毕返回病房，嗜睡，GCS 评分 E3V5M6，双侧瞳孔 2mm，对光反应减弱。体温 36.3℃，脉搏 84 次 /min，呼吸 16 次 /min，血压 128/78mmHg，疼痛评分 4 分，NRS 评分 4 分，Caprini 评分 5 分；双侧鼻腔碘仿纱条填塞，医嘱予以氧气吸入、心电监护、记每小时尿量及 24h 出入量、止血、护胃等对症治疗

续表

分析	【护理诊断】 1. 存在的护理诊断 （1）疼痛：疼痛评分 4 分，与疾病及手术有关 （2）清理呼吸道无效：与术后双侧鼻腔填塞张口呼吸有关 （3）营养失调：低于机体需要量，NRS 评分 4 分，与术后高代谢、呕吐、高热等有关 2. 潜在的护理诊断 （1）有深静脉血栓的风险：Caprini 评分 5 分，与术后卧床有关 （2）潜在并发症：出血、颅内压增高、脑脊液漏、尿崩症 【涉及操作】 术后交接与评估技术、心电监测技术、氧气吸入技术
用物准备	吸氧装置 1 套、心电监护仪、电极片、手电筒等
专科要点	1. 术后交接与评估技术 1）操作前：进行血栓、Braden、Morse、管道、Barthel 指数、疼痛评分，从意识、瞳孔、用药、肌力、生命体征、气道、切口敷料、管道、皮肤、记录等进行交接 2）操作中 （1）意识：GCS 评分 E3V5M6=14 分，嗜睡 （2）瞳孔：双侧瞳孔等大等圆，直径 2mm，对光反应减弱 （3）视力、视野：观察视力有无下降，视野有无变窄、变小 （4）生命体征：体温 36.3℃，心率 84 次 /min，呼吸 16 次 /min，血压 128/78mmHg （5）鼻部敷料：有无渗血、渗液 （6）管道：留置导尿管通畅，已行二次固定 （7）皮肤：皮肤清洁干燥，无压力性损伤 记录：填写麻醉随访单 3）操作后：定时巡视，观察病情并做好记录 4）健康管理：告知患者及家属勿自行拔管；如口渴可含润喉糖或喝少量的水；勿用吸管喝水；每 2h 翻身 1 次，如有呕吐，请将头偏向一侧，避免误吸；给予心理护理，有不适，请及时通知护士
	2. 心电监测技术 （1）操作前：评估仪器状态，查看时间是否与北京时间一致，评估患者胸前皮肤是否完好，有无安装心脏起搏器 （2）操作中：放置电极片时应避开伤口、瘢痕、中心静脉置管、起搏器及电除颤部位，血压袖带避开动静脉置管。查看波形并调整好导联；评估患者生命体征，正确设置报警界限；勿在同一侧肢体监测血压及血氧饱和度 （3）操作后：按分级护理及病情查看患者，动态评估患者心率、血压、呼吸、血氧饱和度，异常情况及时告知医生处理。勿关闭报警提示音 （4）健康管理：告知患者及家属避免在监护仪附近使用手机，翻身时避免导联线打折、缠绕，告知患者及家属若患者出现胸闷、胸痛及心慌等情况，随时告知医护人员

续表

专科要点	3. 氧气吸入技术 （1）操作前：评估患者鼻腔情况并清洁鼻腔 （2）操作中：安装氧气装置，检查有无漏气，根据医嘱调节氧流量，轻轻插入鼻腔，妥善固定 （3）操作后：记录用氧时间、流量、签名 （4）健康管理：告知患者用氧安全，做好“四防”，保持氧管通畅、无打折，及时评估用氧效果，如有不适，及时告知医护人员
情景插入	1. 经鼻蝶垂体瘤术后脑脊液鼻漏
	2. 垂体瘤术后垂体危象

【情景处置护理风险清单】

（一）经鼻蝶垂体瘤术后脑脊液鼻漏风险清单

风险点：脑脊液鼻漏、颅内感染	
风险人群：经鼻蝶垂体瘤术后患者	
预防要点：	完成情况
1. 保持鼻部敷料清洁、干燥	是□否□
2. 避免颅内压增高，如擤鼻、咳嗽、打喷嚏、屏气或用力大便	是□否□
3. 告知患者禁止用吸管饮水	是□否□
识别要点：	完成情况
4. 液体从鼻腔流出，尤其是在弯腰、低头、咳嗽时加重	是□否□
5. 血糖仪测量流出液体含糖，为脑脊液	是□否□
紧急处理要点：	完成情况
6. 让患者卧床休息，抬高床头 15° ～ 30° ，避免过度低头、咳嗽，同时通知医生	是□否□
7. 配合医生行腰大池引流术	是□否□
8. 遵医嘱用药，监测患者体温，并做好护理记录	是□否□

（二）垂体瘤术后垂体危象风险清单

风险点：休克、窒息	
风险人群：垂体瘤术后患者	
预防要点：	完成情况
1. 皮质醇功能低下患者术前给予激素替代治疗，术后注意观察患者的意识、瞳孔、生命体征、皮肤温湿度、血氧饱和度及每小时尿量的变化	是□否□
2. 早期足量应用肾上腺皮质激素，使用前告知患者家属用药的治疗目的、注意事项及不良反应，所使用药物的名称、剂量、用法及随意停药的危险性，必须严格遵医嘱，按时按量服用药物，不得随意增减药物剂量	是□否□
3. 尿量＞300ml/h、持续 3 小时且尿比重＜1.005，或 24h 尿量＞4 000ml，即可诊断为尿崩症，需通知医生处理	是□否□

续表

识别要点：	完成情况
4. 精神萎靡，恶心呕吐、寒战后高热（体温＞39℃），大汗淋漓、口干舌燥，脉搏细速，血压下降、体温下降、头晕、乏力、畏寒等类似感冒症状，病情加重后出现意识障碍	是□否□
紧急处理要点：	完成情况
5. 保持呼吸道通畅，给予吸氧，及时清除患者口腔内的分泌物，头偏向一侧，防止窒息，同时通知医生	是□否□
6. 危象一旦发生，易出现低血容量导致休克，遵医嘱及时补充血容量，监测血压变化，必要时使用血管活性药物	是□否□
7. 遵医嘱急查电解质、血糖、垂体激素及靶激素水平等相关指标	是□否□
8. 遵医嘱及时补充肾上腺皮质激素，给予氢化可的松 200 ～ 300mg/d，静脉滴注	是□否□
9. 若患者体温低于 36℃，予以保暖，调节室温至 24 ～ 27℃，改善患者周围末梢血液循环；若体温高于 38.5℃，予物理或药物降温，并做好护理记录	是□否□

四、蛛网膜下腔出血相关护理技能案例

【情景案例】

病例	韩某，男，42 岁，因“1h 前无明显诱因突发剧烈头痛伴恶心及呕吐”收入神经外科。既往健康状况一般，有高血压病史。查体：体温 36.5℃，脉搏 78 次 /min，呼吸 20 次 /min，血压 155/84mmHg。神志清楚，双侧瞳孔直径 2.5mm，对光反射存在。入院诊断：蛛网膜下腔出血。入院后立即在局麻下行“全脑血管造影术”，术后右侧腹股沟留置动脉鞘。遵医嘱予持续心电监测，观察神志、瞳孔、肌力，氧气吸入 3L/min，尼莫地平注射液 5ml/h 微量泵泵入。患者目前神志清楚，双侧瞳孔 2.5mm，光反射存在，洼田饮水实验 2 级，Caprini 评分 5 分
分析	【护理诊断】 1. 存在的护理诊断 （1）疼痛：疼痛评分 7 分，患者突发剧烈头痛，与蛛网膜下腔出血有关 （2）部分自理能力缺陷：Barthel 45 分，与疼痛不适，需要卧床休息有关 2. 潜在的护理诊断 （1）有误吸的危险：洼田饮水实验 2 级，与患者吞咽功能障碍有关 （2）有深静脉血栓的危险：Caprini 评分 5 分，与长期卧床有关 （3）潜在并发症：颅内动脉瘤再次破裂出血、脑血管痉挛、脑积水 【涉及操作】 术后交接与评估技术、肌力评估技术、氧气吸入技术
用物准备	治疗车、心电监护仪、电极片、氧气装置 1 套等

续表

专科要点	1. 术后交接与评估技术 （1）操作前：进行血栓、Braden、Morse、管道、Barthel 指数、疼痛评分，从意识、瞳孔、肌力、用药、生命体征、气道、切口敷料、管道、皮肤、记录等进行交接 （2）操作中：观察穿刺处皮肤有无红肿、出血；双下肢肢体皮温，双侧足背动脉搏动；连接心电监护及氧气 （3）操作后：定时巡视，观察病情并做好记录 （4）健康管理：告知患者及家属为保证治疗效果，防止动脉鞘脱出，右下肢勿剧烈活动。如患者出现剧烈头痛、呕吐，及时通知医护人员
	2. 肌力的评估技术 （1）操作前：评估患者意识及配合程度 （2）操作中：指导患者配合口令，配合完成四肢肌肉收缩 / 平移 / 上抬 / 对抗阻力动作，告知肌力评估结果及动态评估的必要性 （3）操作后：肌力≥ 3 级，行主动运动指导；肌力＜ 3 级，行被动运动指导 （4）健康管理：鼓励患者放松心情，积极面对疾病，主动参与康复训练，告知患者家属若患者出现四肢无力、活动受限，请及时告知医护人员
	3. 氧气吸入技术 （1）操作前：评估患者口腔情况，根据病情，选择合适的吸氧方式 （2）操作中：检查氧气装置是否漏气，根据医嘱调节氧流量，记录 （3）操作后：观察、评估患者吸氧效果 （4）健康管理：指导患者有效呼吸及用氧安全，勿自行摘除吸氧管或调节氧流量。若感到口腔干燥不适或者胸闷憋屈，立即告知医护人员
情景插入	1. 股动脉穿刺点出血
	2. 吞咽功能障碍

【情景处置护理风险清单】

（一）股动脉穿刺点出血风险清单

风险点：出血性休克	
风险人群：DSA 及介入栓塞术后、烦躁、凝血功能障碍、口服抗血小板或抗凝药物	
预防要点：	完成情况
1. 巡视病房，观察穿刺点情况	是□否□
2. 给患者及家属做好穿刺侧肢体伸直制动的健康宣教	是□否□
识别要点：	完成情况
3. 穿刺点渗血	是□否□
紧急处理要点：	完成情况
4. 立即按压穿刺点，同时通知医生现场查看	是□否□
5. 测生命体征，安抚患者，询问患者感受	是□否□
6. 协助医生进行穿刺点二次按压，弹力绷带加压包扎，记录时间，更换床单位	是□否□
7. 每 10 ~ 15min 巡视病房，半小时后每 2h 观察穿刺点及足部动脉搏动情况	是□否□
8. 做好患者及家属健康宣教	是□否□
9. 班班交接，完善护理记录	是□否□

（二）吞咽功能障碍风险防范及处置清单

风险点：误吸	
风险人群：存在吞咽障碍准备经口进食患者	
预防要点：	完成情况
1. 医生行吞咽功能评估，可从口腔进食	是□否□
2. 选择食物形态：软食→糊状→浓流质→稀流质，食物应无颗粒，适度黏性	是□否□
3. 取坐位或取躯干屈曲 30° 仰卧位进食	是□否□
4. 一口量约 20ml，避免二次食物重叠入口现象，进食时间小于 30min	是□否□
5. 进食结束，清除口咽部食物残渣	是□否□
识别要点：	完成情况
6. 发生呛咳、呼吸困难、发绀、窒息	是□否□
紧急处置要点：	完成情况
7. 立即叩拍背部，叩出口腔内食物，立即报告医生	是□否□
8. 症状未缓解，立即使用负压吸引装置	是□否□
9. 吸氧及心电监护	是□否□
10. 观察：每 5 ～ 15min 观察血氧饱和度、呼吸、神志、血压，至症状缓解后改为每 30min 测量 1 次，做好记录，监测呼吸及血氧饱和度	是□否□
11. 必要时配合医生行气管插管或气管切开术	是□否□

五、大脑中动脉动脉瘤相关护理技能案例

【情景案例】

病例	喻某，女，68 岁，因“突发头晕头痛、恶心、口角㖞斜、言语不能、右侧肢体乏力 3h”入院，既往有高血压病史。查体：神志清楚，体温 36.5℃，脉搏 84 次 /min，呼吸 18 次 /min，血压 160/100mmHg。入院诊断：左侧大脑中动脉动脉瘤。医嘱给予观察神志、瞳孔、心率、血压。患者目前神志清楚，左侧肢体肌力 5 级，右侧肢体肌力 5 级，Caprini 评分 5 分，Barthel 评分 40 分，疼痛评分 2 分，持续心电监测，持续鼻导管给氧 3L/min
分析	【护理诊断】 1. 存在的护理诊断 （1）疼痛：疼痛评分 2 分，与动脉瘤破裂出血有关 （2）部分自理能力缺陷：Barthel 评分 40 分，与疼痛不适、肢体麻木、头晕、需要绝对卧床休息有关 （3）活动无耐力：左侧肢体肌力 5 级，右侧肢体肌力 5 级，与肢体乏力、头晕有关 2. 潜在的护理诊断 （1）有深静脉血栓的危险：Caprini 评分 5 分，与长期卧床有关 （2）潜在并发症：颅内动脉瘤破裂出血、脑血管痉挛、脑积水、脑梗死 【涉及操作】 心电监测技术、瞳孔观察技术、氧气吸入技术

续表

<table>
<tr><td>用物准备</td><td>治疗车、心电监护仪、电极片、氧气装置1套、手电筒等</td></tr>
<tr><td rowspan="3">专科要点</td><td>1. 心电监测技术
（1）操作前：评估仪器状态，查看时间是否与北京时间一致，评估患者胸前皮肤是否完好，有无安装心脏起搏器
（2）操作中：放置电极片时应避开伤口、瘢痕、中心静脉插管、起搏器及电除颤部位，血压袖带避开动静脉置管。查看波形并调整好导联；评估患者生命体征，正确设置报警界限；勿在同一侧肢体监测血压及血氧饱和度
（3）操作后：按分级护理及病情查看患者，动态评估患者心率、血压、呼吸、血氧饱和度，异常情况及时告知医生处理。勿关闭报警提示音
（4）健康管理：告知患者及家属避免在监护仪附近使用手机，翻身时避免导联线打折、缠绕，告知患者及家属若患者出现胸闷、胸痛及心慌等情况，随时告知医护人员</td></tr>
<tr><td>2. 瞳孔观察技术
（1）操作前：评估患者意识及配合程度，解释检查目的
（2）操作中：电筒光源从眉心迅速移向瞳孔，观察患者瞳孔大小、光反射及瞳孔位置，确定瞳孔大小
（3）操作后：记录，告知医生瞳孔情况
（4）健康管理：告知患者若眼睑下垂或看不清东西，需立即告知医护人员，鼓励患者放松心情，积极面对疾病，主动参与康复训练</td></tr>
<tr><td>3. 氧气吸入技术
（1）操作前：评估患者口腔情况，根据病情，选择合适的吸氧方式
（2）操作中：检查氧气装置是否漏气，根据医嘱调节氧流量并记录
（3）操作后：观察、评估患者吸氧效果
（4）健康管理：指导患者有效呼吸及用氧安全，勿自行摘除吸氧管或调节氧流量。若感到口腔干燥不适或者胸闷憋屈，立即告知医护人员</td></tr>
<tr><td rowspan="2">情景插入</td><td>1. 脑积水</td></tr>
<tr><td>2. 重症肌无力危象</td></tr>
</table>

【情景处置护理风险清单】

（一）脑积水风险清单

<table>
<tr><td colspan="2">风险点：脑出血、脑疝、心搏骤停</td></tr>
<tr><td colspan="2">风险人群：神经外科脑术后患者</td></tr>
<tr><td>预防要点：</td><td>完成情况</td></tr>
<tr><td>1. 绝对卧床休息</td><td>是□否□</td></tr>
<tr><td>2. 避免情绪激动与躁动</td><td>是□否□</td></tr>
<tr><td>3. 遵医嘱使用脱水药，观察患者头痛（禁用吗啡、阿片类的止痛药）、呕吐情况</td><td>是□否□</td></tr>
<tr><td>4. 遵医嘱常规预防性使用抗癫痫药物，预防癫痫发作，减少再出血可能性</td><td>是□否□</td></tr>
<tr><td>5. 观察脑室引流液的颜色及量</td><td>是□否□</td></tr>
</table>

续表

识别要点：	完成情况
6.GCS评分下降、双侧瞳孔不等大或对光反射消失、头痛进行性加重、喷射状呕吐、躁动不安、癫痫发作、肢体感觉、运动障碍、呼吸心搏骤停、脑室引流液在短时间内增多等	是□否□
紧急处理要点：	完成情况
7. 快速静脉输入20%甘露醇注射液250ml，20min内滴完，必要时静脉注射呋塞米或地塞米松，以降低颅内压，减轻脑水肿，减缓脑疝的进展	是□否□
8. 高流量吸氧，保持呼吸道通畅，及时清除口鼻内分泌物，患者呼吸心搏骤停时，立即采取胸外心脏按压，气管插管，呼吸机辅助呼吸，并遵医嘱给予呼吸兴奋剂及强心剂等药物治疗	是□否□
9. 快速建立静脉通道，立即交叉配血，完善术前准备	是□否□
10. 留置导尿，观察尿量及颜色，并记录	是□否□

（二）重症肌无力危象风险防范及处置清单

风险点：呼吸肌麻痹	
风险人群：重症肌无力患者	
预防要点：	完成情况
1. 指导患者卧床休息，禁止下床活动，防止活动出现呼吸困难等突发症状	是□否□
2. 指导患者遵医嘱正确服用抗胆碱酯酶药物	是□否□
3. 进餐时取坐位，给予高蛋白、高热量、高维生素，富含钾、钙的食物	是□否□
识别要点：	完成情况
4. 突发呼吸困难、进食饮水呛咳、口腔分泌物增多无力咳出、血氧饱和度下降至90%以下	是□否□
紧急处置要点：	完成情况
5. 体位：床头抬高30°～45°，备负压吸引装置，及时清除口鼻腔内分泌物，立即报告医生	是□否□
6. 吸氧：血氧饱和度低于90%以下，遵医嘱立即给予面罩吸氧或简易呼吸气囊辅助呼吸，症状仍未缓解，配合医生行气管插管或气管切开术，使用呼吸机辅助呼吸	是□否□
7. 用药：开通2～3条留置静脉通路，遵医嘱用药	是□否□
8. 观察：每5～10min观察心率、呼吸、血压、神志，呼吸困难症状缓解后，改为每30min测量1次，做好记录，监测呼吸、血氧饱和度及血气分析	是□否□
9. 病情持续未缓解并加重，转神经内科重症监护室治疗	是□否□

六、颅内血肿清除术相关护理技能案例

【情景案例】

病例	张某，男，42 岁，因“突发意识丧失 2h”急诊入院。既往健康状况良好。查体：体温 36.2℃，脉搏 67 次 /min，呼吸 26 次 /min，血压 180/110mmHg，浅昏迷，GCS 评分 E2V2M3，双侧瞳孔 3mm，对光反射减弱。入院诊断：脑出血。完善术前准备后，急诊行“颅内血肿清除术＋去骨瓣减压术＋气管切开术”，医嘱给予心电监测、吸氧、吸痰护理，患者目前浅昏迷，GCS 评分 E2VTM4，双侧瞳孔 2.5mm，对光反射减弱，Barthel 评分 0 分，Caprini 评分 7 分，Braden 评分 9 分。硬膜外引流管一根。体温 36.4℃，脉搏 84 次 /min，呼吸 22 次 /min，血压 142/86mmHg，经气管切开处吸痰
分析	【护理诊断】 1. 存在的护理诊断 （1）清理呼吸道无效：与患者意识障碍有关 （2）意识障碍：GCS 评分 E2VTM4，与脑出血、颅内压增高有关 （3）自理能力缺陷：Barthel 评分 0 分，与患者神志昏迷有关 2. 潜在的护理诊断 （1）有下肢深静脉血栓的危险：Caprini 评分 7 分，与需长期卧床有关 （2）有压力性损伤的危险：Braden 评分 9 分，与需长期卧床有关 （3）潜在并发症：再次颅内出血、颅内压增高、脑积水、脑疝、癫痫 【涉及操作】 经气管切开处吸痰技术、保护性约束技术、床上主 / 被动运动训练指导技术
用物准备	负压吸引装置 1 套、吸痰管、灭菌用水、治疗碗、听诊器、纱布、约束带等
专科要点	1. 经气管切开处吸痰技术 （1）操作前：评估患者有无憋气、胸闷，同时听诊肺部有无痰液和痰液部位；查看气管套管是否固定；根据听诊情况针对性翻身叩背 （2）操作中：给予 5L/min 高流量氧气吸入 3min；先吸气道、再吸口鼻，动作轻柔，每次吸痰时间小于 15s （3）操作后：气囊压保持在 25 ～ 30cmH$_2$O；动态监测血氧饱和度并记录 （4）健康管理：告知患者家属叩背利于痰液松动，减少痰液潴留引起的窒息；在给患者鼻饲前，先翻身拍背，再呼叫护士进行吸痰护理；观察患者面部表情，是否有皱眉头或者痛苦的表情，请及时通知医护人员

续表

专科要点	2. 保护性约束技术 （1）操作前：评估患者情况（如患者意识状态、肢体活动度、约束部位皮肤色泽、完整性等），需要使用保护具种类和时间，向患者家属解释约束的目的，取得配合，并请家属签同意书 （2）使用棉垫或小毛巾保护约束部位皮肤，约束带套在棉垫外后系于两侧床缘 （3）操作后：评估约束带松紧是否适宜 （4）健康管理：告知患者家属需长期约束患者，约束带每 2h 松解 1 次，间歇 15 ～ 30min。翻身或搬动患者时，应松开约束带。松开期间应做好看护，防止发生意外。遇到约束部位皮肤苍白、发绀、麻木刺痛时，应松解约束带并局部按摩。约束带不宜长期使用，病情稳定后及时解除
	3. 床上主 / 被动运动训练指导技术 （1）操作前：查看四肢静脉彩超结果及运动医嘱；挂“运动指导单” （2）操作中：肩、肘、腕、髋、膝、踝关节训练，根据患者耐受程度决定训练频次，至少 2 次 /d；观察患者有无心率、呼吸加快等情况 （3）操作后：评估患者家属掌握情况 （4）健康管理：告知患者家属床上主 / 被动运动训练可预防深静脉血栓及肌肉萎缩的发生，促进神经肌肉的恢复，为后期步行训练提供基础
情景插入	1. 人工气道非计划性拔管
	2. 脑疝

【情景处置护理风险清单】

（一）人工气道非计划性拔管风险清单

风险点：窒息	
风险人群：意识障碍、躁动患者	
预防要点：	完成情况
1. 妥善固定、翻身时勿牵拉、每 4h 检查人工气道外露长度、控制气囊压力在 20 ～ 25cmH_2O	是□否□
2. 躁动患者采用 RASS 量表评估，-2 分≤镇静评分≤ 1 分采用球拍、约束带等约束工具进行肢体约束；镇静评分≥ 2 分，加用肩带或床单、约束衣、约束背心等进行躯体约束，每 2h 评估保护性约束情况	是□否□
3. 合理镇静，RASS 评分维持在 -3 ～ 0 分	是□否□
4. 医护每日评估拔管指征，符合拔管指征者尽早拔管	是□否□
5. 告知患者及家属如发现患者插管深度发生改变或出现呼吸困难等症状，立即告知医护人员	是□否□
识别要点：	完成情况
6. 呼吸困难、血氧饱和度下降、发绀、呼吸机低压报警	是□否□
紧急处理要点：	完成情况
7. 给予氧气吸入或简易呼吸气囊人工辅助呼吸，畅通呼吸道，同时通知医生	是□否□
8. 行心电监护，动态监测生命体征变化并记录	是□否□
9. 遵医嘱使用镇静药物，协助重新置管等紧急处理，并做好护理记录	是□否□

（二）脑疝患者风险防范及处置清单

风险点：心搏呼吸骤停、死亡	
风险人群：开颅术后患者	
预防要点：	完成情况
1. 绝对卧床休息	是□否□
2. 避免情绪激动与躁动	是□否□
3. 遵医嘱使用脱水药，观察患者头痛（禁用吗啡、阿片类的止痛药）、呕吐情况	是□否□
4. 遵医嘱常规预防性使用抗癫痫药物，预防癫痫发作，减少再出血可能性	是□否□
5. 观察脑室引流液的颜色及量	是□否□
识别要点：	完成情况
6.GCS 评分下降、双侧瞳孔不等大或对光反射消失、头痛进行性加重、喷射状呕吐、躁动不安、癫痫发作、肢体感觉、运动障碍、呼吸心搏骤停、脑室引流液在短时间内增多等	是□否□
紧急处理要点：	完成情况
7. 快速静脉输入 20% 甘露醇注射液 250ml，20min 内滴完，必要时静脉注射呋塞米或地塞米松，以降低颅内压，减轻脑水肿，减缓脑疝的进展	是□否□
8. 高流量吸氧，保持呼吸道通畅，及时清除口鼻内分泌物，患者心搏呼吸骤停时，立即采取胸外心脏按压，气管插管，呼吸机辅助呼吸，并遵医嘱给予呼吸兴奋剂及强心剂等药物治疗	是□否□
9. 快速建立静脉通道，立即交叉配血，完善术前准备	是□否□
10. 留置导尿，观察尿量及颜色并记录	是□否□

七、格林巴利综合征相关护理技能案例

【情景案例】

病例	李某，男，54 岁，因“四肢无力 2d”于 9 月 1 日收入神经外科。既往身体状况良好。查体：体温 36.8℃，脉搏 88 次 /min，呼吸 24 次 /min，血压 115/75mmHg。入院诊断：格林巴利综合征。医嘱给予鼻导管吸氧 3L/min，心电监护，低分子肝素钙 4 100IU 皮下注射，每日 1 次，留置胃管。于 9 月 3 日出现呼吸费力，憋气，双上肢肌力 3 级，双下肢肌力 1 级，Padua 评分 5 分，心电监护测心率 110 次 /min，呼吸 32 次 /min，血氧饱和度 88%，血压 142/98mmHg，医嘱给予经口气管插管，呼吸机辅助呼吸。现患者神志清楚，双瞳孔等大等圆，直径 3mm，光反射灵敏，持续气管插管呼吸机辅助呼吸，持续能全力 50ml/h 胃管内注入

续表

<table>
<tr><td>分析</td><td>【护理诊断】
1. 存在的护理诊断
（1）低效性呼吸形态：血氧饱和度 88%，与周围神经损害、呼吸肌麻痹有关
（2）躯体移动障碍：双上肢肌力 3 级，双下肢肌力 1 级，与周围神经损伤引起的肢体无力有关
（3）恐惧：与呼吸困难、濒死感有关
2. 潜在的护理诊断
（1）有误吸的危险：与呼吸肌麻痹有关
（2）有深静脉血栓的危险：Padua 评分 5 分，与患者卧床有关
（3）有废用综合征的危险：与周围神经损伤有关
【涉及操作】
有创通气患者开放式吸痰技术、肌力的评估技术、床上主 / 被动运动训练指导技术</td></tr>
<tr><td>用物准备</td><td>负压吸引装置 1 套、吸痰管、灭菌用水、治疗碗、听诊器、纱布等</td></tr>
<tr><td rowspan="3">专科要点</td><td>1. 有创通气患者开放式吸痰技术
（1）操作前：评估患者有无憋气、胸闷，同时听诊肺部有无痰液和痰液部位，告知患者评估结果，解释格林巴利综合征累及呼吸肌，导致咳嗽无力，有效吸痰可清理呼吸道分泌物，改善憋气和胸闷的症状；关闭肠内营养液；查看气管插管外露长度，固定回路；根据听诊情况针对性翻身叩背
（2）操作中：给予 100% 纯氧 3min（呼吸机纯氧键）；先吸气道，再吸口鼻，动作轻柔，每次吸痰时间小于 15s
（3）操作后：测量气囊压，保持在 25 ～ 30cmH_2O；动态监测血氧饱和度，每小时记录
（4）健康管理：指导患者配合呼吸机通气模式，如在呼吸机辅助呼吸期间，感觉到呼吸费力、憋气或者呼吸机报警，需及时通知医护人员处理；告知患者及家属若患者病情稳定，48h 后给予试脱机训练，在完全脱机 48h 后可考虑拔除气管插管；告知患者叩背利于痰液松动，减少痰液潴留引起的窒息感；取得配合，消除恐惧情绪</td></tr>
<tr><td>2. 肌力的评估技术
（1）操作前：评估患者意识及配合程度
（2）操作中：指导患者配合口令，配合完成四肢肌肉收缩 / 平移 / 上抬 / 对抗阻力动作。告知肌力评估结果及动态评估的必要性
（3）操作后：肌力 ≥ 3 级，行主动运动指导；肌力 < 3 级，行被动运动指导
（4）健康管理：告知患者及家属肌力的异常不仅标志着肌肉本身的功能异常，还提示着支配该肌肉的神经功能异常，格林巴利具有四肢对称性迟缓性无力的发病特点，肌力评估可以动态评估患者的病情进展，鼓励患者放松心情，配合医护人员进行肌力评估，积极面对疾病，主动参与康复训练</td></tr>
<tr><td>3. 床上主 / 被动运动训练指导技术
（1）操作前：查看四肢静脉彩超结果及医嘱开立，挂“运动指导单”
（2）操作中：肩、肘、腕、髋、膝、踝关节训练，根据患者耐受程度决定训练频次，至少 2 次 /d。观察患者有无心率、呼吸加快等情况，询问患者主诉
（3）操作后：评估患者掌握情况
（4）健康管理：告知患者及家属床上主 / 被动运动训练指导可预防深静脉血栓及肌肉萎缩的发生，促进神经肌肉的恢复，为后期步行训练提供基础，鼓励患者卧床期间在不疲劳的状态下可多行床上训练，格林巴利综合征恢复过程长，需要数周或数月，家属需要理解和关心患者，督促患者坚持运动锻炼</td></tr>
</table>

续表

情景插入	1. 误吸
	2. 呼吸机相关性肺炎

【情景处置护理风险清单】

（一）误吸风险清单

风险点：窒息	
风险人群：吞咽障碍、人工气道患者	
预防要点：	完成情况
1. 床头抬高 30°～45°；翻身前查看口腔分泌物，吸引口腔和声门上分泌物再进行体位改变	是□否□
2. 严格吸痰操作流程，吸痰顺序为声门下—口腔—气道	是□否□
3. 插管后每 4h 检测气囊压力，气囊压保持在 25～30cmH_2O	是□否□
4. 每 4h 回抽胃内容物，胃内容物≥ 250ml 时暂停胃肠喂养 2～8h，避免潴留	是□否□
5. 指导患者配合呼吸机通气模式，避免人机对抗	是□否□
6. 告知患者及家属如患者出现呼吸不畅等症状，应立即告知医护人员	是□否□
识别要点：	完成情况
7. 人机对抗、剧烈呛咳、发绀、喘鸣、呼吸困难、窒息、心搏骤停	是□否□
8. 气道内吸出胃内容物或在痰培养中发现胃内容物	是□否□
紧急处理要点：	完成情况
8. 立即采取侧卧位，头低足高，同时通知医生	是□否□
9. 清除口鼻及呼吸道误吸物，吸氧	是□否□
10. 叩拍背部，必要时负压吸引	是□否□
11. 遵医嘱协助医生给予气管插管等紧急处理，并做好护理记录	是□否□

（二）呼吸机相关性肺炎风险清单

风险点：肺部感染	
风险人群：机械通气患者	
预防要点：	完成情况
1. 床头抬高 30°～45°，每 2～4h 翻身叩背 1 次，使用氯己定漱口液，口腔护理 3 次 /d	是□否□
2. 每 4h 检测 1 次气囊压力，控制气囊压力在 25～30cmH_2O	是□否□
3. 积水杯大于 1/2 时及时倾倒呼吸机管路冷凝水，集水瓶处于低位	是□否□
4. 进行误吸筛查和风险评估、肠内营养耐受性评估，常规执行气囊下声门吸引	是□否□
5. 院感防控：手卫生、周围环境及物表每日擦拭 3 次，呼吸机管路有肉眼可见的血迹及污染应及时更换	是□否□
6. 医护每日评估拔管指征，尽早撤机和拔管	是□否□

续表

识别要点：	完成情况
7. 全身性感染的征象（发热、白细胞数改变）、痰液性状改变以及病原体检出	是□否□
8.CT 示新近出现的或渐进性发作的肺部渗出	是□否□
紧急处理要点：	完成情况
9. 动态监测患者体温变化，体温≥ 38.5℃给予物理降温，同时通知医生	是□否□
10. 按需吸痰，体位引流	是□否□
11. 遵医嘱给予对症处理，记录	是□否□

八、脑梗死（介入术后）相关护理技能案例

【情景案例】

病例	李某，男，65 岁，因“言语含糊伴右侧肢体无力 14d”于 9 月 14 日入院。既往史：高血压病 5 年。查体：体温 36.6℃，脉搏 78 次 /min，呼吸 19 次 /min，血压 168/98mmHg，神志清楚，双侧瞳孔等大等圆，直径 2.5mm，对光反射灵敏；左侧肢体肌力 5 级，右侧肢体肌力 3 级。入院诊断：脑梗死。患者于 9 月 17 日 12：30 经右侧股动脉穿刺行全脑血管造影术＋左侧大脑中动脉支架植入术返回病房，13：10 诉头痛，疼痛评分 5 分。心电监护测血压 189/102mmHg，心率 62 次 /min，呼吸 17 次 /min，遵医嘱予以 0.9% 氯化钠 50ml ＋乌拉地尔 50mg，以 3ml/h 静脉泵入
分析	【护理诊断】 1. 存在的护理诊断 （1）急性疼痛：头痛，疼痛评分 5 分，与颅内压增高有关 （2）躯体移动障碍：左侧肌力 5 级，右侧肌力 3 级，与运动神经元受损引起的运动功能下降有关 （3）部分自理能力缺陷：Barthel 评分 15 分，与右侧肌力 3 级，术后卧床有关 2. 潜在的护理诊断 （1）有出血的危险：与术中使用抗凝药物有关 （2）有脑疝的危险：与颅内压增高有关 【涉及操作】 术后交接评估技术、肌力的评估技术、瞳孔观察技术
用物准备	手电筒、瞳孔观察尺等

续表

<table>
<tr><td rowspan="3">专科要点</td><td>1. 术后交接评估技术
（1）操作前：进行血栓、Braden、Morse、管道、Barthel 指数、疼痛评分，从意识、瞳孔、肌力、生命体征、气道、切口敷料、管道、皮肤、右下肢皮温、双下肢足背动脉搏动、用药、记录等进行交接
（2）操作中：血压控制在 120 ～ 140/70 ～ 90mmHg，血氧饱和度 95% 以上；肌力：左侧肢体肌力 5 级，右侧肢体肌力≥ 3 级，双侧瞳孔是否等大等圆，对光反射是否灵敏；穿刺点敷料有无渗血、渗液，压迫器是否松紧适宜，双下肢皮温是否正常，足背动脉两侧是否一致；药物：乌拉地尔配置时间、剂量、泵入速度
（3）操作后：定时巡视，观察病情并做好记录
（4）健康管理：告知患者为保证治疗效果，防止术后因肢体不自主运动，造成穿刺处压迫器移位，出现出血或假性动脉瘤，右下肢需使用约束带制动 8h，绝对卧床 24h，制动期间护理人员每小时观察穿刺点压迫器松紧，每 2h 松解压迫器一圈，每 30min 数足背动脉搏动，共 6 次。若患者出现头痛、肢体无力加重或右下肢疼痛、敷料移位等不适或需要协助翻身时，及时告知医护人员</td></tr>
<tr><td>2. 肌力的评估技术
（1）操作前：评估患者意识及配合程度
（2）操作中：指导患者配合口令，配合完成四肢肌肉收缩 / 平移 / 上抬 / 对抗阻力动作。告知肌力评估结果及动态评估的必要性
（3）操作后：上肢肌力≥ 3 级，行主动运动指导；肌力< 3 级，行被动运动指导；右下肢术后 8h 制动期内行踝泵运动，8h 后根据肌力等级给予运动指导
（4）健康管理：告知患者支架植入术后，有出血或者再梗死的风险，肌力的评估可以协助医护人员判断病情进展，若患者发现肢体肌力较前下降，及时告知医护人员</td></tr>
<tr><td>3. 瞳孔观察技术
（1）操作前：评估患者意识及配合程度，解释检查目的
（2）操作中：电筒光源从眉心迅速移向瞳孔，观察患者瞳孔大小是否一致、光反射灵敏程度
（3）操作后：记录，告知医生瞳孔情况
（4）健康管理：告知患者家属，瞳孔的观察是脑血管患者病情观察的重要内容，对于颅脑病变的患者，可以判断颅内病变的部位。动态、及时、有效地观察瞳孔的变化，可以发现疾病的先兆，有效地预防并发症的发生</td></tr>
<tr><td rowspan="2">情景插入</td><td>1. 脑疝</td></tr>
<tr><td>2. 脑血管介入术后假性动脉瘤</td></tr>
</table>

【情景处置护理风险清单】

（一）脑疝风险清单

风险点：呼吸心搏骤停、死亡	
风险人群：脑血管疾病	
预防要点：	完成情况
1. 床头抬高 30° ～ 45°，头偏向一侧	是□否□
2. 严密观察患者的生命体征变化、意识瞳孔变化	是□否□

续表

3. 避免诱发脑疝的因素：输液过快、搬动不当	是□否□
识别要点：	完成情况
4. 意识改变：嗜睡、昏睡以至昏迷，对外界刺激反应迟钝或消失。瞳孔变化：双侧瞳孔不等大，光反射消失。高颅压症状：剧烈头痛、喷射性呕吐、烦躁不安。生命体征紊乱：早期血压升高、呼吸深慢、脉搏慢而有力，继而出现血压下降、呼吸浅促、脉搏细速，最终出现呼吸心搏骤停	是□否□
紧急处理要点：	完成情况
5. 建立静脉通路，同时通知医生，遵医嘱给予脱水剂、利尿剂、糖皮质激素，迅速降低颅内压	是□否□
6. 保持呼吸道通畅、给氧，避免呕吐物引起的窒息。密切观察患者瞳孔大小、对光反射的变化	是□否□
7. 心搏骤停者立即给予心肺复苏	是□否□
8. 遵医嘱协助医生做好气管插管或气管切开准备，并做好护理记录	是□否□

（二）脑血管介入术后假性动脉瘤风险清单

风险点：血管破裂、压迫周围神经、血栓栓塞、皮下组织坏死	
风险人群：脑血管介入术后患者	
预防要点：	完成情况
1. 向患者宣教术后坚持术侧肢体制动，剧烈咳嗽、打喷嚏时按压穿刺部位	是□否□
2. 巡视，观察穿刺点处压迫器是否松动	是□否□
3. 询问患者穿刺点有无疼痛，观察穿刺部位是否有出血、皮下淤血及血肿形成	是□否□
识别要点：	完成情况
4. 局部疼痛、进行性增大的、搏动性肿块、血流杂音	是□否□
紧急处理要点：	完成情况
5. 用记号笔标识假性动脉瘤的大小，观察假性动脉瘤的大小、硬度、局部皮肤及颜色变化、有无搏动感等，同时通知医生	是□否□
6. 在超声引导下弹力绷带持续加压包扎（能扪及远端动脉搏动），卧床休息 24 ～ 72h	是□否□
7. 每班测量两大腿的周径，观察穿刺侧足背或胫后动脉搏动情况，穿刺侧下肢皮肤的色、温觉的变化	是□否□
8. 压迫无效，遵医嘱协助医生给予紧急处理，并做好护理记录	是□否□

九、自身免疫性脑炎相关护理技能案例

【情景案例】

<table>
<tr><td>病例</td><td>张某，女，26 岁，因“精神行为异常伴发作性抽搐 3d”收入院。既往身体健康。查体：体温 37.1℃，脉搏 112 次 /min，呼吸 23 次 /min，血压 120/70mmHg，患者目前神志模糊，双侧瞳孔直径 3mm，对光反射迟钝，患者四肢阵发性抽搐，四肢强直，肌力检查不配合，可见自主活动。查看病史，完善头部磁共振及脑脊液检查后诊断为“自身免疫性脑炎”。医嘱给予咪达唑仑 3ml/h 静脉泵入，留置胃管，持续能全力 50ml/h 胃管内泵入；留置导尿；RASS 评分 1 分，管路评分为 20 分，Padua 评分 5 分，Braden 评分 9 分</td></tr>
<tr><td>分析</td><td>【护理诊断】
1. 存在的护理诊断
（1）有受伤的危险：神志模糊，阵发性抽搐，与癫痫发作时不受控制的强直性阵挛有关
（2）清理呼吸道无效：RASS 评分 1 分，与患者镇静，无法自主咳嗽、排痰有关
2. 潜在的护理诊断
（1）有误吸的危险：与患者癫痫发作时口咽分泌物增多、使用肠内营养制剂有关
（2）有深静脉血栓的危险：Padua 评分 5 分，与患者镇静卧床有关
（3）有皮肤完整性受损的危险：Braden 评分 9 分，与使用镇静剂，被迫不能活动有关
【涉及操作】
经口 / 鼻吸痰技术、瞳孔观察技术、保护性约束技术</td></tr>
<tr><td>用物准备</td><td>负压吸引装置 1 套、吸痰管、灭菌用水、治疗碗、听诊器、纱布；手电筒、瞳孔观察尺；约束带、约束手套等</td></tr>
<tr><td rowspan="2">专科要点</td><td>1. 经口 / 鼻吸痰技术
（1）操作前：评估血氧饱和度及呼吸频率，将患者头部偏向一侧；关闭肠内营养液
（2）操作中：调高氧流量至 8 ～ 10L/min；动作轻柔，避免诱发癫痫发作
（3）操作后：清洁患者口鼻腔残余分泌物；动态监测血氧饱和度，每小时记录
（4）健康管理：告知患者家属，癫痫发作时，患者口咽分泌物增多，如发现患者口鼻处有分泌物时，应立即将患者头部偏向一侧，同时按铃通知医护人员，防止患者发生误吸</td></tr>
<tr><td>2. 瞳孔观察技术
（1）操作前：评估患者意识、是否处于癫痫发作期、镇静药物的使用剂量及 RASS 评分
（2）操作中：电筒光源从眉心迅速移向瞳孔，观察患者瞳孔大小、光反射及瞳孔位置
（3）操作后：记录，告知医生瞳孔情况
（4）健康管理：告知患者家属，患者使用镇静药物时，瞳孔的大小及光反应可以反映患者镇静的程度，每小时观察瞳孔的变化，便于医护人员了解患者的病情变化，调整镇静药物的用量，若发现患者瞳孔向一侧凝视，迅速通知医护人员</td></tr>
</table>

续表

专科要点	3. 保护性约束技术 （1）操作前：评估患者意识、病情、RASS 评分、疼痛、肌力分级、管道数目、导管危险级别，确定约束分级；护患沟通，签署知情同意书 （2）操作中：使用棉垫或小毛巾保护约束部位皮肤，约束带套在棉垫外后系于两侧床缘 （3）操作后：评估约束带松紧是否适宜 （4）健康管理：告知患者家属需长期约束患者，约束带每 2h 松解 1 次，间歇 15 ～ 30min。翻身或搬动患者时，应松开约束带。松开期间应做好看护，防止发生意外。遇到约束部位皮肤苍白、发绀、麻木刺痛时，应松解约束带并局部按摩。约束带不宜长期使用，病情稳定后及时解除
情景插入	1. 保护性约束技术风险
	2. 肠内营养输注风险

【情景处置护理风险清单】

（一）保护性约束技术风险清单

风险点：皮肤损伤、疼痛	
风险人群：躁动不安、意识障碍患者	
预防要点：	完成情况
1. 遵医嘱进行保护性约束，与患者家属充分沟通并签订保护性约束知情同意书	是□否□
2. 根据约束评估量表选择合适约束工具及约束方法，并动态评估调整约束等级。必要时遵医嘱予以镇静剂	是□否□
3. 每 2h 松解约束带，评估约束部位的皮肤状况，严格交接班	是□否□
识别要点：	完成情况
4. 皮肤擦伤、压力性损伤；皮肤发绀、肿胀、感觉麻木、疼痛；关节脱位、骨折	是□否□
紧急处理要点：	完成情况
5. 立即松解约束，评估约束部位损伤情况，同时告知医生、护士长	是□否□
6. 评估疼痛是否存在关节脱位或骨折等并发症，发现异常暂停活动，请相关科室处理；皮肤损伤行换药处理；皮肤未损伤予以赛肤润涂抹	是□否□
7. 活动肢体，促进血液回流，肿胀者予以 50% 硫酸镁湿敷，局部坏死者请外科医生协助处理	是□否□
8. 书写护理记录	是□否□

（二）肠内营养输注风险防范清单

护理风险点：误吸、输注途径错误、堵管	
风险人群：重度营养不良患者	
操作要点：	完成情况
1. 抬高床头 30° ～ 45° （颈椎、胸椎、腰椎损伤除外）	是□否□
2. 选择正确的输注管道（鼻胃管、鼻肠管、胃造口管、空肠造口管、三腔喂养管等）	是□否□
3. 单独使用输注架，挂“肠内营养”标识；禁止与输液用的挂钩混用	是□否□
4. 每 24 ～ 48h 更换固定胶布，出现潮湿、松动、卷边等，及时更换	是□否□
5. 输注前后用 20 ～ 30ml 温开水进行脉冲式冲管，持续输注的每 4h 冲管 1 次	是□否□

续表

6. 根据医嘱及患者肠内营养耐受情况调节输注速度	是□否□
7. 导管堵塞时用 10ml 注射器反复向外抽吸，必要时遵医嘱使用药物疏通。禁止直接插入导丝疏通导管	是□否□
8. 导管意外脱出，立即通知医生，协助处理，上报不良事件	是□否□

十、脑梗死（静脉溶栓）相关护理技能案例

【情景案例】

病例	杨某，男，76 岁，因“右侧肢体无力、言语不能伴右侧口角㖞斜半小时”收入院。既往有高血压、糖尿病、窦性心动过速史。查体：体温 36.2℃，脉搏 87 次 /min，呼吸 18 次 /min，血压 160/98mmHg，血氧饱和度 98%，随机血糖 8.7mmol/L，神志清楚，双侧眼球向左凝视，双侧瞳孔 3mm，对光反射存在，左侧上下肢肌力 5 级，右侧上下肢肌力 1 级，右侧巴氏征阳性，急行头颅 CT 未见出血，CTA 示左侧大脑中动脉 M1 段闭塞。诊断：急性脑梗死。立即行阿替普酶静脉溶栓治疗
分析	【护理诊断】 1. 存在的护理诊断 （1）语言沟通障碍：言语不能，与语言中枢损伤有关 （2）躯体移动障碍：右侧上下肢肌力 1 级，与锥体束损伤致肢体瘫痪有关 2. 潜在的护理诊断 （1）有溶栓后出血的危险：与溶栓药物的使用、梗死面积有关 （2）有脑疝的危险：与大面积脑梗死有关 【涉及操作】 心电监测技术、静脉溶栓治疗技术、交接及评估
用物准备	心电监护仪、电极片、治疗盘（三联瓶架、碘附、棉签、一次治疗巾、止血带、弯盘、棉签）、注射器、阿替普酶药物、微量泵、静脉溶栓记录单、手电筒、瞳孔测量尺等
专科要点	1. 心电监测技术 （1）操作前：评估仪器状态，查看时间是否与北京时间一致，评估患者胸前皮肤是否完好，有无安装心脏起搏器 （2）操作中：放置电极片时应避开伤口、瘢痕、中心静脉插管、起搏器及电除颤部位，血压袖带避开动静脉置管。查看波形并调整好导联；评估患者生命体征，正确设置报警界限；勿在同一侧肢体监测血压及血氧饱和度 （3）操作后：按分级护理及病情查看患者，动态评估患者心率、血压、呼吸、血氧饱和度，异常情况及时告知医生处理。勿关闭报警提示音 （4）健康管理：告知患者及家属在监护仪附近避免使用手机，翻身时避免导联线打折、缠绕，告知患者及家属若患者出现意识障碍、血压升高等情况，随时告知医护人员

续表

<table>
<tr><td rowspan="2">专科要点</td><td>2. 静脉溶栓治疗技术
（1）操作前：评估患者体重，计算溶栓药物阿替普酶使用剂量，总量（mg）= 体重（kg）× 0.9，医生审核无误
（2）操作中：先将阿替普酶总量的 10% 静脉推注，1min 内推完，剩余剂量 1h 持续泵入
（3）操作后：观察患者有无意识改变、牙龈及皮肤黏膜出血、呕血、血尿等
（4）健康管理：告知患者如有牙龈及皮肤黏膜出血、胃肠道反应，或寒战、高热、皮疹等过敏情况，及时通知护士</td></tr>
<tr><td>3. 交接与评估
（1）操作前：从神志、瞳孔、心率、血压、血氧饱和度、皮肤、用药等进行交接班
（2）操作中：观察患者意识有无加深、瞳孔有无变化，生命体征维持在心率 60 ～ 100 次 /min，收缩压 90 ～ 160mmHg，血氧饱和度 95% 及以上；皮肤交接，查看皮肤有无压力性损伤、淤血、发绀；评估阿替普酶用量、通路情况
（3）操作后：评估意识及瞳孔变化、GCS 评分、肌力评估、语言评估
（4）健康管理：指导患者行床上主 / 被动运动训练；指导患者按时、按量服药，注意观察有无血尿、黑便、牙龈及皮肤黏膜出血等表现，如有，及时告知医护人员处理</td></tr>
<tr><td rowspan="2">情景插入</td><td>1. 静脉注射阿替普酶</td></tr>
<tr><td>2. 急性过敏性休克</td></tr>
</table>

【情景处置护理风险清单】

（一）静脉注射阿替普酶风险清单

<table>
<tr><td colspan="2">风险点：脑出血、消化道出血</td></tr>
<tr><td colspan="2">风险人群：急性缺血性脑卒中静脉溶栓患者</td></tr>
<tr><td>预防要点：</td><td>完成情况</td></tr>
<tr><td>1. 患者病情符合用药指征</td><td>是□否□</td></tr>
<tr><td>2. 观察患者生命体征和神志瞳孔的变化</td><td>是□否□</td></tr>
<tr><td>3. 避免所有侵入性操作，如导尿、上胃管、吸痰、动静脉采血等</td><td>是□否□</td></tr>
<tr><td>4. 嘱患者卧床休息 24h，减少活动</td><td>是□否□</td></tr>
<tr><td>识别要点：</td><td>完成情况</td></tr>
<tr><td>5. 患者有瞳孔意识改变、呕血、血尿、牙龈及皮肤黏膜出血</td><td>是□否□</td></tr>
<tr><td>紧急处理要点：</td><td>完成情况</td></tr>
<tr><td>6. 如出现牙龈及皮肤黏膜等少量出血，可以对症观察，严密监测生命体征和神志瞳孔变化，有异常立即通知医生</td><td>是□否□</td></tr>
<tr><td>7. 如出现脑出血、消化道等大出血，应立即停止阿替普酶溶栓治疗，协助医生复查头颅 CT</td><td>是□否□</td></tr>
<tr><td>8. 遵医嘱给予降颅内压、止血、补液等紧急处理，必要时行外科手术治疗，并做好护理记录</td><td>是□否□</td></tr>
</table>

（二）急性过敏性休克风险清单

风险点：休克、呼吸心搏骤停	
风险人群：过敏性体质者、药物过敏患者、严重哮喘患者	
预防要点：	完成情况
1. 询问既往药物过敏史，备药物过敏急救盒	是□否□
2. 告知患者用药过程中出现胸闷、气促、呼吸困难、面色苍白，及时告知医护人员	是□否□
识别要点：	完成情况
3. 皮肤瘙痒、皮疹、胸闷、气促、呼吸困难、血压低于 80/50mmHg	是□否□
紧急处理要点：	完成情况
4. 立即取平卧位，夹闭输液管路，更换生理盐水及输液器，同时立即通知医生	是□否□
5. 持续心电监护及氧气吸入，每 15 ～ 30min 监测生命体征变化	是□否□
6. 遵医嘱使用肾上腺素等药物，积极配合做好心肺复苏等紧急处理，做好护理记录	是□否□

十一、癫痫相关护理技能案例

【情景案例】

病例	王某，男，40 岁，因早晨 7 时许突发意识丧失，伴四肢僵直抽搐、口吐白沫 1h 入院，既往有脑外伤史 3 年。查体：体温 37.2℃，脉搏 86 次 /min，呼吸 22 次 /min，血压 120/75mmHg，神志清楚，双侧瞳孔等大等圆，对光反射存在。入院诊断：癫痫。入院后给予抗癫痫治疗。入院当天 11 时许患者发生意识丧失伴四肢抽搐、双眼向上凝视、口吐白沫、牙关紧闭，告知医生，立即给予 0.9% 氯化钠注射液 40ml ＋咪达唑仑注射液 50mg，以 2ml/h 静脉泵入，心电监护、吸氧，每小时观察神志、瞳孔，间断吸痰
分析	【护理诊断】 1. 存在的护理诊断 （1）有窒息的危险：口吐白沫、牙关紧闭，与癫痫发作时意识丧失、喉痉挛、口腔和气道分泌物增多有关 （2）有受伤的危险：Morse 评分 45 分，与癫痫发作时意识突然丧失、判断力失常有关 2. 潜在的护理诊断 （1）脑水肿：与癫痫反复发作，部分神经元损害出现缺血、缺氧有关 （2）气体交换障碍：与癫痫持续状态、喉头痉挛所致呼吸困难或肺部感染有关 【涉及操作】 瞳孔观察技术、经口 / 鼻吸痰技术、咪达唑仑微量泵入技术
用物准备	治疗盘、负压吸引装置、手电筒、灭菌用水、纱布块、一次性治疗碗、一次性治疗巾、一次性吸痰管、压舌板、口咽通气导管、开口器、微量泵、无菌盘、50ml 注射器、压力延长管、高危药品警示牌、手消毒剂、黄色医疗垃圾桶、外包装桶、锐器盒等

续表

<table>
<tr><td rowspan="3">专科要点</td><td>1. 瞳孔观察技术
（1）操作前：评估患者意识，是否处于癫痫发作期，镇静药物的使用剂量及 RASS 评分
（2）操作中：电筒光源从眉心移向一侧瞳孔中央并迅速离开，观察患者瞳孔大小、对光反射及位置
（3）操作后：按分级护理观察患者意识、瞳孔并记录
（4）健康管理：告知患者家属，患者使用镇静药物时，瞳孔大小及对光反射可以反映患者镇静的程度，医护人员每小时观察瞳孔，便于了解患者的病情变化，调整镇静药物的用量；若发现患者两眼凝视，迅速告知医护人员</td></tr>
<tr><td>2. 经口 / 鼻吸痰技术
（1）操作前：评估患者病情，意识状态，合作程度，生命体征，口、鼻腔有无损伤
（2）操作中：调节氧流量到 5L/min，先吸口、鼻腔分泌物，再吸气道内分泌物，动作轻柔，每次吸痰时间小于 15s，观察患者生命体征、面部及口唇颜色、血氧饱和度情况
（3）操作后：吸痰后予 5L/min 高流量氧气吸入 2 ～ 3min，动态监测血氧饱和度
（4）健康管理：若患者出现呼吸道分泌物增多、呼吸急促、口唇发绀、心率增快，及时告知医护人员</td></tr>
<tr><td>3. 咪达唑仑微量泵入技术
（1）操作前：评估患者神志、瞳孔、血压情况，双人核对患者、药名、剂量，标识“警”字并双签名
（2）操作中：选择粗、直、弹性好的静脉，使用留置针穿刺；0.9% 氯化钠注射液 40ml ＋咪达唑仑注射液 50mg，现配现用，观察用药后有无外渗、穿刺点疼痛、红肿等情况；遵医嘱设置泵入速度为 2ml/h，观察神志、呼吸及血压情况，根据医生目标值血压及时调整泵速；挂高危药品警示牌
（3）操作后：每小时监测神志、瞳孔、血压，根据患者镇静程度和血压波动，遵医嘱动态调整药液泵入速度
（4）健康管理：告知患者及家属不得自行调节泵入速度，输液肢体不要剧烈运动；若患者出现难以唤醒、穿刺点及周围皮肤疼痛、红肿等情况，随时告知医护人员</td></tr>
<tr><td rowspan="2">情景插入</td><td>1. 窒息</td></tr>
<tr><td>2. 咪达唑仑的应用</td></tr>
</table>

【情景处置护理风险清单】

（一）窒息护理风险清单

<table>
<tr><td colspan="2">风险点：窒息</td></tr>
<tr><td colspan="2">风险人群：癫痫患者</td></tr>
<tr><td>预防要点：</td><td>完成情况</td></tr>
<tr><td>1. 按分级护理观察患者意识、呼吸及发作前驱症状（疲乏、麻木、无意识动作）</td><td>是□否□</td></tr>
<tr><td>2. 出现失神、双眼凝视、眼球上翻、呼吸困难，立即平卧，即刻通知医护人员</td><td>是□否□</td></tr>
<tr><td>识别要点：</td><td>完成情况</td></tr>
<tr><td>3. 面部发紫、口唇发绀、呼吸困难、烦躁不安，心率增快，呼吸＞ 35 次 /min，血氧饱和度＜ 90%、心率＞ 100 次 /min</td><td>是□否□</td></tr>
</table>

续表

紧急处理要点：	完成情况
4. 体位：床头抬高 30°，头偏向一侧，松开衣领、裤带（有义齿者取下）	是□否□
5. 使用负压吸引装置清理呼吸道分泌物，保持气道畅通	是□否□
6. 吸氧：予氧气吸入 2 ～ 3L/min	是□否□
7. 观察：每小时观察神志、瞳孔、血压、面部及口唇颜色，动态监测呼吸及血氧饱和度变化并记录	是□否□

（二）咪达唑仑使用风险清单

风险点：呼吸抑制、血压下降	
风险人群：使用咪达唑仑的患者	
临床表现：呼吸浅慢、呼吸节律不规则、呼吸困难、血压逐渐降低至正常值以下	
操作要点：	完成情况
1. 患者病情符合用药指征（癫痫持续状态，收缩压＞ 90mmHg）	是□否□
2. 选择粗、直、弹性好的静脉，使用留置针穿刺建立静脉通道	是□否□
3. 予 0.9% 氯化钠注射液 40ml ＋咪达唑仑注射液 50mg，用微量泵给药，每小时推注 2ml，泵速经第二人核对正确，确认无误后开始输注	是□否□
4. 悬挂高危药品警示卡	是□否□
5. 每小时观察穿刺点及周围皮肤有无疼痛、红肿等情况	是□否□
6. 每 4h 进行 RASS 评分，有变化时动态评估，根据患者病情及 RASS 评分动态调整泵入速度，维持 RASS 在 –2 ～＋ 2 分	是□否□
7. 监测患者血压（90 ～ 140/60 ～ 90mmHg）及呼吸（16 ～ 20 次 /min），镇静过度（对声音、刺激无反应）、血压下降、呼吸减慢至正常值以下等异常情况，及时报告医生	是□否□

十二、急性脊髓炎相关护理技能案例

【情景案例】

病例	雷某，女，55 岁，因“双下肢无力伴麻木 2d，发作性胸闷不适 2h”入院，既往健康情况一般，一周前有上呼吸道感染病史。查体：体温 36.3℃，脉搏 86 次 /min，呼吸 22 次 /min，血压 136/74mmHg，血氧饱和度 93%，神志清楚，双侧瞳孔等大等圆，直径 3mm，对光反射存在，双上肢肌力 5 级，双下肢肌力 2 级。入院诊断：急性脊髓炎。患者于入院次晨 7 时许诉胸部紧缩感，伴咳痰困难、呼吸费力，排尿困难，医嘱予心电监护、吸氧、间断吸痰、留置导尿

续表

<table>
<tr><td rowspan="1">分析</td><td>【护理诊断】
1. 存在的护理诊断
（1）低效性呼吸形态：血氧饱和度 93%，与高位脊髓病变所致呼吸肌麻痹有关
（2）躯体活动障碍：Barthel 评分 30 分，与脊髓病变所致截瘫有关
（3）感知觉紊乱：双下肢肌力 2 级，脊髓病变水平以下感觉缺失，与脊髓损害有关
2. 潜在的护理诊断
（1）有深静脉血栓形成危险：Padua 评分 4 分，与患者使用激素、躯体活动障碍所致长期卧床有关
（2）有皮肤完整性受损的危险：Braden 评分 11 分，营养评分 3 分，与长期卧床、饮食量减少有关
（3）尿路感染：与长期留置导尿管有关
【涉及操作】
心电监测技术、经口 / 鼻吸痰技术、肌力评估技术</td></tr>
<tr><td>用物准备</td><td>心电监护仪、电极片、负压吸引装置、吸痰管、灭菌用水、一次性治疗碗、一次性治疗巾、治疗盘、手消毒剂、黄色医疗垃圾桶、外包装桶、锐器盒等</td></tr>
<tr><td rowspan="3">专科要点</td><td>1. 心电监测技术
（1）操作前：评估仪器状态，查看胸前皮肤是否完好，有无安装心脏起搏器
（2）操作中：电极片避开按压、除颤部位，导线固定妥当；查看波形并调整好导联，设置报警界限；若出现呼吸、心搏骤停，立即予心肺复苏
（3）操作后：监测患者生命体征，心率 60 ～ 100 次 /min，血压 140 ～ 160/90 ～ 100mmHg，呼吸 12 ～ 22 次 /min，血氧饱和度 95% ～ 100%，按分级护理及病情查看心电监护
（4）健康管理：告知患者及家属，若患者出现胸闷、气促、呼吸困难、胸痛等情况，随时告知医护人员</td></tr>
<tr><td>2. 经口 / 鼻吸痰技术
（1）操作前：评估患者病情，意识状态，合作程度，生命体征，口、鼻腔有无损伤
（2）操作中：调节氧流量到 5L/min，先吸口、鼻腔分泌物，再吸气道内分泌物，动作轻柔，每次吸痰时间小于 15s，观察患者生命体征、面部及口唇颜色、血氧饱和度情况
（3）操作后：吸痰后予 5L/min 高流量氧气吸入 2 ～ 3min，动态监测血氧饱和度
（4）健康管理：指导患者及家属翻身叩背、有效咳嗽方法，告知患者叩背利于痰液松动，减少痰液潴留引起的窒息感；若呼吸道分泌物增多，且咳嗽无力伴呼吸困难，应立即告知护士吸痰</td></tr>
<tr><td>3. 肌力的评估技术
（1）操作前：评估患者意识及配合程度
（2）操作中：指导患者配合口令，完成四肢肌肉收缩、平移、上抬、对抗阻力动作；告知肌力评估结果及动态评估的必要性
（3）操作后：查看双下肢彩超结果，若无深静脉血栓，给予肢体主、被动运动指导
（4）健康管理：告知患者及家属急性脊髓炎可引起肢体感觉、运动及大小便功能障碍，鼓励患者积极面对疾病，配合治疗及坚持功能锻炼；由于下肢肌力、感觉异常，严禁用热水泡脚或使用热水袋保暖，以免烫伤</td></tr>
<tr><td rowspan="2">情景插入</td><td>1. 留置导尿尿路相关性感染</td></tr>
<tr><td>2. 压力性损伤</td></tr>
</table>

【情景处置护理风险清单】

（一）留置导尿尿路相关性感染护理风险清单

风险点：留置导尿相关尿路感染	
风险人群：脊髓炎患者	
预防要点：	完成情况
1. 使用 16 号硅胶导尿管，导尿前做好手卫生，严格无菌操作	是□否□
2. 使用清水（生理盐水）清洁会阴部、尿道口、导尿管表面，每日两次；若大便失禁，清洁后用 0.5% 活力碘消毒	是□否□
3. 保持集尿系统密闭性及引流通畅，不夹闭导尿管	是□否□
4. 集尿袋不拖地，不高于膀胱水平，避免尿液回流	是□否□
5. 集尿袋 2/3 满时或转运患者前清空集尿袋中尿液，倒尿前后手卫生	是□否□
6. 每日饮水量＞ 2 000ml	是□否□
7. 按说明书更换尿管，每周更换集尿袋 1 次	是□否□
8. 动态评估病情，尽早拔管	是□否□
识别要点：	完成情况
9. 不明原因的发热，体温超过 38℃、尿培养结果提示白细胞增高、一种及以上细菌生长	是□否□
紧急处理要点：	完成情况
10. 遵医嘱予退热处理，根据尿培养结果使用抗生素	是□否□
11. 监测尿量，重点交接班，关注尿培养及尿常规复查结果	是□否□

（二）压力性损伤护理风险清单

风险点：骶尾部Ⅱ期压力性损伤	
风险人群：急性脊髓炎患者	
预防要点：	完成情况
1. 床头悬挂警示标识	是□否□
2. 睡软垫床	是□否□
3. 体位变换：2 ～ 4h 变换体位，右侧、仰卧、左侧交替进行	是□否□
4. 侧卧位时 30° 倾斜，受压部位以上的背部放楔形枕或软枕 1 个	是□否□
5. 易受压部位预防性外用赛肤润涂抹	是□否□
识别要点：	完成情况
6. 骶尾部皮肤呈红色，压之不褪色，表面可见完整性小水疱	是□否□
紧急处理要点：	完成情况
7. 立即采取侧卧位，避免继续受压	是□否□
8. 消毒创面，覆盖银离子无菌敷料，根据皮肤愈合情况动态调整更换频次	是□否□
9. 重点交接班，关注人血白蛋白结果，动态进行营养评估	是□否□

第五章　泌尿与生殖系统疾病临床护理技能案例

一、尿毒症合并腹膜炎相关护理技能案例

【情景案例】

病例	杨某，女，60 岁，因维持性腹透 9 年余，乏力、纳差 10 余天，于 10 月 11 日收入院。入院诊断：尿毒症、维持性腹膜透析。既往有肾功能衰竭病史。遵医嘱给予护胃、改善循环等治疗，10 月 14 日突发剧烈腹痛，腹透液浑浊，血压 75/48mmHg，心率 52 次 /min，医嘱给予心电监护、5% 葡萄糖 30ml ＋多巴胺 200mg 以 3ml/h 静脉泵入、腹膜透析冲管治疗，疼痛评分 4 分、Morse 评分 45 分、血栓风险评估 2 分、Braden 评分 18 分
分析	【护理诊断】 1. 存在的护理诊断 （1）周围组织灌注不足：心率 52 次 /min，血压 75/40mmHg，与感染性休克有关 （2）疼痛：疼痛评分 4 分，与腹膜炎刺激有关 2. 潜在的护理诊断 （1）有代谢性脑病的危险：与使用抗生素药物有关 （2）有腹膜透析管路污染的危险：与操作不当有关 【涉及操作】 心电监测技术、多巴胺微量泵入技术、腹膜透析操作技术
用物准备	心电监护仪、电极片、纱布、微量泵、治疗盘（三联瓶架、碘附、棉签、止血带）、无菌盘（无菌治疗巾、无菌卡、阿托品注射液、多巴胺注射液）、压力延长管、50ml 注射器、高危药品警示牌、医疗垃圾桶、生活垃圾桶、锐器盒、手消毒剂、腹透液、蓝夹子、弹簧秤、无菌纱布、纸胶布、碘附帽等
专科要点	1. 心电监测技术 （1）操作前：评估仪器状态，查看时间是否与北京时间一致，评估患者胸前皮肤是否完好，有无安装心脏起搏器 （2）操作中：放置电极片时应避开伤口、瘢痕、中心静脉插管、起搏器及电除颤部位，血压袖带避开动静脉置管。查看波形并调整好导联；评估患者生命体征，正确设置报警界限；勿在同一侧肢体监测血压及血氧饱和度 （3）操作后：按分级护理及病情查看患者，动态评估患者心率、血压、呼吸、血氧饱和度，异常情况及时告知医生处理。勿关闭报警提示音 （4）健康管理：告知患者及家属在监护仪附近避免使用手机，翻身时避免导联线打折、缠绕，告知患者及家属若患者出现胸闷、胸痛及心慌等情况，随时告知医护人员

续表

<table>
<tr><td rowspan="2">专科要点</td><td>2. 多巴胺微量泵入技术
（1）操作前：评估患者血压情况，双人核对患者、药名、剂量，标识“警”字并双签名
（2）操作中：选择粗、直、弹性好的静脉，使用留置针穿刺；药液现配现用，连续使用不超过72h，观察用药后有无外渗及皮肤发白等静脉炎情况；遵嘱设置泵速，观察血压情况，根据医生设定的目标值血压及时调整泵速
（3）操作后：每小时监测 1 次血压的变化，严禁直接拔针或直接推注射封管液
（4）健康管理：告知患者及家属不得自行调节，预防性外用多磺酸黏多糖涂抹穿刺点周围的皮肤，如有穿刺处疼痛及发白、心慌、胸闷等情况，随时告知医护人员</td></tr>
<tr><td>3. 腹膜透析操作技术
（1）操作前：评估患者腹膜透析导管及导管口周围情况
（2）操作中：将患者的腹透管与双联系统连接（5 步法），将患者腹腔废液引流，排空管路中的气体，将腹透液灌入患者腹腔内，将双联系统与患者分离，严格无菌操作。注意观察患者有无不适、腹膜透析液引流及灌注是否通畅，引流液的颜色、性质、引流量是否正常
（3）操作后：观察废液袋颜色及性状，并称重；记录超滤量及尿量
（4）健康管理：指导患者学会观察腹透液的颜色及性状，做好腹膜透析相关健康教育</td></tr>
<tr><td rowspan="3">情景插入</td><td>1. 多巴胺使用风险</td></tr>
<tr><td>2. 透析患者代谢性脑病</td></tr>
<tr><td>3. 腹膜透析管路污染</td></tr>
</table>

【情景处置护理风险清单】

（一）多巴胺使用风险清单

<table>
<tr><td colspan="2">护理风险点：外渗引起局部坏死、引起血压及心率改变</td></tr>
<tr><td colspan="2">风险人群：使用多巴胺的患者</td></tr>
<tr><td>操作要点：</td><td>完成情况</td></tr>
<tr><td>1. 首选中心静脉（PICC、CVC）输注，如无中心静脉置管，从外周输注时应向患者及家属告知风险，并签署风险告知书，同时选择粗、直、弹性好的血管建立静脉通道</td><td>是□否□</td></tr>
<tr><td>2. 悬挂高危药品警示卡</td><td>是□否□</td></tr>
<tr><td>3. 每 30 ～ 60min 观察穿刺部位有无外渗，有无静脉走向发白等异常情况</td><td>是□否□</td></tr>
<tr><td>4. 监测患者的血压（90 ～ 140/60 ～ 90mmHg）及心率（60 ～ 100 次 /min），如有异常，及时报告医生</td><td>是□否□</td></tr>
<tr><td>5. 持续用药时，预防性外用多磺酸黏多糖，每班更换注射部位，采用双泵更换流程续泵，换泵过程中不得中断用药，以免引起血压及心率波动</td><td>是□否□</td></tr>
<tr><td>6. 用药结束后，先用维持液体缓慢冲管，再封管</td><td>是□否□</td></tr>
</table>

（二）透析患者代谢性脑病风险防范及处置清单

<table>
<tr><td colspan="2">风险点：意识模糊、自残、自杀</td></tr>
<tr><td colspan="2">风险人群：未规律透析、未遵医嘱自行服用抗生素的代谢性脑病患者</td></tr>
<tr><td>预防要点：</td><td>完成情况</td></tr>
</table>

续表

1. 宣教患者避免感染，遵医嘱服用抗生素	是□否□
2. 遵医嘱规律透析，不能自行更改透析方案	是□否□
3. 对于透析不充分及长期服用抗生素的患者注意观察患者神志情况	是□否□
4. 识别高风险人群，做好心理护理及交接班	是□否□
识别要点：	完成情况
5. 意识障碍，严重可能出现昏迷	是□否□
紧急处置要点：	完成情况
6. 如发现患者出现代谢性脑病的症状，应立即报告医生	是□否□
7. 观察：每小时观察患者心率、呼吸、血压、神志等情况并做好记录，监测尿量及 24h 出入量，注意患者的动态，预防患者出现自残、自杀等情况	是□否□
8. 立即给予患者加强透析，可行腹膜透析 APD 或血液透析 CRRT 治疗	是□否□
9. 如患者烦躁不安，不能配合，与家属沟通同意后可行约束带约束患者	是□否□

（三）腹膜透析管路污染风险清单

护理风险点：腹膜透析换液操作过程中管路被污染	
风险人群：进行腹膜透析操作的人员（患者及医务人员）	
预防要点：	完成情况
1. 连接管路：按操作规范连接管路，确保管路连接紧密，避免牵扯管路	是□否□
2. 分离管路：换液完毕，确保“三关”，分离管路后快速、准确、紧密盖上碘附帽	是□否□
3. 告知患者及其家属无菌操作及规范操作的重要性，操作考核后才能独立操作	是□否□
识别要点：	完成情况
4. 腹透管路被污染	是□否□
紧急处理要点：	完成情况
5. 如操作过程中发生腹膜透析管路污染，因立即盖上新的碘附帽 10 min，再次更换碘附帽，重复上述操作 3 遍，如污染严重，及时更换患者的外接短管	是□否□

二、尿毒症合并高血压相关护理技能案例

【情景案例】

病例	陈某，女，63 岁，因血肌酐升高 4 年余，间断双下肢水肿 1 年余，加重 1 周，于 10 月 9 日收入院。入院诊断：高钾血症、肾性贫血、慢性肾衰竭。既往有高血压，实验室检查示：肌酐 417μmol/L，血红蛋白 86g/L，血钾 5.8mmol/L。医嘱给予吸氧、降钾治疗，于 10 月 10 日行右前臂动静脉内瘘手术，术后返回病房予以心电监测，体温 36.2℃，心率 84 次 /min，呼吸 18 次 /min，血压 156/86mmHg，血氧饱和度 98%，Morse 评分 45 分，疼痛评分 2 分，行内瘘功能锻炼健康宣教

续表

分析	【护理诊断】 1. 存在的护理诊断 （1）水、电解质、酸碱平衡失调：血钾 5.8mmol/L，与疾病有关 （2）有皮肤完整性受损的危险：间断双下肢水肿 1 年余，与皮肤水肿、机体抵抗力下降有关 2. 潜在的护理诊断 （1）有出血的危险：与贫血、手术有关 （2）有跌倒的危险：Morse 评分 45 分，与贫血、高血压有关 （3）有失用综合征的危险：与内瘘肢体手术有关 【涉及操作】 术后交接与评估技术、心电监测技术、动静脉内瘘功能锻炼指导技术
用物准备	心电监护仪、电极片、生理盐水或 75% 乙醇、纱布、治疗车、手消毒剂等
专科要点	1. 术后交接与评估技术 1）操作前：从心率、血压、血氧饱和度、手术伤口处皮肤及敷料进行交接 2）操作中 （1）心率 60 ～ 100 次 /min，血压 90 ～ 160mmHg，血氧饱和度 95% 及以上 （2）手术伤口皮肤及敷料：术侧肢体远端皮色、皮温，有无疼痛，手术伤口有无渗血、渗液、肿胀 3）操作后：动态评估疼痛评分、Morse、Barthel 指数、血栓评分，书写护理记录单 4）健康管理：指导患者及家属行早期动静脉内瘘功能锻炼；若疼痛明显，遵医嘱使用止疼药
	2. 心电监测技术 （1）操作前：评估仪器状态，查看时间是否与北京时间一致，评估患者胸前皮肤是否完好，有无安装心脏起搏器 （2）操作中：放置电极片时应避开伤口、瘢痕、中心静脉插管、起搏器及电除颤部位，血压袖带避开动静脉置管。查看波形并调整好导联；评估患者生命体征，正确设置报警界限；勿在同一侧肢体监测血压及血氧饱和度 （3）操作后：按分级护理及病情查看患者，动态评估患者心率、血压、呼吸、血氧饱和度，异常情况及时告知医生处理。勿关闭报警提示音 （4）健康管理：告知患者及家属在监护仪附近避免使用手机，翻身时避免导联线打折、缠绕，告知患者及家属若患者出现胸闷、胸痛及心慌等情况，随时告知医护人员
	3. 动静脉内瘘功能锻炼指导技术 1）操作前：评估患者术侧肢体有无渗血、渗液、肢体肿胀、疼痛等情况 2）操作中 （1）术后 24h 内：抬高术侧肢体（平卧时内瘘侧肢体抬高 30° 以上，坐位或站立时将肢体悬吊与心脏平行，促进静脉回流，减轻内瘘侧手臂肿胀） （2）术后 24h 后：弹钢琴运动、对指运动 （3）术后 3 ～ 7d：握拳运动、腕部关节运动 （4）术后 2 周及拆线后患者：屈肘运动、术侧手捏橡皮圈 3）操作后：指导患者每天检查动静脉内瘘是否通畅 4）健康管理：禁止在内瘘侧肢体测量血压、抽血及输液治疗，保持手术创面清洁干燥，预防感染。避免内瘘侧肢体受压、负重、戴手表，勿穿紧袖衣服，避免碰撞等外伤

续表

情景插入	1. 肾衰竭高钾血症
	2. 患者科内转运交接风险
	3. 透析患者跌倒预防

【情景处置护理风险清单】

（一）肾衰竭高钾血症风险清单

护理风险点：肾衰竭高钾血症致患者心搏骤停	
风险人群：肾衰竭患者及透析患者	
预防要点：	完成情况
1. 宣教患者避免摄入含钾高的药物及食物	是□否□
2. 规律透析，保证透析的充分性	是□否□
3. 积极预防感染和监测电解质	是□否□
识别要点：	完成情况
4. 四肢麻木、肌肉酸痛、恶心、呕吐、心悸、胸闷、疲乏、呼吸困难；血钾值大于 5.5mmol/L；心电图特征：ST 段压低，T 波高尖，QT 间期缩短	是□否□
紧急处置要点：	完成情况
5. 给予心电监测和吸氧	是□否□
6. 遵医嘱给予降钾药物	是□否□
7. 透析：血钾大于 6.5mmol/L 时做好急诊透析前准备，无血液透析通路的协助插管	是□否□
8. 高钾致心搏骤停患者，立即行心肺复苏和转 ICU 治疗	是□否□

（二）患者科内转运交接清单

护理风险点：科内转运交接处置不当导致患者发生病情变化	
风险人群：透析患者、CRRT 患者、置管患者、内瘘手术患者、肾穿刺患者	
预防要点：	完成情况
1. 管床医生开立手术及转运医嘱	是□否□
2. 执行医嘱后通知责任护士，责任护士通知患者及家属	是□否□
3. 测量生命体征，医护共同评估患者病情，转运风险为一级、二级的由医护共同转运，转运风险为三级的由责任护士负责转运	是□否□
4. 责任护士检查转运装备：氧气筒或氧气袋余氧、监护仪 / 微量泵电池电量、转运箱内用物能满足转运需求	是□否□
5. 转运途中：监护仪放于头侧床上，微量泵放置于泵液侧床上，引流袋放在两腿间，氧气钢瓶放置于床尾，转运箱放于床一侧	是□否□
6. 责任护士位于患者头侧，观察面色、生命体征、监护、治疗、各种管路等情况	是□否□
7. 责任护士将患者转运至指定地点，将患者安置妥当，仪器设备处于正常工作状态，对患者病情、药物及皮肤进行交接	是□否□

（三）透析患者跌倒预防措施落实清单

护理风险点：跌倒坠床风险	
风险人群：透析的跌倒高危患者	
操作要点：	完成情况
1. 执行预防跌倒管理制度：挂警示标识、签署知情同意书、填报《跌倒事件上报卡》。跌倒高危患者行透析治疗，有家属陪护	是□否□
2. 患者家属知晓患者为跌倒高风险人群，24h 留陪	是□否□
3. 患者及家属知晓渐进下床法	是□否□
4. 患者活动或不适时扶支撑物、使用坐便椅	是□否□
5. 过道无障碍、地面防滑湿	是□否□

三、尿毒症合并内瘘功能不良相关护理技能案例

【情景案例】

病例	许某，女，45 岁，因 1d 前提重物后突发左前臂疼痛，未触及震颤，于 10 月 17 日收入院。入院诊断：左前臂内瘘血栓形成。既往史：慢性肾病，血液透析 4 年，带入动静脉内瘘，患者诉乏力，皮肤瘙痒。实验室检查示：血钾 5.7mmol/L，白蛋白 33g/L，血肌酐 707mmol/L，血红蛋白 68g/L，磷 2.21mmol/L，B 超检查左前臂动静脉内瘘血栓形成且近心端狭窄。于 10 月 18 日 10 点行左前臂动静脉内瘘球囊扩张及取栓术，术后返回病房，可触及左动静脉内瘘震颤及搏动。医嘱给予红外线照射治疗，血液透析治疗，碳酸镧口服。自理能力 85 分，血栓评分 3 分，营养评分 2 分，疼痛评分 2 分
分析	【护理诊断】 1. 存在的护理诊断 （1）电解质紊乱：高钾（钾 5.7mmol/L），与患者内瘘功能障碍、透析不充分有关 （2）营养失调：低于机体需要量，NRS 评分 2 分、白蛋白 33g/L，与患者长期透析有关 （3）皮肤瘙痒：磷 2.21mmol/L，与患者透析不充分有关 （4）疼痛：疼痛评分 2 分，与患者内瘘处血栓、狭窄、手术有关 2. 潜在的护理诊断 （1）有出血的危险：与术后创伤有关 （2）有肺栓塞的危险：与左前臂动静脉内瘘血栓形成有关 【涉及操作】 口服药发放指导技术、动静脉内瘘的触诊及听诊技术、红外线治疗技术
用物准备	发药单、手消毒剂、听诊器、红外线治疗仪等

续表

<table>
<tr><td rowspan="3">专科要点</td><td>1. 口服药发放指导技术
1）操作前：执行“三查七对”，确保无误，了解药物作用及副作用等
2）操作中
（1）执行扫码及住院号核对两种查对制度
（2）发放药物并指导患者口服（3 次 /d，一次 2 片）
（3）为患者讲解药物作用及注意事项（该药物为磷结合剂，需要食物同时咀嚼服用，有可能出现头痛、过敏性皮肤反应及胃肠道反应）
3）操作后：督促患者准确服药并观察患者出现的副作用反应
4）健康管理：指导患者定期监测血磷水平及肝功能，不适随时告知医生</td></tr>
<tr><td>2. 动静脉内瘘的触诊及听诊技术
（1）操作前：评估患者的配合及耐受程度
（2）操作中：观察手术侧肢体敷料有无渗血，指导患者 2 ～ 3 手指触及内瘘搏动，嘱患者对侧耳朵听内瘘侧血管杂音，如未听见，告知医生护士，用听诊器再次判断有无血管杂音
（3）操作后：评估患者掌握判断内瘘方法（触诊、听诊）的程度
（4）健康管理：再次告知患者及家属静脉内瘘常规护理的方法（动静脉内瘘侧肢体勿加压，勿提重物等）</td></tr>
<tr><td>3. 红外线治疗技术
（1）操作前：评估患者的配合程度，查看患者的手术侧肢体
（2）操作中：患者卧位，暴露内瘘处，将仪器对准内瘘处，发热源避开穿刺点，距离 20cm 以上，避免烫伤
（3）操作后：整理用物，再次判断内瘘搏动情况
（4）健康管理：指导患者每日照射 1 ～ 2 次，每次 40min，照射时尽量保持体位不变，以免移动照射的部位，透析前 1h 避免照射</td></tr>
<tr><td rowspan="3">情景插入</td><td>1. 肾衰竭高钾血症</td></tr>
<tr><td>2. 动静脉内瘘术后并发症</td></tr>
<tr><td>3. 红外线治疗仪使用</td></tr>
</table>

【情景处置护理风险清单】

（一）肾衰竭高钾血症风险防范及处置清单

<table>
<tr><td colspan="2">护理风险点：肾衰竭高钾血症致患者心搏骤停</td></tr>
<tr><td colspan="2">风险人群：肾衰竭患者及透析患者</td></tr>
<tr><td>预防要点：</td><td>完成情况</td></tr>
<tr><td>1. 宣教患者避免摄入含钾高的药物及食物</td><td>是□否□</td></tr>
<tr><td>2. 规律透析，保证透析的充分性</td><td>是□否□</td></tr>
<tr><td>3. 积极预防感染和监测电解质</td><td>是□否□</td></tr>
<tr><td>识别要点：</td><td>完成情况</td></tr>
<tr><td>4. 四肢麻木、肌肉酸痛、恶心、呕吐、心悸、胸闷、疲乏、呼吸困难；血钾大于 5.5mmol/L</td><td>是□否□</td></tr>
<tr><td>紧急处置要点：</td><td>完成情况</td></tr>
</table>

续表

5. 立即通知医生，遵医嘱给予降钾药物，给予心电监测和吸氧	是□否□
6. 透析：血钾大于 6.5mmol/L 时做好急诊透析前准备	是□否□
7. 心搏骤停患者，立即行心肺复苏	是□否□

（二）动静脉内瘘术后并发症清单

护理风险点：动静脉内瘘术后并发症	
风险人群：动静脉内瘘术后患者	
预防要点：	完成情况
1. 术前 2d 停用扩血管药及抗凝药物	是□否□
2. 告知患者出现伤口渗血、术肢疼痛剧烈、心慌等不适，及时呼叫医护人员	是□否□
识别要点：	完成情况
3. 内瘘处大量渗血或出现血肿	是□否□
4. 触摸动静脉内瘘处无震颤	是□否□
紧急处理要点：	完成情况
5. 立即卧床休息，心电监测，同时报告医生查看术肢	是□否□
6. 立即抬高术肢，大量渗血给予加压按压	是□否□
7. 遵医嘱行止血、补液等紧急处理，做好护理记录	是□否□

（三）红外线治疗仪使用风险清单

护理风险点：动静脉内瘘术后渗血、疼痛加剧	
风险人群：动静脉内瘘术后患者	
预防要点：	完成情况
1. 动静脉内瘘吻合术后当天及动静脉内瘘渗血者不使用	是□否□
2. 患者取卧位或坐位，充分暴露内瘘侧肢体，红外线灯距照射部位 20cm，勿移动	是□否□
识别要点：	完成情况
3. 触摸有震颤，可感知治疗仪热量	是□否□
紧急处理要点：	完成情况
4. 烫伤时立即停止照射，使用冰敷等降温措施	是□否□
5. 观察动静脉内瘘情况，发现异常及时处理	是□否□

四、慢性肾功能不全尿毒症期合并导管功能不良相关护理技能案例

【情景案例】

<table>
<tr><td>病例</td><td>张某，男，68岁，既往史：慢性肾功能不全尿毒症期、肾性贫血，患者于2022年1月开始透析，予带CUFF半永久透析导管使用至今，上机前用30ml注射器抽吸导管内血液，不能满足20s抽吸出10ml血液的要求，不能正常进入治疗。透前体重41kg，干体重40kg，血压135/78mmHg，心率108次/min，体温38.8℃。医嘱给予心电监测、中心供氧氧气吸入、带CUFF半永久透析导管内溶栓操作</td></tr>
<tr><td>分析</td><td>【护理诊断】
1. 存在的护理诊断
（1）有感染的危险：体温38.8℃，与体温过高有关
（2）导管功能不良：导管不能满足20s抽吸出10ml血液的要求，与导管位置、血栓有关
2. 潜在的护理诊断
（1）有深静脉血栓形成的危险：与血流量低于200ml/min有关
（2）有过敏性休克的风险：与使用尿激酶药物过敏有关
（3）有出血的危险：与使用尿激酶及低分子肝素有关
【涉及操作】
心电监测技术、氧气吸入技术、带CUFF半永久透析导管内溶栓技术</td></tr>
<tr><td>用物准备</td><td>心电监护仪、电极片、中心供氧装置1套、棉签、剪刀、手电筒、笔、输氧单、弯盘，医嘱单、治疗单、快速手消剂、医疗垃圾桶、生活垃圾桶、换药护理包1个、抗凝药物1支、10万U尿激酶1支、0.9%生理盐水500ml 1袋、医嘱单、30ml注射器2个、5ml注射器2个、快速手消毒剂等</td></tr>
<tr><td rowspan="2">专科要点</td><td>1. 心电监测技术
（1）操作前：评估仪器状态，查看时间是否与北京时间一致，评估患者胸前皮肤是否完好，有无安装心脏起搏器
（2）操作中：放置电极片时应避开伤口、瘢痕、中心静脉插管、起搏器及电除颤部位，血压袖带避开动静脉置管。查看波形并调整好导联；评估患者生命体征，正确设置报警界限；勿在同一侧肢体监测血压及血氧饱和度
（3）操作后：按分级护理及病情查看患者，动态评估患者心率、血压、呼吸、血氧饱和度，异常情况及时告知医生处理。勿关闭报警提示音
（4）健康管理：告知患者及家属在监护仪附近避免使用手机，翻身时避免导联线打折、缠绕，告知患者及家属若患者出现胸闷、胸痛及心慌等情况，随时告知医护人员</td></tr>
<tr><td>2. 氧气吸入技术
（1）操作前：评估患者鼻腔情况并清洁鼻腔
（2）操作中：安装氧气装置，检查有无漏气，根据医嘱调节氧流量，轻轻插入鼻腔，妥善固定
（3）操作后：记录用氧时间、流量、签名
（4）健康管理：告知患者用氧安全，做好“四防”，保持氧管通畅、无打折，及时评估用氧效果，如有不适，及时告知医护人员</td></tr>
</table>

续表

专科要点	3. 带 CUFF 半永久透析导管内溶栓技术 （1）操作前：评估患者导管处皮肤有无红肿、渗血、渗液、感染、皮肤破损、导管有无裂缝；询问患者有无尿激酶过敏 （2）操作中：置管口换药；用 30ml 的注射器抽吸导管腔内血液（6s 不能抽出血液达 20ml，判断导管功能状态差）；管腔内推注 0.9% 生理盐水 15ml，不畅的导管腔连接 5ml 注射器（每毫升含尿激酶生理盐水溶液 2.5 万 U）；根据管腔容积推注尿激酶溶液；溶栓半小时后回抽导管内尿激酶溶液，再次判断导管功能状态 （3）操作后：溶栓期间要询问患者有无胸闷、憋气等不适症状 （4）健康管理：告知患者使用尿激酶当天，饮食以软食为主，避免外伤史，观察有无牙龈、消化道出血症状
情景插入	1. 深静脉血栓
	2. 过敏性休克
	3. 消化道出血

【情景处置护理风险清单】

（一）深静脉血栓风险清单

护理风险点：肺栓塞	
风险人群：深静脉置管患者	
预防要点：	完成情况
1. 每次封管时按照导管容积精确处理，并定期尿激酶封管，预防血栓形成	是□否□
2. 导管内溶栓时，需要做好心电监测、氧气吸入及备好抢救设备	是□否□
识别要点：	完成情况
3. 肢体肿胀、疼痛，突发虚脱、面色苍白、出冷汗、呼吸困难、胸痛、咳嗽、咯血、呼吸心搏骤停	是□否□
紧急处置要点：	完成情况
4. 绝对卧床休息，侧卧位，高流量氧气吸入，立即通知医生	是□否□
5. 建立静脉通路，遵医嘱用药	是□否□
6. 做好抢救记录	是□否□

（二）过敏性休克风险清单

护理风险点：休克、呼吸心搏骤停	
风险人群：过敏性体质者、药物过敏、血液透析患者	
预防要点：	完成情况
1. 溶栓指征者，医生与患者沟通并签署知情同意书	是□否□
2. 尿激酶配置计量准确并遵医嘱执行，严格按照管腔容积进行溶栓	是□否□
3. 溶栓期间，密切观察不良反应，监测患者生命体征，如有不适，立即通知医生	是□否□

续表

识别要点：	完成情况
4. 皮肤瘙痒、皮疹、胸闷、气促、呼吸困难、血压低于 80/50mmHg	是□否□
紧急处置要点：	完成情况
5. 立即取平卧位，心电监测并吸氧，同时立即通知医生	是□否□
6. 抽出导管内尿激酶溶液，并在导管内推注 0.9% 氯化钠注射液 15ml	是□否□
7. 遵医嘱使用肾上腺素等药物，积极配合做好心肺复苏等紧急处理，做好护理记录	是□否□

（三）消化道出血的风险清单

护理风险点：牙龈、消化道出血	
风险人群：血小板≤ 100g 血液透析患者、尿激酶溶栓患者	
预防要点：	完成情况
1. 使用尿激酶前，询问患者有无消化道出血症状并签署尿激酶溶栓同意书	是□否□
2. 按照管腔容积静脉推注尿激酶溶液	是□否□
识别要点：	完成情况
3. 出现呕血、黑便	是□否□
紧急处置要点：	完成情况
4. 立即去枕平卧，头偏向一侧，保持呼吸道通畅，同时告知医生	是□否□
5. 遵医嘱氧气吸入 3L/min、心电监测、建立静脉通路，并做好抢救记录	是□否□

五、慢性肾功能不全尿毒症期合并癫痫发作相关护理技能案例

【情景案例】

病例	王某，男，68 岁，既往史：慢性肾功能不全尿毒症期，肾性贫血，肾性高血压，透析龄 1 年，预检时未诉不适，查体：患者神志清楚，右侧颈内静脉导管，体温 36.6℃，脉搏 86 次 /min，呼吸 20 次 /min，血压 180/100mmHg，干体重 70kg，透析前体重为 75kg，行血液透析治疗，超滤量为 4 000ml，治疗 3.5h，患者突然全身抽动癫痫样发作、口吐白沫，遵医嘱回血下机，安定针 10mg 静脉注射，遵医嘱给予心电监护及氧气吸入

续表

<table>
<tr><td>分析</td><td>【护理诊断】
1. 存在的护理诊断
（1）有血压不稳定的危险：血压 180/100mmHg，与既往血压控制不佳有关
（2）容量负荷过重：超滤量为 4 000ml，与患者控盐、控水不佳有关
2. 潜在的护理诊断
（1）有误吸的危险：与患者口吐白沫有关
（2）有舌咬伤的风险：与抽搐、牙关紧闭有关
（3）有脱管的风险：与癫痫发作、躁动不安有关
【涉及操作】
透析下机回血 / 静脉注射技术、心电监测技术、氧气吸入技术</td></tr>
<tr><td>用物准备</td><td>中心供氧装置 1 套、棉签、剪刀、手电筒、笔、输氧单、弯盘，压舌板、纱布，心电监护仪、电极片，透析导管换药包 1 个，注射器 5ml 2 个，注射器 30ml 2 个，地西泮 10mg 1 支，肝素 1.25 万 U 1 支等</td></tr>
<tr><td rowspan="3">专科要点</td><td>1. 透析下机回血 / 静脉注射技术
（1）操作前：用 30ml 注射器吸取 30ml 生理盐水，把血流调至 80 ～ 100ml/min
（2）操作中：停止血泵，将血路管动脉管路与透析导管动脉端分离，用吸取生理盐水的注射器将透析导管动脉端的血液推入患者体内，将血路管动脉管路与预冲时预留的生理盐水相连，启动血泵开始回血，用 5ml 注射器吸取地西泮，从透析导管动脉端推注患者体内
（3）操作后：卸下管路，机器消毒及整理用物，及时记录
（4）健康管理：清醒患者告知患者及时吐出口腔分泌物，出现憋气、胸闷等不适、随时告知医护人员</td></tr>
<tr><td>2. 心电监测技术
（1）操作前：评估仪器状态，查看时间是否与北京时间一致，评估患者胸前皮肤是否完好，有无安装心脏起搏器
（2）操作中：放置电极片时应避开伤口、瘢痕、中心静脉插管、起搏器及电除颤部位，血压袖带避开动静脉置管。查看波形并调整好导联；评估患者生命体征，正确设置报警界限；勿在同一侧肢体监测血压及血氧饱和度
（3）操作后：按分级护理及病情查看患者，动态评估患者心率、血压、呼吸、血氧饱和度，异常情况及时告知医生处理。勿关闭报警提示音
（4）健康管理：告知患者及家属在监护仪附近避免使用手机，翻身时避免导联线打折、缠绕，告知患者及家属若患者出现胸闷、胸痛及心慌等情况，随时告知医护人员</td></tr>
<tr><td>3. 氧气吸入技术
（1）操作前：评估患者鼻腔情况并清洁鼻腔
（2）操作中：安装氧气装置，检查有无漏气，根据医嘱调节氧流量，轻轻插入鼻腔，妥善固定
（3）操作后：记录用氧时间、流量、签名
（4）健康管理：告知患者用氧安全，做好“四防”，保持氧管通畅、无打折，及时评估用氧效果，如有不适，及时告知医护人员</td></tr>
<tr><td rowspan="3">情景插入</td><td>1. 窒息</td></tr>
<tr><td>2. 舌咬伤</td></tr>
<tr><td>3. 透析过程中意外脱管</td></tr>
</table>

【情景处置护理风险清单】

（一）窒息风险清单

护理风险点：窒息	
风险人群：癫痫发作的患者等	
预防要点：	完成情况
1. 患者头偏向一侧，解开衣扣	是□否□
2. 及时清除口鼻分泌物，维持呼吸道通畅	是□否□
识别要点：	完成情况
3. 呼吸困难，心率加快，两手乱抓，躁动不安	是□否□
紧急处置要点：	完成情况
4. 立即将头偏向一侧，保持气道畅通，6 ～ 8L/min 吸氧，同时立即通知医生	是□否□
5. 遵医嘱心电监护，每 30min 监测呼吸、血氧饱和度	是□否□
6. 固定血管通路，做好护理记录	是□否□

（二）舌咬伤风险清单

护理风险点：出血、舌表面损伤	
风险人群：癫痫患者等	
预防要点：	完成情况
1. 备好缠有纱布的压舌板放在患者床旁	是□否□
2. 癫痫频繁发作患者按时服用抗癫痫药物	是□否□
识别要点：	完成情况
3. 患者牙关紧闭，躁动不安	是□否□
紧急处置要点：	完成情况
4. 立即将缠有纱布的压舌板放在患者上下磨牙之间，头偏向一侧，6 ～ 8L/min 吸氧，保持气道畅通，同时立即通知医生	是□否□
5. 遵医嘱心电监护，每 30min 监测呼吸、血氧饱和度	是□否□
6. 固定血管通路，做好护理记录	是□否□

（三）透析过程中意外脱管的风险清单

护理风险点：透析管脱落，血透治疗无法完成	
风险人群：躁动、透析中变换体位的血液透析患者	
预防要点：	完成情况
1. 检查管路质量、各连接处、夹子是否夹闭	是□否□
2. 治疗中勤巡视，检查穿刺针固定及各管路接口连接情况，及时发现并处理高危脱管脱针情况	是□否□
3. 对治疗患者行相关宣教。切勿过度牵拉透析管路，躁动不安者，予适当约束	是□否□

续表

紧急处置要点：	完成情况
4. 立即关闭血泵，同时告知医生	是□否□
5. 遵医嘱重新建立血管通路，再次进入治疗模式	是□否□
6. 安抚患者情绪并复查血红蛋白情况，对于低于 10g 患者，遵医嘱增加升血针剂量，做好护理记录	是□否□

六、尿毒症合并心衰相关护理技能案例

【情景案例】

病例	田某，女，52 岁，因发现血肌酐升高 1 年半余，腹膜透析 5 个月，全身及双下肢水肿、呼吸困难半天，于 10 月 8 日收入院。入院诊断：尿毒症合并心衰，既往有糖尿病、高血压病史，测血压 185/73mmHg，血氧饱和度 85%，医嘱给予心电监护、氧气吸入、硝普钠泵 25mg + 5% 葡萄糖 50ml，以 4ml/h 静脉泵入。Morse 评分 45 分、血栓风险评估 2 分，Braden 评分 18 分
分析	【护理诊断】 1. 存在的护理诊断 （1）气体交换受损：血氧饱和度 85%，与肺淤血有关 （2）体液过多：与水钠潴留有关 （3）有血压不稳定的危险：血压 185/73mmHg，与既往高血压病史有关 2. 潜在的护理诊断 （1）有颅脑出血的危险：与高血压有关 （2）有腹膜透析管路污染的危险：与操作有关 【涉及操作】 腹膜透析操作技术、心电监测技术、硝普钠微量泵入技术
用物准备	心电监护仪、电极片、听诊器、气囊监测压力仪、避光 50ml 注射器、输液器、微量泵、药物、PDA、治疗车、治疗盘（碘附、棉签、弯盘）、纱布、医疗垃圾桶、生活垃圾桶、锐器盒、手消毒剂、避光压力延长管、腹透液、蓝夹子、弹簧秤、无菌纱布、纸胶布、碘附帽等
专科要点	1. 腹膜透析操作技术 （1）操作前：评估患者腹膜透析导管及导管口周围情况 （2）操作中：将患者的腹透管与双联系统连接（5 步法），将患者腹腔废液引流，排空管路中的气体，将腹透液灌入患者腹腔内，将双联系统与患者分离，严格无菌操作。注意观察患者有无不适、腹膜透析液引流及灌注是否通畅，引流液的颜色、性质、引流量是否正常 （3）操作后：观察废液袋颜色及性状，并称重；记录超滤量及尿量 （4）健康管理：指导患者学会观察腹透液的颜色及性状，做好腹膜透析相关健康教育

续表

<table>
<tr><td rowspan="2">专科要点</td><td>2. 心电监测技术
（1）操作前：评估仪器状态，查看时间是否与北京时间一致，评估患者胸前皮肤是否完好，有无安装心脏起搏器
（2）操作中：放置电极片时应避开伤口、瘢痕、中心静脉插管、起搏器及电除颤部位，血压袖带避开动静脉置管。查看波形并调整好导联；评估患者生命体征，正确设置报警界限；勿在同一侧肢体监测血压及血氧饱和度
（3）操作后：按分级护理及病情查看患者，动态评估患者心率、血压、呼吸、血氧饱和度，异常情况及时告知医生处理。勿关闭报警提示音
（4）健康管理：告知患者及家属在监护仪附近避免使用手机，翻身时避免导联线打折、缠绕，告知患者及家属若患者出现胸闷、胸痛及心慌等情况，随时告知医护人员</td></tr>
<tr><td>3. 硝普钠微量泵入技术
1）操作前：核对患者、药名、剂量，标识“警”字并双签名
2）操作中
（1）5% 葡萄糖 50ml ＋硝普钠 25mg，即 0.5mg/ml，起始剂量 5 ～ 10μg/min（0.3 ～ 0.6ml/h），极量为 10μg/（kg · min）。
（2）避光、现配现用、使用时间小于 6h，连续使用不超过 72h
（3）根据医生设定的目标值血压及时调整泵速，每 15 ～ 30min 监测 1 次并记录直至平稳
（4）逐渐减量，不可骤然停用
（5）输注完毕，严禁直接拔针或直接推注射封管液
3）操作后：遵医嘱监测血压变化
4）健康管理：告知清醒患者如出现头晕、头痛等不适，及时告知医护人员</td></tr>
<tr><td rowspan="2">情景插入</td><td>1. 心衰</td></tr>
<tr><td>2. 硝普钠使用风险</td></tr>
</table>

【情景处置护理风险清单】

（一）心衰患者护理风险防范及处置清单

<table>
<tr><td colspan="2">风险点：循环衰竭、心源性休克、心律失常、猝死</td></tr>
<tr><td colspan="2">风险人群：心血管疾病患者、急性循环负荷过重患者、肾功能衰竭重度水肿患者</td></tr>
<tr><td>预防要点：</td><td>完成情况</td></tr>
<tr><td>1. 宣教患者避免感冒，避免体力劳累、情绪激动</td><td>是□否□</td></tr>
<tr><td>2. 控制每日进水量，量出为入，低盐饮食（盐摄入量不超过 3g/d），遵医嘱控制输液速度，30 ～ 40 滴 /min</td><td>是□否□</td></tr>
<tr><td>3. 积极处理感染、水肿等诱因</td><td>是□否□</td></tr>
<tr><td>4. 对于无尿及腹膜透析超滤衰竭的患者，应每日观察患者的体重及水肿情况</td><td>是□否□</td></tr>
<tr><td>识别要点：</td><td>完成情况</td></tr>
<tr><td>5. 突发呼吸困难、强迫体位、胸闷、面色苍白、发绀、大汗、烦躁、频繁咳嗽、咳粉红色泡沫痰等</td><td>是□否□</td></tr>
<tr><td>紧急处置要点：</td><td>完成情况</td></tr>
<tr><td>6. 体位：取端坐位，双腿下垂，指导患者保持情绪稳定，立即报告医生</td><td>是□否□</td></tr>
<tr><td>7. 吸氧：给予高流量吸氧 6 ～ 8L/min，严重者给予面罩或者无创呼吸机吸氧</td><td>是□否□</td></tr>
</table>

续表

8. 用药：开通 2 ～ 3 条留置静脉通路，遵医嘱给予强心利尿药等对症处理	是□否□
9. 观察：用药后每 5 ～ 10min 观察 1 次心率、呼吸、血压、神志，至呼吸困难症状缓解后改为每 30min 测量 1 次，做好记录，监测尿量及 24h 出入量	是□否□
10. 病情持续不缓解并加重或出现心源性休克，立即联系转 CCU 治疗	是□否□

（二）硝普钠使用风险清单

风险药品：硝普钠	
风险点：低血压、静脉炎	
操作要点：	完成情况
1. 患者病情符合用药指征，如高血压急症等	是□否□
2. 用药剂量：成人总量＜ 3.5mg/kg，泵入＜ 10μg/（kg·min）	是□否□
3. 建立静脉通路（不可使用钢针），避光输注，正确连接三通	是□否□
4. 每 30min 巡视 1 次病房，监测血压、心率，观察输注部位	是□否□
5. 用药结束后，先回抽剩余药液再封管	是□否□
6. 患者出现低血压时应暂停或调节输注速度，配合医生处置。发现红肿或患者诉疼痛，立即更换静脉通道，回抽原针皮下渗漏药液后拔针。穿刺点外涂多磺酸黏多糖，可用 50% 硫酸镁或新鲜土豆皮湿敷	是□否□

七、慢性肾功能不全尿毒症期合并急性左心衰相关护理技能案例

【情景案例】

病例	李某，男，68 岁，因憋气、心慌、大汗，咳大量粉红泡沫痰收入院。入院诊断：急性左心衰。既往史：慢性肾功能不全尿毒症期，肾性贫血，肾性高血压，2 型糖尿病。透析龄 1 年，患者神志清楚，测血压 198/110mmHg，心率 109 次 /min，血糖 12.9mmol/L，称体重 78kg，干体重 73kg，体重增加 5kg，考虑诊断为急性左心衰，医嘱行心电监测、中心供氧氧气吸入、动静脉内瘘留置针穿刺技术，立即行血液透析治疗
分析	【护理诊断】 1. 存在的护理诊断 （1）有血压不稳定的危险：血压 198/110mmHg，与既往高血压病史有关 （2）体液过多：体重增加 5kg，与体重增加有关 2. 潜在的护理诊断 （1）有心源性休克的危险：与心搏出量不足有关 （2）有低血压、低血糖的危险：与透析并发症有关 （3）有脱管的危险：与端坐体位有关 【涉及操作】 心电监测技术、氧气吸入技术、动静脉内瘘留置针穿刺技术

续表

<table>
<tr><td>用物准备</td><td>心电监护仪、电极片、中心供氧装置 1 套、棉签、剪刀、手电筒、笔、输氧单、弯盘、压舌板、纱布，快速手消剂、医疗垃圾桶、生活垃圾桶、护理包 1 个、抗凝药物 1 支、血液透析专用留置针 2 根、10ml 注射器 1 个、0.9%500ml 生理盐水 1 瓶，听诊器、直尺、记号笔各 1 个等</td></tr>
<tr><td rowspan="3">专科要点</td><td>1. 心电监测技术
（1）操作前：评估仪器状态，查看时间是否与北京时间一致，评估患者胸前皮肤是否完好，有无安装心脏起搏器
（2）操作中：放置电极片时应避开伤口、瘢痕、中心静脉插管、起搏器及电除颤部位，血压袖带避开动静脉置管。查看波形并调整好导联；评估患者生命体征，正确设置报警界限；勿在同一侧肢体监测血压及血氧饱和度
（3）操作后：按分级护理及病情查看患者，动态评估患者心率、血压、呼吸、血氧饱和度，异常情况及时告知医生处理。勿关闭报警提示音
（4）健康管理：告知患者及家属在监护仪附近避免使用手机，翻身时避免导联线打折、缠绕，告知患者及家属若患者出现胸闷、胸痛及心慌等情况，随时告知医护人员</td></tr>
<tr><td>2. 氧气吸入技术
（1）操作前：评估患者鼻腔情况并清洁鼻腔
（2）操作中：安装氧气装置，检查有无漏气，根据医嘱调节氧流量，轻轻插入鼻腔，妥善固定
（3）操作后：记录用氧时间、流量、签名
（4）健康管理：告知患者用氧安全，做好“四防”，保持氧管通畅、无打折，及时评估用氧效果，如有不适，及时告知医护人员</td></tr>
<tr><td>3. 动静脉内瘘留置针穿刺技术
1）操作前：物理评估动静脉内瘘功能状态
2）操作中
（1）根据计划性穿刺原则，有序性选择穿刺点，用直尺测量与上一穿刺点距离 0.5cm 并定点，告知患者此次穿刺点位
（2）穿刺前活动针芯
（3）见回血后，留置针继续送入血管内 0.1 ～ 0.2cm 后退钢针送软管
3）操作后：做好留置针固定，每小时检查留置针有无脱出
4）健康管理：每天监测内瘘震颤及搏动 3 ～ 5 次</td></tr>
<tr><td rowspan="2">情景插入</td><td>1. 透析过程中意外脱管、脱针</td></tr>
<tr><td>2. 透析过程中发生低血压、低血糖</td></tr>
</table>

【情景处置护理风险清单】

（一）透析过程中意外脱管、脱针的风险清单

<table>
<tr><td colspan="2">护理风险点：透析管脱落、穿刺针脱出、出血、血透治疗无法完成</td></tr>
<tr><td colspan="2">风险人群：躁动、透析中变换体位的血液透析患者</td></tr>
<tr><td>预防要点：</td><td>完成情况</td></tr>
<tr><td>1. 检查管路质量及各连接处、夹子是否夹闭</td><td>是□否□</td></tr>
<tr><td>2. 治疗中勤巡视，检查穿刺针固定及各管路接口连接情况，及时发现处理高危脱管脱针情况</td><td>是□否□</td></tr>
</table>

续表

3. 对治疗患者行相关宣教。切勿过度牵拉透析管路，躁动不安者，予适当约束	是□否□
识别要点：	完成情况
4. 穿刺针脱出	是□否□
紧急处置要点：	完成情况
5. 立即关闭血泵，同时告知医生	是□否□
6. 遵医嘱重新建立血管通路，再次进入治疗模式	是□否□
7. 安抚患者情绪并复查血红蛋白情况，对于低于 10g 的患者，遵医嘱增加升血针剂量，做好护理记录	是□否□

（二）透析过程中发生低血压、低血糖的风险清单

护理风险点：透析过程中出现低血压、低血糖	
风险人群：体重增长＞ 5% 干体重的血液透析患者、糖尿病血液透析患者	
预防要点：	完成情况
1. 核对患者超滤量，询问透析中有无发热、出汗症状	是□否□
2. 透析过程中每半小时监测生命体征、每小时监测血糖变化，根据患者情况随时告知医生调整治疗参数	是□否□
3. 采取序贯治疗模式，预防低血压的出现	是□否□
识别要点：	完成情况
4. 透析中出现发热、心慌、出汗等症状，伴随收缩压下降≥ 20mmHg、血糖＜ 2.8mmol/L	是□否□
紧急处置要点：	完成情况
5. 暂停超滤，同时告知医生，遵医嘱静脉补入 0.9% 氯化钠注射液 200 ～ 300ml，静脉推注 50% 葡萄糖 20 ～ 60ml	是□否□
6. 遵医嘱氧气吸入、心电监测，每 30min 观察血压变化，血压继续下降时，遵医嘱提前结束治疗，做好护理记录	是□否□

八、肾病综合征行肾穿刺相关护理技能案例

【情景案例】

病例	李某，女，50 岁，因全身水肿 10 余天于 10 月 10 日收入院。入院诊断：肾病综合征。既往身体健康，双下肢中度水肿，腹膨隆，移动性浊音阳性。查血总胆固醇 11.46 mmol/L，白蛋白 16.3 g/L，24h 尿蛋白定量 5.4 g。医嘱给予补充白蛋白、利尿、降血脂等处理及抗凝治疗（肾穿术前 3d 停用抗凝药）。于 10 月 17 日行肾穿刺活检术，Barthel 评分 55 分，Braden 评分 12 分，指导患者绝对卧床休息 24h，平卧 6h 后可翻身

续表

分析	【护理诊断】 1. 存在的护理诊断 （1）体液过多：双下肢中度水肿，腹部移动性浊音阳性，与低蛋白血症有关 （2）部分自理能力缺陷：Barthel 评分 55 分，与患者术后需要卧床有关 2. 潜在的护理诊断 （1）有出血的危险：与术前使用抗凝药物及肾穿刺有关 （2）有压力性损伤的危险：Braden 评分 12 分，与患者卧床、水肿有关 【涉及操作】 交接与评估技术、深度按压止血技术、滚木式翻身技术
用物准备	床、中单、治疗巾、医疗垃圾桶、手消毒剂等
专科要点	1. 交接与评估技术 1）操作前：从血压、小便颜色、穿刺点敷料、用药等进行交接 2）操作中 （1）穿刺点敷料有无渗血、渗液 （2）遵医嘱执行止血药物，双人核对患者、药名、剂量、用法 3）操作后：动态评估患者自理能力 4）健康管理：指导患者及家属观察小便颜色，并留取 3 次小便送检
	2. 深度按压止血技术 1）操作前：评估患者俯卧位耐受程度 2）操作中 （1）根据患者病情及穿刺次数确定按压半小时或 1h （2）按压者用拳头垂直按压穿刺点，保持拳头、肘关节、肩关节同一垂直线 3）操作后：查看穿刺点敷料有无渗血、渗液，评估患者有无腰腹部疼痛 4）健康管理：指导患者继续俯卧位，演示深度按压止血方法，教会家属继续按压
	3. 滚木式翻身技术 1）操作前：评估患者的配合程度 2）操作中 （1）穿刺部位若在右侧，则拉起左侧的栏杆，双人或三人配合将患者向其右侧平移至床的边沿。顺势将患者以滚木式翻身法向左侧翻身，同时抽去患者腰下的枕头及治疗巾，迅速整理患者衣物，由俯卧位变为平卧位，将患者平移至舒适卧位 （2）操作中勿触碰患者的穿刺部位 3）操作后：给予心电监护，监测患者的生命体征 4）健康管理：指导患者绝对卧床休息 24h，平卧 6h 后可翻身，一周内严禁剧烈活动。告知患者及家属出现大汗淋漓、心慌、剧烈腰腹部疼痛时，立时通知医护人员处理
情景插入	1. 患者科内转运交接
	2. 肾穿刺大出血
	3. 压力性损伤

【情景处置护理风险清单】

（一）患者科内转运交接清单

护理风险点：科内转运交接处置不当导致患者发生病情变化	
风险人群：肾穿刺患者	
预防要点：	完成情况
1. 管床医生开立转运医嘱	是□否□
2. 执行医嘱后通知责任护士，责任护士通知患者及家属	是□否□
3. 测量生命体征，医护共同评估患者病情，转运风险为一级、二级由医护共同转运，转运风险为三级的由责任护士负责转运	是□否□
4. 责任护士检查转运装备：氧气筒或氧气袋余氧、监护仪 / 微量泵电池电量、转运箱内用物能满足转运需求	是□否□
5. 转运途中：监护仪放于头侧床上，微量泵放置于泵液侧床上，引流袋放在两腿间，氧气钢瓶放置于床尾，转运箱放于床一侧	是□否□
6. 责任护士位于患者头侧，观察面色、生命体征、监护、治疗、各种管路等情况	是□否□
7. 责任护士将患者转运至指定地点，将患者安置妥当，仪器设备处于正常工作状态，对患者病情、药物及皮肤进行交接	是□否□

（二）肾穿刺大出血风险清单

护理风险点：肾穿刺大出血致失血性休克	
风险人群：肾穿刺患者	
预防要点：	完成情况
1. 绝对卧床休息 24h	是□否□
2. 穿刺前打留置针，遵医嘱应用止血剂	是□否□
3. 心电监护监测 24h，测量生命体征，每半小时测 1 次，共测 6 次；每小时测 1 次，共测 9 次；每 2 h 测 1 次，共测 6 次	是□否□
4. 每小时巡视 1 次，观察小便颜色及量，必要时导尿，连续留取 3 次小便送检，穿刺后 4h 抽取血液送检	是□否□
5. 观察患者有无腰腹部疼痛，发现问题及时通知医生处理	是□否□
识别要点：	完成情况
6. 患者出现大汗淋漓、心慌、剧烈腰腹部疼痛	是□否□
紧急处理要点：	完成情况
7. 立即吸氧和建立 2 条以上静脉通路，同时通知医生	是□否□
8. 遵医嘱给药、查血常规、输血、术前准备等紧急处理，书写护理记录	是□否□

（三）压力性损伤风险清单

护理风险点：皮肤破损或感染
风险人群：压疮 Braden 评分≤ 12 分、长期卧床患者、水肿患者

续表

预防要点：	完成情况
1. 动态评估，根据 Braden 评分量表评估识别高危人群，≤ 12 分悬挂警示标识	是□否□
2. 每 2h 翻身 1 次，保持皮肤清洁干燥	是□否□
3. 根据患者情况给予适当减压工具	是□否□
4. 大小便失禁患者，用赛肤润、压疮葆等液体敷料涂抹会阴及肛周皮肤	是□否□
5. 腹泻水样便者使用 22 号硅胶三腔导尿管行肛管引流	是□否□
6. 告知患者及家属，如发现患者皮肤出现压红或水疱等，立即告知医护人员	是□否□
识别要点：	完成情况
7. 压力性损伤各期表现	是□否□
紧急处理要点：	完成情况
8. Ⅰ期患者解除局部受压，每小时翻身 1 次，改善局部血运	是□否□
9. Ⅱ期及以上压力性损伤，保护创面，请项目组护理会诊，根据分期采取相应措施	是□否□
10. 书写护理记录，上报护理不良事件	是□否□

九、左肾输尿管结石相关护理技能案例

【情景案例】

病例	徐某，女，68 岁，因左侧腰腹部胀痛不适 5d，伴发热 3d 收入院。入院诊断：左输尿管狭窄伴感染、左肾输尿管结石伴积水和感染。上腹部加盆腔 CT 提示：左肾萎缩，左肾结石，左侧输尿管上端细小结石伴以上肾盂及输尿管积水扩张，周围有渗出。急诊血结果：超敏 C 反应蛋白 61mg/L，白细胞 2.2×10^9/L，降钙素原 86ng/ml。急诊行导尿处理，查体：体温 38℃，脉搏 88 次 /min，呼吸 22 次 /min，血压 103/64mmHg
分析	【护理诊断】 1. 存在的护理诊断 （1）疼痛：左侧腰腹部胀痛不适，与结石刺激引起的炎症、损伤及平滑肌痉挛有关 （2）排尿异常：与结石引起尿路梗阻有关 （3）知识缺乏：与缺乏预防尿石症的知识有关 2. 潜在的护理诊断 有感染性休克的危险：与结石刺激引起炎症有关 【涉及操作】 更换引流袋技术、留置导尿患者留取尿培养标本技术、密闭式静脉输液技术
用物准备	用物齐全的治疗盘、弯盘、快速手消毒液、贴有标签的无菌尿杯、无菌手套、一次性注射器（30ml）一个、一次性抗反流引流袋、一次性治疗巾、无菌纱布、止血钳、一次性输液器、PDA、配置好的液体、生活垃圾桶、医疗垃圾桶等

续表

专科要点	1. 更换引流袋技术 （1）操作前：核对医嘱，评估患者的病情、生命体征、引流情况 （2）操作中：再次核对患者信息，协助患者取半卧位或平卧位，戴手套，暴露引流管，挤压引流管；铺治疗巾于引流管连接处，用止血钳夹住引流管尾端上 3 ～ 6cm；消毒连接处两次；取无菌纱布裹住接口处并分离引流袋；消毒引流管口横截面；连接引流袋、松止血钳、挤压引流管，观察是否通畅 （3）操作后：妥善固定引流管、观察引流液颜色、性状、量；观察患者反应，整理床单位及用物 （4）健康管理：指导患者卧床或活动时引流袋须低于膀胱出口水平；指导患者及家属妥善固定引流管，避免打折、扭曲或脱管；观察引流液颜色、性状、量的变化，异常时及时通知医生；引流袋满 3/4 时及时倾倒；病情允许时每日饮水量＞ 2 000ml
	2. 留置导尿患者留取尿培养标本技术 （1）操作前：评估患者病情及配合程度 （2）操作中：用止血钳夹闭导管中上段（夹闭时间不超过 30min），待管中积聚适量尿液时，用碘附或乙醇消毒穿刺部位（不少于 2 遍），持注射器，针头朝向导管下端进行穿刺采样，普通培养 2 ～ 10ml 均可。采样完成后，及时松开止血钳 （3）操作后：室温 2h 内送检，如不能及时送检，冷藏保存不可超过 24h （4）健康管理：留置导尿管超过 1 周的患者，导管和尿袋中均存在大量污染菌，不推荐直接留取尿培养，建议更换新导尿管后再留取；留置导尿管超过 24h 的患者，即使更换新的尿袋，也不要直接从尿袋中留取
	3. 密闭式静脉输液技术 （1）操作前：准备药物并在瓶贴上签名；评估患者穿刺部位的皮肤无红肿、硬结，静脉粗、直、充盈良好、有弹性，长期输液患者注意保护静脉，遵循由远心端向近心端使用 （2）操作中："三查八对"患者和药物；检查头皮针与输液器连接是否牢固，排尽空气；铺一次性治疗巾，选择合适静脉，在穿刺点上方（近心端）6 ～ 8cm 处扎止血带，消毒皮肤两遍，直径＞ 5cm；再次核对，再次排气并检查气泡；穿刺成功后松止血带，打开调节器，用敷贴固定针头 （3）操作后：取回止血带，撤去治疗巾，根据医嘱和患者病情调节滴数，再次核对 （4）健康管理：告知患者及家属不得随意调节滴数，有输液部位疼痛、心慌胸闷等不适应及时呼叫，静脉输液的肢体应尽量减少活动，避免输液渗漏
情景插入	1. 留置导尿管非计划性拔管
	2. 感染性休克

【情景处置护理风险清单】

（一）留置导尿管非计划性拔管风险清单

护理风险点：非计划性拔管	
风险人群：带尿管、术后躁动患者	
预防要点：	完成情况
1. 妥善固定导尿管，"高举平台法"外固定，导尿管气囊完好无损内固定	是□否□

续表

2. 保持尿管引流通畅，不打折、不扭曲	是□否□
3. 做好患者健康宣教，强调翻身、下床等体位改变时保护管路	是□否□
4. 做好管道的交接班	是□否□
识别要点：	完成情况
5. 尿管已完全脱出于尿道口外	是□否□
紧急处理要点：	完成情况
6. 立即用无菌纱布保护尿道口，消毒尿道口周围皮肤	是□否□
7. 通知医生	是□否□
8. 观察患者生命体征、膀胱充盈、尿道口周围情况，有无血尿、尿频、尿急、尿痛等	是□否□
9. 必要时协助医生做好重新置管准备	是□否□
10. 如无须置管，做好解释工作，病情观察	是□否□

（二）感染性休克风险清单

护理风险点：感染性休克	
风险人群：感染性结石患者	
预防要点：	完成情况
1. 积极完善各项检查，根据尿培养结果选择敏感抗生素控制感染	是□否□
2. 准确测量生命体征，若体温升高或血压下降，及时报告医生，及早预防	是□否□
3. 识别休克前期症状，积极采取措施：精神紧张、烦躁、面色苍白、四肢湿冷、脉搏增快（100 次 /min 以下）、呼吸增快、血压变化不大、脉压缩小、尿量正常	是□否□
识别要点：	完成情况
4. 识别休克期症状：表情淡漠、反应迟钝、皮肤黏膜发绀、脉搏细速（＞ 120 次 /min）、血压进行性下降、收缩压降至 80mmHg 以下、呼吸急促＞ 20 次 /min 或过度通气、尿量减少	是□否□
5. 实验室指标：白细胞计数和中性粒细胞比例增高，CRP、PCT 等指标异常	是□否□
紧急处理要点：	完成情况
6. 通知医生，立即给予持续心电监护及氧气吸入	是□否□
7. 遵医嘱补充血容量：快速补液，先晶后胶，维持水电解质平衡	是□否□
8. 动态观察患者意识、生命体征、皮肤黏膜情况、尿量等病情变化	是□否□
9. 发热时降低体温：物理降温或药物降温	是□否□
10. 必要时遵医嘱使用血管活性药物，防止外渗，巡视观察	是□否□
11. 遵医嘱按时使用抗菌药物	是□否□
12. 严格床边交接班	是□否□

十、经尿道膀胱肿瘤电切术相关护理技能案例

【情景案例】

病例	赵某，男，60 岁，因间歇性全程肉眼血尿 2 个月收入院。入院诊断：膀胱癌。增强 CT 提示膀胱右侧壁 2 ～ 3cm 新生物，有蒂，膀胱镜检＋活检示高级别乳头状尿路上皮癌。结合全身检查，无淋巴结及远处转移征象，分期为膀胱癌（$T_{2b}N_0M_0$）。完善各项检查后，患者在全麻下行经尿道膀胱肿瘤电切术，已返回病房，留置尿管引流出淡红色尿液。医嘱给予 0.9% 氯化钠注射液 40ml ＋羟喜树碱 20mg 行膀胱灌注。现生命体征：体温 36.0℃，脉搏 72 次 /min，呼吸 22 次 /min，血压 123/78mmHg，NRS 评分 5 分，Barthel 评分 55 分
分析	【护理诊断】 1. 存在的护理诊断 （1）疼痛：NRS 评分 5 分，与手术创伤有关 （2）焦虑与恐惧：与担心手术效果、缺乏相关知识有关 （3）部分自理能力缺陷：Barthel 评分 55 分，与术后卧床、留置尿管有关 2. 潜在的护理诊断（并发症） （1）有出血的危险：与手术有关 （2）有脱管的危险：与留置导尿管有关 （3）有深静脉血栓的危险：与膀胱癌、术后卧床有关 （4）有皮肤受损的危险：与术后卧床、使用电极片有关 【涉及操作】 心电监测技术、氧气吸入技术、膀胱灌注技术
用物准备	用物齐全的治疗盘、弯盘、快速手消毒液、无菌手套、配置好的膀胱灌注药液、一次性治疗巾、无菌纱布、止血钳、PDA、心电监护仪、电极片 5 个、吸氧装置、氧压表、生活垃圾桶、医疗垃圾桶等
专科要点	1. 心电监测技术 （1）操作前：评估仪器状态，查看时间是否与北京时间一致，评估患者胸前皮肤是否完好，有无安装心脏起搏器 （2）操作中：放置电极片时应避开伤口、瘢痕、中心静脉插管、起搏器及电除颤部位，血压袖带避开动静脉置管。查看波形并调整好导联；评估患者生命体征，正确设置报警界限；勿在同一侧肢体监测血压及血氧饱和度 （3）操作后：按分级护理及病情查看患者，动态评估患者心率、血压、呼吸、血氧饱和度，异常情况及时告知医生处理。勿关闭报警提示音 （4）健康管理：告知患者及家属在监护仪附近避免使用手机，翻身时避免导联线打折、缠绕，告知患者及家属若患者出现胸闷、胸痛及心慌等情况，随时告知医护人员

续表

专科要点	2. 氧气吸入技术 （1）操作前：评估患者（鼻腔、配合情况）；评估设备及用物；评估环境（安全用氧） （2）操作中：核对患者信息，解释目的；安装和检查氧气装置；打开流量开关，遵医嘱调节氧流量；湿润鼻氧管前端，插入鼻腔内，并固定 （3）操作后：观察患者有无不适，缺氧情况有无改善，行用氧宣教。PDA 上记录时间及氧流量 （4）健康管理：缺氧伴有 CO_2 潴留患者，氧流量为 1 ～ 2L/min，指导患者勿自行调节氧流量；强调用氧安全（四防）；停止吸氧时，先分离吸氧管，再关流量表开关
	3. 膀胱灌注技术 （1）操作前：评估患者膀胱充盈情况，嘱患者灌注前避免大量饮水，排空膀胱 （2）操作中：指导患者半卧位或平卧位，夹闭导尿管，将注射器乳头与导尿管末端连接；将配好的药物缓慢注入膀胱内，再注入生理盐水 5 ～ 10ml 冲洗尿管；拔出注射器，关闭尿管接口处活塞 （3）操作后：指导患者卧床休息 0.5 ～ 2h，每 15 ～ 30min 变换 1 次体位，分别取俯、仰、左、右侧卧位，使药物充分接触膀胱内壁各部，达到治疗目的。到预定时间后开放导尿管，观察排出尿液的颜色、性质、量，确保导尿管引流通畅 （4）健康管理：灌注后嘱患者多饮水，多排尿，减少药物对膀胱的刺激；如出现轻微尿频、尿痛，是由于药物刺激膀胱黏膜下神经所致，不必紧张；如出现大量血尿、剧烈疼痛等严重刺激症状，可暂停灌注或延迟灌注间隔时间
情景插入	1. 留置导尿管非计划性拔管
	2. 术后大出血

【情景处置护理风险清单】

（一）留置导尿管非计划性拔管风险清单

护理风险点：非计划性拔管	
风险人群：带尿管、术后躁动患者	
预防要点：	完成情况
1. 妥善固定导尿管，“高举平台法”外固定，导尿管气囊完好无损内固定	是□否□
2. 保持尿管引流通畅，不打折、不扭曲	是□否□
3. 做好患者健康宣教，强调翻身、下床等体位改变时保护管路	是□否□
4. 做好管道的交接班	是□否□
识别要点：	完成情况
5. 尿管已完全脱出于尿道口外	是□否□
紧急处理要点：	完成情况
6. 立即用无菌纱布保护尿道口，消毒尿道口周围皮肤	是□否□
7. 通知医生	是□否□
8. 观察患者生命体征、膀胱充盈、尿道口周围情况，有无血尿、尿频、尿急、尿痛等	是□否□
9. 必要时协助医生做好重新置管准备	是□否□
10. 如无须置管，做好解释工作、做好病情观察	是□否□

（二）术后大出血高危风险清单

护理风险点：术后大出血	
风险人群：凝血功能异常、血压不稳定、肾功能不全患者	
预防要点：	完成情况
1. 术前健康宣教，强调术后静卧预防出血的重要性	是□否□
2. 术前维持血压稳定	是□否□
3. 术前检查凝血功能，异常者通知医生	是□否□
4. 遵医嘱指导患者停用阿司匹林、低分子肝素等影响凝血功能的药物	是□否□
识别要点：	完成情况
5. 观察患者生命体征、神志	是□否□
6. 观察尿管、引流管内液体颜色、量、性质	是□否□
7. 若有膀胱冲洗，保持冲洗通畅，观察尿管内液体颜色	是□否□
8. 观察切口敷料有无渗血、渗液，患者有无诉腰痛	是□否□
紧急处理要点：	完成情况
9. 通知医生	是□否□
10. 指导患者静卧	是□否□
11. 遵医嘱使用止血药物，必要时行持续膀胱冲洗	是□否□
12. 出血严重者行手术电凝止血	是□否□

十一、急性尿潴留相关护理技能案例

【情景案例】

<table>
<tr><td>病例</td><td>陈某，男，67 岁，因半个月前无明显诱因出现排尿不畅，夜尿次数增多，今日突发腹痛，排尿困难收入院。入院诊断：急性尿潴留。完善各项检查后，患者在全麻下行经尿道前列腺剜除术后返回病房，留置三腔导尿管引流出鲜红色尿液。医嘱予心电监护及氧气吸入，持续膀胱冲洗。现生命体征：体温 36.9℃，心率 105 次 /min，呼吸 22 次 /min，血压 92/64mmHg</td></tr>
<tr><td>分析</td><td>【护理诊断】
1. 存在的护理诊断
（1）排尿异常：与血块引起的尿路梗阻有关
（2）出血：与尿道前列腺剜除术留置三腔导尿管引流出鲜红色尿液有关
（3）疼痛：与导尿管刺激有关
2. 潜在的护理诊断
有失血性休克的危险：与腹压或静脉内压力增高，使已凝血的小静脉重新开放出血有关
【涉及操作】
持续膀胱冲洗技术、心电监测技术、氧气吸入技术</td></tr>
</table>

续表

<table>
<tr><td>用物准备</td><td>用物齐全的治疗盘、弯盘、快速手消毒液、无菌手套、一次性治疗巾、止血钳、等渗冲洗液、冲洗装置一套、持续膀胱冲洗牌、心电监护仪、电极片 5 个、吸氧装置、氧压表、PDA、生活垃圾桶、医疗垃圾桶等</td></tr>
<tr><td rowspan="3">专科要点</td><td>1. 持续膀胱冲洗技术
（1）操作前：评估患者尿液的性状及尿管通畅情况
（2）操作中：冲洗液液面距床面至少 60cm；0.5% 碘附棉签消毒连接口；根据引流液颜色调节冲洗速度；导尿管堵塞时不可随意加快膀胱冲洗速度，要注意观察患者膀胱膨胀程度，防止膀胱破裂
（3）操作后：观察冲洗管是否通畅
（4）健康管理：指导患者深呼吸和放松，以缓解疼痛。指导患者保持持续膀胱冲洗通畅，尿管勿折叠、扭曲，观察引流液的性质，冲洗过程中根据引流出尿液颜色的深浅而调节冲洗速度，以能保持引流通畅为原则</td></tr>
<tr><td>2. 心电监测技术
（1）操作前：评估仪器状态，查看时间是否与北京时间一致，评估患者胸前皮肤是否完好，有无安装心脏起搏器
（2）操作中：放置电极片时应避开伤口、瘢痕、中心静脉插管、起搏器及电除颤部位，血压袖带避开动静脉置管。查看波形并调整好导联；评估患者生命体征，正确设置报警界限；勿在同一侧肢体监测血压及血氧饱和度
（3）操作后：按分级护理及病情查看患者，动态评估患者心率、血压、呼吸、血氧饱和度，异常情况及时告知医生处理。勿关闭报警提示音
（4）健康管理：告知患者及家属在监护仪附近避免使用手机，翻身时避免导联线打折、缠绕，告知患者及家属若患者出现胸闷、胸痛及心慌等情况，随时告知医护人员</td></tr>
<tr><td>3. 氧气吸入技术
（1）操作前：评估患者鼻腔情况并清洁鼻腔
（2）操作中：安装氧气装置，检查有无漏气，根据医嘱调节氧流量，轻轻插入鼻腔，妥善固定
（3）操作后：记录用氧时间、流量、签名
（4）健康管理：告知患者用氧安全，做好“四防”，保持氧管通畅、无打折，及时评估用氧效果，如有不适，及时告知医护人员</td></tr>
<tr><td rowspan="2">情景插入</td><td>1. 留置导尿管非计划性拔管</td></tr>
<tr><td>2. 失血性休克</td></tr>
</table>

【情景处置护理风险清单】

（一）留置导尿管非计划性拔管风险清单

<table>
<tr><td colspan="2">护理风险点：非计划性拔管</td></tr>
<tr><td colspan="2">风险人群：带尿管患者</td></tr>
<tr><td>预防要点：</td><td>完成情况</td></tr>
<tr><td>1. 妥善固定导尿管，“高举平台法”外固定，导尿管气囊完好无损内固定</td><td>是□否□</td></tr>
<tr><td>2. 保持尿管引流通畅，不打折、不扭曲</td><td>是□否□</td></tr>
</table>

续表

3. 做好患者健康宣教，强调翻身、下床等体位改变时保护管路	是□否□
4. 做好管道的交接班	是□否□
识别要点：	完成情况
5. 尿管已完全脱出于尿道口外	是□否□
紧急处理要点：	完成情况
6. 立即用无菌纱布保护尿道口，消毒尿道口周围皮肤	是□否□
7. 通知医生	是□否□
8. 观察患者生命体征、膀胱充盈、尿道口周围情况，有无血尿、尿频、尿急、尿痛	是□否□
9. 必要时协助医生做好重新置管准备	是□否□
10. 如无须置管，做好解释工作，病情观察	是□否□

（二）失血性休克风险清单

护理风险点：术后失血性休克	
风险人群：凝血功能异常、前列腺术后患者	
预防要点：	完成情况
1. 术前健康宣教，强调术后静卧预防出血的重要性	是□否□
2. 术前维持血压稳定	是□否□
3. 术前检查凝血功能，异常者通知医生	是□否□
4. 遵医嘱指导患者停用阿司匹林、低分子肝素等影响凝血功能的药物	是□否□
识别要点：	完成情况
5. 严密监测患者体温、脉搏、呼吸、血压等变化	是□否□
6. 观察膀胱冲洗，保持冲洗通畅，观察尿管内液体颜色	是□否□
7. 观察患者有无腹痛，有无诉腰痛	是□否□
紧急处理要点：	完成情况
8. 通知医生	是□否□
9. 对出血不多的患者早期可用注射器加压加速冲洗，吸净膀胱内凝血块，保持尿管通畅	是□否□
10. 遵医嘱使用止血药物	是□否□
11. 若患者出现失血性休克，或保守治疗无明显效果，或膀胱内有大量血块及反复抽吸困难等情况，应考虑急诊腔镜下行膀胱血块清除及前列腺创面电凝止血，必要时开放手术	是□否□

第六章　血液与免疫系统疾病临床护理技能案例

一、缺铁性贫血相关护理技能案例

【情景案例】

病例	李某，女，25 岁，因头晕、乏力 6 月余，加重伴活动后心慌 1 个月收入院。既往健康状况一般。患者自述半年内为减肥节食，不食肉、蛋及米、面主食，只食水果、蔬菜。查体：面色苍白、毛发干枯。辅助检查如下。血常规：血红蛋白 49g/L，血细胞比容 18.0%，平均红细胞体积 81.4FL，平均血红蛋白含量 22.2pg，平均血红蛋白浓度 272g/L；总铁结合力＋血清铁：铁 5.39μmol/L，总铁结合力 87.79 μmol/L；贫血三项：血清铁蛋白 24.5ng/ml。诊断：缺铁性贫血。Barthel 指数评分 60 分，Morse 评分 45 分，血栓风险评估（非手术科室）2 分。静息状态下测生命体征：体温 36.8℃，心率 98 次 /min，呼吸 24 次 /min，血压 90/60mmHg，血氧饱和度 95%。医嘱予以一级护理、卧床休息、清淡饮食、留陪一人，治疗上予以静脉补铁，同时给予成分输血，建议择期完善胃肠镜检查
分析	【护理诊断】 1. 存在的护理诊断 （1）营养失调：低于机体需要量，铁 5.39μmol/L，与铁摄入不足有关 （2）知识缺乏：缺乏有关防治知识，不知晓节食、偏食会导致营养缺乏，与缺乏指导有关 （3）活动无耐力：Barthel 60 分，与贫血引起全身组织缺氧有关 2. 潜在的护理诊断 （1）有跌倒的危险：Morse 评分 45 分，与贫血有关 （2）有静脉炎及药物渗漏的危险：与外周静脉输注蔗糖铁注射液有关 （3）有低血容量性休克的危险：血压 90/60mmHg，与贫血有关 【涉及操作】 贫血患者交接与评估、缺铁性贫血患者饮食健康宣教、蔗糖铁注射液静脉输注技术
用物准备	治疗盘（三联瓶架、碘附、棉签、一次治疗巾、弯盘、剪刀、配置好的蔗糖铁溶液、0.9% 氯化钠 100ml、输液器、留置针）、PDA、快速手消毒剂、锐器盒、医用垃圾桶、生活垃圾桶、小治疗车等
专科要点	1. 贫血患者交接与评估 （1）操作前：从患者生命体征、面色、口唇、活动能力等进行评估交接 （2）操作中：观察贫血症状如面色、睑结膜、口唇、甲床苍白程度，注意有无头昏眼花、耳鸣、困倦等中枢缺氧症状，注意有无心悸气促、心前区疼痛等贫血性心脏病的症状 （3）操作后：进行 Barthel 指数、Morse、血栓评估 （4）健康管理：评估患者血红蛋白指标及活动能力，指导患者卧床休息，限制活动，避免突然改变体位后发生晕厥、跌倒；贫血伴心悸、气促时，应给予吸氧 3L/min，家属 24h 留陪

续表

专科要点	2. 缺铁性贫血患者饮食健康宣教 （1）操作前：询问患者饮食习惯 （2）操作中：指导患者进食含铁丰富的食物，如牛肉、羊肉、血、肝、蛋黄、黑木耳等；日常多吃富含维生素C的食物，如鱼肉、橘子、山楂、番茄、青椒等可促进铁的吸收；避免同时服用茶、咖啡、牛奶、菠菜、坚果等抑制铁吸收的食物 （3）操作后：观察患者进食情况 （4）健康管理：指导患者及家属养成良好的饮食习惯，均衡膳食、定时定量、细嚼慢咽、饮食宜清淡，避免刺激胃肠道，日常使用铁锅炒菜可吸收少量铁元素
	3. 蔗糖铁注射液静脉输注技术 （1）操作前：选择粗、直、弹性好的血管建立静脉通路，避免使用钢针输注，首次使用时遵医嘱进行蔗糖铁药敏试验 （2）操作中：输注前后使用0.9%氯化钠冲管，检查回血良好、确认静脉通路完好方可开始输注，按护理等级巡视，观察输液局部有无红肿、疼痛、滴数减慢等药物渗漏表现，观察患者有无心慌、胸闷、恶心呕吐等不良反应 （3）操作后：观察患者用药效果 （4）健康管理：告知患者及家属蔗糖铁药物性质及对外周血管的刺激，输注时穿刺侧肢体不可随意活动，避免渗漏。输液间歇期可在穿刺点上方沿血管方向使用多磺酸黏多糖软膏做预防性局部涂擦，每4h 1次
情景插入	1. 蔗糖铁输注风险
	2. 预防跌倒/坠床护理风险
	3. 血液输注风险

【情景处置护理风险清单】

（一）蔗糖铁输注风险清单

护理风险点：药物过敏反应、输液局部肿胀硬结、静脉炎	
风险人群：静脉输注蔗糖铁的患者	
临床表现：心慌胸闷、恶心、呕吐、静脉炎表现或局部肿胀疼痛	
操作要点：	完成情况
1. 首次使用前遵医嘱进行药敏试验，正确使用药物剂量	是□否□
2. 根据患者血管情况选择合适的静脉通路，禁止使用头皮钢针，输注前后均需使用0.9%氯化钠冲管	是□否□
3. 按护理等级巡视，观察输液侧肢体血管及皮肤情况，询问患者主诉有无心慌胸闷、局部有无疼痛肿胀，发现问题，及时处理	是□否□
4. 输注完毕后，可在穿刺点上方沿血管方向涂抹多磺酸黏多糖软膏预防静脉炎	是□否□
识别要点：	完成情况
5. 患者诉心慌胸闷，恶心呕吐	是□否□
6. 输液局部红肿，患者诉疼痛肿胀，液体输注不畅	是□否□
紧急处理要点：	完成情况

续表

7. 立即停止输液，更换生理盐水，遵医嘱紧急处理，做好抢救记录	是□否□
8. 回抽漏于皮下的药液后拔针，避开穿刺点，予以多磺酸黏多糖软膏局部厚涂（1元硬币的厚度），每4h 1次	是□否□

（二）预防跌倒/坠床护理风险清单

护理风险点：颅内出血、内脏出血、骨折	
风险人群：Morse评分≥45分、血小板≤20×10^9/L、年龄≥60岁、肢体运动障碍、重度贫血的患者	
预防要点：	完成情况
1. 动态评估，筛选跌倒/坠床高危人群，挂防跌倒/坠床警示标识、健康教育卡	是□否□
2. 患者及陪护知晓自己有跌倒/坠床风险，了解并签署《防跌倒告知书》	是□否□
3. 医生开立留陪医嘱，患者知晓并遵守“起床三部曲”，休息时拉起床栏，家属24h陪护	是□否□
4. 病房及卫生间粘贴醒目的警示标识，通道宽敞不堵塞，地面没有水渍，患者知晓“紧急呼叫铃”的位置及使用	是□否□
5. 按护理等级巡视，无陪护跌倒高危患者及时与医生沟通并做好交接	是□否□
识别要点：	完成情况
6. 患者跌倒后有外伤，诉疼痛、肢体活动障碍、呕吐、视力模糊、神志改变	是□否□
7. CT或彩超示出血、骨折	是□否□
紧急处理要点：	完成情况
8. 就地评估病情，立即上报医生，遵医嘱紧急处理，完善相关检查	是□否□
9. 报告护士长，上报不良事件	是□否□

（三）血液输注风险清单

护理风险点：输血不良反应	
风险人群：输血患者	
预防要点：	完成情况
1. 输血前询问有无输血史、过敏史，并告知患者血型	是□否□
2. 输血前、中、后执行“三查十对”、双人床旁核对及扫码	是□否□
3. 按规范巡视并遵医嘱调节输血滴数，告知患者勿自行调节，如有不适，立即通知护士	是□否□
识别要点：	完成情况
4. 瘙痒、皮疹、寒战、发热、大汗淋漓、喉头水肿、呼吸困难、头痛、心慌、胸闷、恶心呕吐、腰背部疼痛、血红蛋白尿	是□否□
紧急处理要点：	完成情况
5. 立即停止输血，换输生理盐水，回抽针头内残余血液，同时通知医生	是□否□
6. 遵医嘱予以抗过敏药物，配合医生进行紧急救治	是□否□
7. 做好护理记录，协助医生上报输血不良事件	是□否□

二、血栓性血小板减少性紫癜相关护理技能案例

【情景案例】

病例	刘某，女，26岁，因上腹部疼痛，伴恶心呕吐1d于1月17日入院，既往健康状况良好。查体：小便颜色红，全身皮肤散在出血点，疼痛评估5分。血常规示白细胞 $5.19\times10^9/L$，血红蛋白80g/L，血小板 $4\times10^9/L$，测生命体征：体温36.8℃，脉搏98次/min，呼吸22次/min，血压100/62mmHg，血氧饱和度95%。入院诊断：血栓性血小板减少性紫癜。医嘱予以股静脉置管（透析管）、血浆置换术、激素、利妥昔单抗靶向治疗，于1月18日行骨髓穿刺术明确诊断"血栓性血小板减少性紫癜"，予以一级护理、绝对卧床休息、心电监护、低流量氧气吸入
分析	【护理诊断】 1. 存在的护理诊断 （1）有受伤的危险：血小板 $4\times10^9/L$，与血小板减少有关 （2）疼痛：疼痛评分5分，与疾病、有创操作有关 2. 潜在的护理诊断 （1）有感染的危险：与糖皮质激素及免疫抑制剂治疗有关 （2）有深静脉血栓的危险：与股静脉置管、绝对卧床休息有关 （3）潜在并发症：颅内出血 【涉及操作】 心电监测技术、股静脉透析管冲/封管技术、血浆置换术后交接与评估技术
用物	治疗盘、三联瓶架、碘附、棉签、弯盘、一次性治疗巾、无菌纱布、肝素帽、无菌手套、透明胶布、20ml注射器生理盐水、10ml注射器肝素盐水、心电监护仪、电极片、生理盐水纱布、PDA、快速手消毒剂、医用垃圾桶、生活垃圾桶、锐器盒、小治疗车等
专科要点	1. 心电监测技术 （1）操作前：评估仪器状态，查看时间是否与北京时间一致，评估患者胸前皮肤是否完好，有无安装心脏起搏器 （2）操作中：放置电极片时应避开伤口、瘢痕、中心静脉插管、起搏器及电除颤部位，血压袖带避开动静脉置管。查看波形并调整好导联；评估患者生命体征，正确设置报警界限；勿在同一侧肢体监测血压及血氧饱和度 （3）操作后：拉起床挡，预防跌倒；按分级护理及病情查看患者，动态评估患者心率、血压、呼吸、血氧饱和度，异常情况及时告知医生处理。勿关闭报警提示音 （4）健康管理：告知患者及家属避免使用手机，翻身时避免导联线打折、缠绕，告知患者及家属若患者出现胸闷、胸痛及心慌等情况，随时告知医护人员

续表

<table>
<tr><td rowspan="2">专科要点</td><td>2. 股静脉透析管冲 / 封管技术
（1）操作前：评估股静脉置管穿刺点有无红肿、渗血渗液、导管长度是否正确，穿刺点缝线固定是否妥当，透明贴膜有无卷边、松脱
（2）操作中：手卫生后佩戴无菌手套，分离血浆置换管路；碘附棉签消毒 3 遍，连接 20ml 注射器生理盐水脉冲式冲管，10ml 注射器肝素盐水正压封管（肝素盐水配比为 1 ：1，红色导管接头注射 1.2ml，蓝色导管接头注射 1.3ml）；注意冲封管时需双腔同时进行；关闭夹子后连接肝素帽
（3）操作后：无菌纱布包裹导管接头，透明胶布缠绕后固定于患者腿部皮肤上
（4）健康管理：指导患者及家属穿脱衣物时防止导管牵拉导致出血或脱管，咳嗽或呕吐时需按压穿刺点局部防止出血，发现导管内有回血，及时通知护士处理</td></tr>
<tr><td>3. 血浆置换术后交接与评估技术
（1）操作前：从神志、生命体征、管路、皮肤、有无进行性出血、有无血浆置换术后过敏反应阳性体征等进行交接
（2）操作中：神志（是否清楚，能否正确应答、有无躁动不安）；生命体征是否正常；管路（股静脉置管外露 0cm，穿刺点缝线固定是否妥当，有无渗血渗液）；皮肤（有无完整性受损）；出血（皮肤出血点、血尿有无进行性加重）；过敏反应（有无全身皮肤散在皮疹、风团、瘙痒等血浆置换术后过敏反应）；术后血常规 / 生化指标（有无血红蛋白、血小板、钙、钾数值下降）
（3）操作后：进行 Barthel 指数、Braden、Morse、血栓、管路评估
（4）健康管理：指导患者绝对卧床休息，出现心慌、胸闷不适，告知医护人员</td></tr>
<tr><td rowspan="3">情景插入</td><td>1. 股静脉透析管护理风险</td></tr>
<tr><td>2. 脑出血</td></tr>
<tr><td>3. 血浆置换术护理风险</td></tr>
</table>

【情景处置护理风险清单】

（一）股静脉透析管护理风险清单

护理风险点：非计划性拔管、堵管	
风险人群：留置股静脉透析管的患者	
预防要点：	完成情况
1. 按分级护理原则巡视，评估股静脉置管穿刺点有无红肿、渗血渗液、导管长度是否正确，导管内有无回血，穿刺点缝线或思乐扣固定是否妥当，透明贴膜有无卷边、松脱	是□否□
2. 按 1 ：1 配比肝素盐水溶液，进行脉冲式冲封管	是□否□
3. 告知患者及家属穿脱衣物时防止导管牵拉导致出血或脱管，咳嗽或呕吐时需按压穿刺点局部防止出血，发现导管内有回血，及时通知护士处理	是□否□
识别要点：	完成情况
4. 导管外露长度增加	是□否□
5. 回抽导管有阻力，无回血	是□否□
紧急处理要点：	完成情况
6. 制动，通知医生，遵医嘱处理，并记录	是□否□

（二）脑出血风险清单

护理风险点：脑出血	
风险人群：血小板≤ 20×10^9/L	
预防要点：	完成情况
1. 按分级护理原则巡视，指导患者绝对卧床休息，床上排便，家属24h留陪。避免用力排便、跌倒和情绪波动	是□否□
2. 告知患者及家属若患者出现剧烈头痛、恶心呕吐，及时告知医护人员	是□否□
识别要点：	完成情况
3. 头痛头晕、视力模糊、呼吸急促、喷射性呕吐、昏迷、双侧瞳孔变形不等大、对光反射迟钝	是□否□
4. 头颅CT或MRI提示颅内出血	是□否□
紧急处理要点：	完成情况
5. 立即去枕平卧，头偏向一侧，查看口腔有无异物，及时吸出呕吐物，保持呼吸道通畅，查看瞳孔，同时通知医生查看患者	是□否□
6. 遵医嘱给予吸氧、心电监护、建立2条以上静脉通道	是□否□
7. 遵医嘱紧急处理，做好记录及交接	是□否□

（三）血浆置换术护理风险清单

护理风险点：枸橼酸钠中毒、血浆过敏反应	
风险人群：行血浆置换术的患者	
预防要点：	完成情况
1. 操作护士守护床旁，动态监测心率、血压、氧饱和度、神志、面色、末梢循环等，随时调整置换速度、循环量、回输速度、置换液的种类	是□否□
2. 遵医嘱与血浆置换术全程同步静脉滴注10%葡萄糖酸钙组	是□否□
3. 新鲜血浆需双人严格执行"三查十对"及床旁核对后方可置换，遵守无菌操作，置换前遵医嘱常规使用抗过敏药物，苯海拉明20mg肌内注射、地塞米松5mg静脉推注	是□否□
4. 告知患者若出现口唇、面部、肢端发麻，皮肤瘙痒，立即告知护士	是□否□
识别要点：	完成情况
5. 低钙血症：畏寒、口唇麻木、恶心、呕吐、肌肉不自主震颤、四肢抽搐等	是□否□
6. 血浆过敏反应：瘙痒、面枕部红斑、荨麻疹、寒战、体温升高、呼吸困难、喉头水肿、低血压、休克等	是□否□
紧急处理要点：	完成情况
7. 立即减慢置换流速或停机处理，通知医生	是□否□
8. 遵医嘱予以补钙、抗过敏、吸氧对症处理，做好护理记录	是□否□

三、原发免疫性血小板减少症相关护理技能案例

【情景案例】

病例	姜某，女，57 岁，因“发热伴鼻出血 1d”入院，既往身体健康。查体：体温 36.3℃，脉搏 78 次 /min，规则，呼吸 18 次 /min，规则，血压 115/64mmHg，全身皮肤可见散在出血点及瘀斑，双下肢无水肿。入院诊断：“免疫性血小板减少症合并溶血性贫血”，入院后给予一级护理、绝对卧床休息、输血改善贫血、止血护胃及抗感染治疗。10 月 20 日患者血常规提示：血小板 2×10^9/L、血红蛋白 50g/L，遵医嘱给予输血治疗
分析	【护理诊断】 1. 存在的护理诊断 （1）皮下黏膜出血：全身皮肤可见散在出血点及瘀斑，与血小板减少有关 （2）自理能力缺陷：Barthel 40 分，与疾病有关 （3）活动无耐力：血红蛋白 50g/L，与重度贫血有关 2. 潜在的护理诊断 （1）有发热、过敏等风险：与输血不良反应有关 （2）有堵管的风险：与经导管输血有关 （3）有严重出血的危险：与血小板极低有关，仅 2×10^9/L 【涉及操作】 中长线导管评估技术、密闭式静脉输血技术、无针接头更换技术
用物	中长线导管维护本、皮尺、无针接头、消毒棉片、治疗巾、无菌手套、无菌纱布、治疗盘、无菌盘、0.9% 氯化钠注射液、10ml 注射器、输血器、血型牌、高危药品警示牌、黄色医疗垃圾桶、外包装桶、锐器盒、手消毒剂等
专科要点	1. 中长线导管评估技术 （1）操作前：准备导管维护手册、皮尺 （2）操作中：①导管敷料固定情况。穿刺点有无出血、渗出、皮肤病变、出汗、卷边等。②穿刺侧肢体有无肿胀情况。③穿刺点及周围皮肤有无感染情况 （3）操作后：抽回血确认导管在静脉内 （4）健康管理：指导患者带管期间如何沐浴、功能锻炼及负重要求，观察穿刺点有渗血、渗液、肿胀、疼痛、出汗、卷边、剧烈咳嗽、便秘引发腹压增加等情况，如有，及时告知护人员处理
	2. 密闭式静脉输血技术 （1）操作前：核对医嘱、输血执行单、输血记录单及原始血型，“三查十对”血制品，PDA 扫码血袋 （2）操作中：核对患者信息及血制品，查看患者穿刺部位皮肤，输血中双人复核 PDA 扫码，双手轻轻摇匀血制品，戴手套，打开血袋封口，关闭输血调节器，将输血针头缓慢插入血袋内，挂于输液架上，脱手套 （3）操作后：巡视患者有无不适症状及再次查看患者穿刺部位，PDA 扫码 （4）健康管理：指导患者及家属不得随意调节滴数，输血过程中有任何不适症状，及时告知护士

续表

专科要点	3. 无针接头更换技术 （1）操作前：准备无针接头、消毒棉片、无菌手套、无菌治疗巾 （2）操作中：严格无菌操作，接头消毒，注意接头每个面用力擦拭 15s、待干后接无针接头 （3）操作后：确定接头连接紧密 （4）健康管理：告知患者及家属自我观察，发现有接头松动脱落，告知护士
情景插入	1. 血小板减少症患者并发症
	2. 血小板减少引发大出血

【情景处置护理风险清单】

（一）血小板减少症患者并发症风险防范及处置清单

护理风险点：颅内出血、消化道出血、内脏出血	
风险人群：血小板低于 20×10^9/L	
预防要点：	完成情况
1. 观察患者有无发热、心率增快、血压异常、呼吸加快等情况，观察有无出血表现，如皮肤出血、口腔出血、眼底出血、血尿、血便等	是□否□
2. 避免用力排便、跌倒和情绪波动，防止颅内出血	是□否□
3. 不用硬毛牙刷刷牙，勿搔抓皮肤及挖鼻孔，预防口腔、鼻腔及皮肤出血	是□否□
4. 勿食用油炸、硬、过烫和带骨刺食物，防止消化道出血	是□否□
识别要点：	完成情况
5. 头痛、头晕、呕吐、乏力、呕血、黑便、运动和语言障碍、意识障碍、“熊猫眼征”等	是□否□
处置观察要点：	完成情况
6. 遵医嘱指导患者绝对卧床休息，家属 24h 留陪，大小便床上或床边进行	是□否□
7. 护士操作动作轻柔，拔针后延长按压时间	是□否□
8. 遵医嘱正确输注血小板，使用升血小板及止血药物	是□否□

（二）血小板减少引发大出血紧急风险防范及处置清单

护理风险点：脑出血、内脏出血、全身器官出血、出血性休克、死亡	
风险人群：血小板低下的患者	
预防要点：	完成情况
1. 观察患者有无发热、心率增快、血压异常、呼吸加快等情况，观察有无出血表现，如皮肤出血、口腔出血、眼底出血、血尿、血便等	是□否□
2. 禁止做任何会引起出血的活动及操作，如拔牙、活检、手术、介入治疗等	是□否□
3. 不进食任何会引起出血的饮食，如油炸、硬、过烫和带骨刺食物	是□否□
4. 避免或减少一切会引起出血的诱因：用力排便、跌倒和情绪波动、用硬毛牙刷刷牙、牙签剔牙、搔抓皮肤及挖鼻孔等	是□否□
识别要点：	完成情况

续表

5. 全身瘀斑、呕血、咯血、烦躁、嗜睡、肢端湿冷、血压下降、腹肌紧张、压痛、血尿、黑便等	是□否□
紧急处理要点：	完成情况
6. 发生大出血时，嘱患者绝对卧床休息，头偏向一侧，防止呕出的血液吸入呼吸道，保持呼吸道通畅，给氧时避免呕血引起窒息	是□否□
7. 立即通知医生，备好抢救车、负压吸引器等抢救设备，积极配合抢救	是□否□
8. 迅速建立有效的双静脉通路，遵医嘱实施有效输液输血及应用各种止血治疗，补充血容量，防止休克	是□否□
9. 进行心电监护，严密观察生命体征，禁食、禁水，患者口渴时给予棉签湿润	是□否□
10. 准确记录出入量。观察呕吐物和大便的性质、颜色、量、次数，有异常及时报告医生，并配合处理	是□否□
11. 尽量减少注射用药，静脉用药时，护士提高穿刺成功率，操作动作轻柔，拔针后延长按压时间	是□否□
12. 皮肤出血：保持床铺平整，防止压力性损伤，内衣柔软，防擦伤。静脉穿刺时止血带不宜扎得太紧、时间太长或拍打血管皮肤	是□否□
13. 鼻出血：用干棉球压迫止血和局部冷敷，或用 0.1% 肾上腺素棉球塞鼻压迫止血，嘱患者勿用手挖鼻痂，为防止鼻黏膜干燥出血，可用液体石蜡滴鼻	是□否□
14. 口腔及牙龈出血：牙龈渗血时，可用肾上腺素棉球贴敷渗血的牙龈，或用止血纱布贴敷，不要用牙签剔牙或硬毛牙刷刷牙，保持口腔清洁，每日用冰盐水漱口，口腔内有陈旧血块时可用棉签蘸水擦洗、漱口去除	是□否□

四、白血病相关护理技能案例

【情景案例】

病例	方某，男，35 岁，因确诊急性淋巴细胞白血病 4 月余，再次治疗于 10 月 9 日入院，带入 PICC 导管。既往健康状况一般。患者于 10 月 11 日开始行 HyperCVADB 组方案化疗，10 月 16 日交接班发现患者舌下有一 1cm × 1cm 破溃，局部发白，患者诉疼痛，疼痛评分 6 分，血栓风险评分 3 分，Morse 评分 45 分。血常规示白细胞 0.30×10^9/L，中性粒细胞 0.02×10^9/L，血红蛋白 75g/L，血小板 39×10^9/L，测生命体征：体温 36.8℃，脉搏 89 次 /min，呼吸 21 次 /min，血压 125/78mmHg，血氧饱和度 95%。入院诊断：急性白血病。医嘱予以一级护理、卧床休息、无菌饮食，入住层流洁净床行保护性隔离，口腔破溃处予以紫外线短波治疗仪局部照射

续表

<table>
<tr><td>分析</td><td>【护理诊断】
1. 存在的护理诊断
（1）口腔黏膜受损：口腔黏膜破溃 1cm × 1cm，与粒细胞减少、氨甲蝶呤用药后黏膜损伤有关
（2）疼痛：疼痛评分 6 分，与口腔破溃刺激有关
2. 潜在的护理诊断
（1）有出血的危险：与血小板减少、白血病细胞浸润有关
（2）有感染的危险：与正常粒细胞减少、化疗有关
（3）有深静脉血栓的危险：血栓风险评估（肿瘤患者）3 分，与肿瘤、留置 PICC 有关
（4）有跌倒的危险：Morse 评分 45 分，与贫血有关
【涉及操作】
化疗后患者交接与评估技术、短波紫外线治疗技术、入住层流洁净床健康宣教</td></tr>
<tr><td>用物准备</td><td>治疗盘、一次性医用检查手套、棉签、压舌板、电筒、短波紫外线治疗仪、PDA、快速手消毒剂、医用垃圾桶、生活垃圾桶、小治疗车等</td></tr>
<tr><td rowspan="3">专科要点</td><td>1. 化疗后患者交接与评估
（1）操作前：从 PICC 穿刺点皮肤及贴膜、导管及固定情况、口腔黏膜完整性进行交接
（2）操作中：穿刺点局部有无红肿、疼痛、渗血渗液，贴膜有无卷边、松脱，导管长度是否正确、有无回血、固定是否妥当。置管侧肢体活动是否正常；口腔皮肤黏膜是否发白、红肿、疼痛、破溃、脓肿等
（3）操作后：进行 Barthel 指数、Morse、血栓、疼痛评估
（4）健康管理：指导患者进食三餐后、睡前使用漱口液含漱 1 ～ 2min，3 次 /d；使用 2% 葡萄糖酸氯己定溶液全身擦浴；患者及陪护正确佩戴口罩、使用手消毒剂</td></tr>
<tr><td>2. 短波紫外线治疗技术
（1）操作前：询问患者有无紫外线过敏史；指导患者清水漱口，评估患者口腔溃疡面积大小及部位，选择合适的光导及治疗模式
（2）操作中：妥善安装光导后预热，设置正确的治疗时间，嘱患者张口闭眼
（3）操作后：行疼痛评估，并记录
（4）健康管理：告知患者及家属短波紫外线可治疗口腔溃疡，促进伤口的愈合，减少疼痛，指导患者治疗后 30min 内勿饮热水和吃酸性食物</td></tr>
<tr><td>3. 入住层流洁净床健康宣教
（1）操作前：打开风机，检查层流床运行是否正常，嘱患者温水擦浴，更换干净衣物，修剪头发、指甲后入住
（2）操作中：结合患者有无感染症状、白细胞及中性粒细胞指标，演示无菌饮食、手卫生、佩戴口罩、床边排便、床上擦浴等日常生活注意事项
（3）操作后：行 Barthel 指数、Morse、血栓、疼痛评估
（4）健康管理：告知患者及家属保护性隔离的重要性及入住层流洁净床的意义，勿自行调节风机，不可自行下床，不可随意打开层流罩，不可更换平卧朝向，入住期间有不适，及时告知医护人员。尽量减少探视，避免交叉感染</td></tr>
<tr><td rowspan="3">情景插入</td><td>1. 氨甲蝶呤使用</td></tr>
<tr><td>2. 深静脉血栓</td></tr>
<tr><td>3. 短波紫外线治疗风险</td></tr>
</table>

【情景处置护理风险清单】

（一）氨甲蝶呤使用风险清单

护理风险点：外渗引起局部坏死、口腔胃肠道黏膜损伤	
风险人群：使用氨甲蝶呤的患者	
临床表现：静脉炎表现或局部皮肤及组织坏死	
操作要点：	完成情况
1. 首选中心静脉（PICC、CVC）输注，如无中心静脉置管，从外周输注时应向患者及家属进行风险告知，并签署风险告知书，同时选择粗、直、弹性好的血管建立静脉通道	是□否□
2. 用药剂量准确，遵医嘱双人核对配置后，用输液泵给药，维持 24h	是□否□
3. 悬挂高危药品红色输液卡	是□否□
4. 每 30 ～ 60min 观察穿刺部位有无外渗等异常情况，观察静脉输液泵入是否通畅，滴数调节是否准确	是□否□
5. 输注完毕后准确记录结束时间，间隔 12h 开始输注解救药物亚叶酸钙，指导患者使用亚叶酸钙漱口水、冰生理盐水含漱，预防口腔黏膜损伤	是□否□
6. 皮肤发红、水肿、水疱、疼痛、口腔黏膜损伤	是□否□
7. 告知医生，对症处理	是□否□
8. 发生口腔黏膜损伤，可使用短波紫外线局部照射，促进伤口愈合	是□否□

（二）深静脉血栓风险清单

护理风险点：肺栓塞	
风险人群：血液系统肿瘤患者	
预防要点：	完成情况
1. 动态评估，根据 VTE 评分量表识别中高危人群，≥ 2 分悬挂警示标识	是□否□
2. 查看彩超结果，通知医生，根据医嘱实施基础预防（主被动运动、踝泵运动）、药物预防（抗凝药物）	是□否□
3. 避免下肢穿刺	是□否□
4. 指导患者主动参与床上运动训练	是□否□
5. 告知患者及家属深静脉血栓可能发生肺栓塞，严重时可导致患者死亡，如患者出现下肢疼痛、肿胀、呼吸困难等症状，立即告知医护人员	是□否□
识别要点：	完成情况
6. 肢体肿胀、疼痛，突发虚脱、面色苍白、出冷汗、呼吸困难、胸痛、咳嗽、呼吸心搏骤停	是□否□
7. 四肢静脉彩超结果阳性	是□否□
紧急处理要点：	完成情况
8. 急性期卧床休息并抬高患肢 20° ～ 30°，同时通知医生	是□否□
9. 患肢制动，注意保暖，不得按摩及剧烈运动	是□否□
10. 观察并交接患者肢体周径、颜色及皮温变化	是□否□
11. 遵医嘱给予紧急处理，并做好护理记录	是□否□

（三）短波紫外线治疗风险清单

护理风险点：皮下出血或加重、视网膜灼伤	
风险人群：短波紫外线治疗患者	
预防要点：	完成情况
1. 按分级护理原则巡视，评估患者口腔、皮肤、肛周、导管穿刺点的感染情况及血小板指标，血小板≤ 20×10^9/L 时不宜进行体表照射，血小板≤ 10×10^9/L 不宜进行口腔照射	是□否□
2. 治疗前做好宣教及沟通，告知治疗时不可直视紫外线光源，避免损伤视网膜	是□否□
3. 体表照射后嘱患者 30min 内勿擦洗、用药，口腔照射后 30min 内勿饮热水、吃酸性食物	是□否□
4. 同一部位治疗次数不要超过 1 次 /d，治疗满 5d 后需停用 2d 再开始下一疗程	是□否□
识别要点：	完成情况
5. 照射后皮下散在出血点或出血加重、照射红斑	是□否□
6. 患者诉眼部灼痛不适	是□否□
紧急处理要点：	完成情况
7. 暂停短波紫外线治疗，通知医生	是□否□
8. 遵医嘱进行紧急处理，并做好记录	是□否□

五、多发性骨髓瘤相关护理技能案例

【情景案例】

病例	陆某，男，59 岁，因右肩部疼痛 3 月余于 9 月 6 日收入院，既往身体健康。入院诊断：多发性骨髓瘤。入院后给予镇痛处理，行 VCD 方案化疗：硼替佐米 2.0mg 皮下注射。于 9 月 8 日抬举右上肢时出现右侧肩关节不能活动，疼痛难忍，立即制动并测量双上臂围，右侧 35cm、左侧 33cm，患者目前神志清楚，体温 37℃，脉搏 96 次 /min，呼吸 21 次 /min，血压 110/65mmHg，疼痛评分 6 分，Morse 评分 45 分，血栓评分 3 分，M 蛋白 1.7g/L。医嘱给予右上肢悬吊制动，曲马朵注射液 100mg 肌内注射
分析	【护理诊断】 1. 存在的护理诊断 （1）疼痛：疼痛评分 6 分，与多发性骨髓瘤引起的骨质破坏有关 （2）肢体活动障碍：M 蛋白 1.7g/L，与多发性骨髓瘤引起的骨质破坏有关 2. 潜在的护理诊断 （1）有皮肤红肿硬结的危险：与硼替佐米皮下注射有关 （2）有深静脉血栓的危险：血栓评分 3 分，与多发性骨髓瘤有关 （3）有跌倒的危险：Morse 评分 45 分，与肢体制动有关 【涉及操作】 皮下注射技术、疼痛评估技术、床上主 / 被动运动训练指导技术
用物	治疗盘（三联瓶架、碘附、棉签、一次治疗巾、弯盘、剪刀、硼替佐米 2.0mg、卷尺）等

续表

<table>
<tr><td rowspan="3">专科要点</td><td>1. 硼替佐米皮下注射技术
（1）操作前：评估患者腹部皮肤有无红肿、硬结、疼痛等情况
（2）操作中：患者取平卧位，拇指与食指提起脂肪组织，消瘦者呈 45° 予以进针注射；正常体质者呈 90° 予以进针注射，借助空气夹层技术（注射器抽吸药物后呈现：空气 – 药液 – 空气）缓慢推注药液，拔针前等待 10s，避免出现药液倒流；拔针后轻按注射部位，避免局部的揉搓和重压
（3）操作后：注射部位是否存在红肿、硬结、疼痛等现象
（4）健康管理：首次注射后 1d 内，注射部位周围可能出现局部皮肤发红，但直径不超过 1cm，2 ～ 3d 后自行恢复，若直径超过 1cm，要及时告知医护人员处理；指导患者保持注射部位皮肤的清洁，穿宽松衣裤，避免局部受压；注射部位勿热敷、搔抓、局部涂药等；如注射部位出现不适，不可擅自处理，及时报告医护人员</td></tr>
<tr><td>2. 疼痛评估技术
（1）操作前：根据患者的意识状态选择 NRS 数字疼痛评分量表
（2）操作中：评估疼痛部位、疼痛性质、疼痛程度、是否影响睡眠。告知目前疼痛评估结果，指导患者右上肢悬吊制动
（3）操作后：疼痛≤ 3 分，行物理镇痛指导；疼痛＞ 3 分，遵医嘱给予化学镇痛
（4）健康管理：告知患者制动、夹板固定疼痛肢体、测量患者双上臂围，减少剧烈活动，鼓励患者放松心情，积极面对疾病</td></tr>
<tr><td>3. 床上主 / 被动运动训练指导技术
（1）操作前：查看四肢静脉彩超结果，挂“深静脉血栓预防运动指导单”
（2）操作中：肘、腕、髋、膝、踝关节训练，根据患者耐受程度决定训练频次，至少 3 次 /d
（3）操作后：评估患者掌握情况
（4）健康管理：告知患者运动指导可预防深静脉血栓的发生，鼓励患者卧床期间在不疲劳的状态下可多行床上训练</td></tr>
<tr><td rowspan="3">情景插入</td><td>1. 病理性骨折</td></tr>
<tr><td>2. 化疗药物渗漏风险</td></tr>
<tr><td>3. 深静脉血栓</td></tr>
</table>

【情景处置护理风险清单】

（一）病理性骨折风险清单

<table>
<tr><td colspan="2">护理风险点：骨折</td></tr>
<tr><td colspan="2">风险人群：多发性骨髓瘤患者</td></tr>
<tr><td>预防要点：</td><td>完成情况</td></tr>
<tr><td>1. 指导患者禁止扭腰、转体及做剧烈活动，预防跌倒</td><td>是□否□</td></tr>
<tr><td>2. 睡硬板床，腰部系腰带，轴线翻身</td><td>是□否□</td></tr>
<tr><td>识别要点：</td><td>完成情况</td></tr>
<tr><td>3. 肢体肿胀、疼痛、制动</td><td>是□否□</td></tr>
<tr><td>紧急处理要点：</td><td>完成情况</td></tr>
</table>

续表

4. 患肢制动，保持功能位，同时通知医生	是□否□
5. 指导患者卧床休息，注意保暖，不得按摩	是□否□
6. 每班交接患者肢体周径、颜色及皮温变化	是□否□
7. 遵医嘱给予紧急处理（局部固定），并做好护理记录	是□否□

（二）化疗药物渗漏风险清单

护理风险点：静脉炎、局部皮肤溃疡、皮下组织坏死、截肢	
风险人群：输注化疗药物的患者	
预防要点：	完成情况
1. 每班交接输液侧肢体血管及皮肤情况，询问并重视患者主诉	是□否□
2. 选择合适的输液通路：尽量使用管路（CVC/PICC/PORT），不具备条件可使用留置针且每天更换	是□否□
3. 注射前需评估患者血管情况：不可在下肢或循环不良的肢端，有功能障碍、瘢痕、炎症、疼痛的地方留置	是□否□
4. 输注化疗药物前需确认回血状况，多部化疗药物同时输注时，按由强到弱的刺激程度安排先后顺序	是□否□
识别要点：	完成情况
5. 穿刺点有红、肿、热、痛，血管皮肤有胀痛及烧灼感、条索状改变，水疱等	是□否□
紧急处理要点：	完成情况
6. 立即停止滴注化疗药物，用注射器回抽头皮针中残留的化疗药物；同时通知医生	是□否□
（1）有回血，接注射器回抽 3～5 ml 后，再用生理盐水或葡萄糖冲洗血管	是□否□
（2）无回血，负压拔针，然后在血管上方，即沿血管向心方向再建立静脉通道，以生理盐水或葡萄糖溶液冲洗该血管	是□否□
7. 抬高患肢 24～48h，避免局部受压	是□否□
8. 遵医嘱用 2% 利多卡因 1ml ＋地塞米松 5mg ＋ 5% 碳酸氢钠注射液 1ml ＋生理盐水 1ml 局部环形封闭，可根据情况 4～6h 重复封闭	是□否□
9. 根据药物性质选择局部冷敷（阿霉素、表柔比星）或热敷（硫酸长春地辛、奥沙利铂）。遵医嘱使用多磺酸黏多糖局部涂抹或硫酸镁湿敷，按疗程行紫外线治疗仪局部照射，每班交接	是□否□
10. 对有水疱或溃疡形成者申请伤口小组会诊处理	是□否□
11. 每班交接，做好记录并上报	是□否□

（三）深静脉血栓风险清单

护理风险点：肺栓塞	
风险人群：血液系统肿瘤患者	
预防要点：	完成情况
1. 动态评估，根据 VTE 评分量表识别中高危人群，≥ 2 分悬挂警示标识	是□否□

续表

2. 查看彩超结果，通知医生，根据医嘱实施基础预防（主被动运动、踝泵运动）、药物预防（抗凝药物）	是□否□
3. 避免下肢穿刺	是□否□
4. 指导患者主动参与床上运动训练	是□否□
5. 告知患者及家属深静脉血栓可能发生肺栓塞，严重时可导致患者死亡，如患者出现下肢疼痛、肿胀、呼吸困难等症状时立即告知医护人员	是□否□
识别要点：	完成情况
6. 肢体肿胀、疼痛，突发虚脱、面色苍白、出冷汗、呼吸困难、胸痛、咳嗽、呼吸心搏骤停	是□否□
7. 四肢静脉彩超结果阳性	是□否□
紧急处理要点：	完成情况
8. 急性期卧床休息并抬高患肢 20° ～30°，同时通知医生	是□否□
9. 患肢制动，注意保暖，不得按摩及剧烈运动	是□否□
10. 观察并交接患者肢体周径、颜色及皮温变化	是□否□
11. 遵医嘱给予紧急处理，并做好护理记录	是□否□

六、躯干部淋巴管瘤切除术相关护理技能案例

【情景案例】

病例	李某，男，1 个月 14d，7d 前因“躯干淋巴管瘤”入院，既往健康状况良好。患儿完善相关检查后行“躯干部淋巴管瘤切除术”，待麻醉醒后安返病房。查体：术后带入皮下引流管，标识清晰，引流通畅，妥善固定。患儿偶有烦躁哭闹和吐奶，在给患儿更换引流袋时发现引流袋内有鲜红色引流液，立即通知医生。医嘱予以四肢保护性约束、股静脉采血送检
分析	【护理诊断】 1. 存在的护理诊断 （1）有出血的风险：与感染、手术创伤等有关 （2）有受伤的危险：与患儿烦躁有关 2. 潜在的护理诊断 （1）有误吸的风险：与术后吐奶有关 （2）有非计划性拔管的风险：与患儿烦躁有关 【涉及操作】 引流液观察与评估技术、四肢保护性约束技术、股静脉采血技术
用物	3M 胶布、手套、快速手消、儿童约束带 4 个、医嘱单、医用垃圾桶、生活垃圾桶、治疗盘、三联瓶架、碘附、棉签、一次性治疗巾、手套、止血带、一次性采血针头 2 个、标本架、弯盘、检验标签、遵医嘱准备采血试管、利器盒、医疗垃圾桶、生活垃圾桶等

续表

<table>
<tr><td rowspan="3">专科要点</td><td>1. 引流液观察与评估技术
（1）操作前：评估患儿精神状态、血压、心率、呼吸、血氧饱和度、引流管种类
（2）操作中：检查患者切口敷料部位，观察有无渗血渗液；术后 24 ～ 48h 动态监测血压、心率、心律、呼吸、血氧饱和度、尿量。30 ～ 60min 挤压引流管 1 次，观察引流液颜色、性质及量，及时通知医生处理并做好护理记录
（3）操作后：观察患儿口唇颜色、呼吸状况、血氧饱和度、引流管固定情况，有异常及时处置
（4）健康管理：指导患儿家属保持伤口清洁干燥，引流管出口处敷料有浸湿者，及时告知医护人员，避免剧烈活动</td></tr>
<tr><td>2. 四肢保护性约束技术
（1）操作前：评估患儿病情、意识状态、肢体活动度，以及约束部位皮肤色泽、温度、完整性等，向患儿家属解释约束的目的，签署保护性约束知情同意书
（2）操作中：约束带下垫衬垫，松紧以能伸入 1 ～ 2 手指为宜
（3）操作后：每 15min 巡视检查约束带松紧度，观察患儿约束部位的肢端循环和局部皮肤、颜色情况，每 2h 松解约束带 1 次，记录
（4）健康管理：指导安抚患儿家属，嘱患儿家属做好约束患儿的生活护理，并防止患儿挣脱约束带而发生意外</td></tr>
<tr><td>3. 股静脉采血技术
1）操作前：评估患儿有无出血倾向或凝血功能障碍，评估患儿穿刺部位皮肤情况，是否排空大小便及更换尿布
2）操作中
（1）患儿体位：仰卧位，大腿外展、膝关节屈曲呈“蛙形”
（2）穿刺部位：在患儿腹股沟中、内 1/3 交界处，以左手食指触及股动脉搏动处，右手持注射器于股动脉搏动点内侧 0.3 ～ 0.5cm 垂直穿刺（或在腹股沟中、内 1/3 交界处的下方 0.5 ～ 1cm 处以 30° ～ 45° 向搏动点内侧穿刺），进针深度依据患儿腹股沟皮下脂肪厚度而定。注意观察患儿反应，不宜反复多次穿刺
3）操作后：压迫穿刺点 5min 止血，观察采血部位有无出血、淤青、血肿等情况，是否有静脉损伤等并发症
4）健康管理：拔针后针眼的按压一定要准确、力量有效、时间充足，至穿刺点无渗血为止</td></tr>
<tr><td rowspan="2">情景插入</td><td>1. 术后大出血</td></tr>
<tr><td>2. 误吸</td></tr>
</table>

【情景处置护理风险清单】

（一）小儿外科术后大出血风险清单

<table>
<tr><td colspan="2">护理风险点：术后大出血</td></tr>
<tr><td colspan="2">风险人群：小儿外科手术后患者</td></tr>
<tr><td>预防要点：</td><td>完成情况</td></tr>
<tr><td>1. 术后 24 ～ 48h 动态监测血压、心率、心律、呼吸、血氧饱和度、尿量。每 30 ～ 60min 挤压引流管 1 次，观察引流液颜色、性质及量，引流液为鲜红色或者淡粉色引流液进行性增多，及时通知医生处理并做好护理记录</td><td>是□否□</td></tr>
</table>

续表

2. 患儿切口渗血、心慌等，及时告知医护人员	是□否□
识别要点：	完成情况
3. 引流液鲜红色、有血凝块、烦躁、血压下降、心率快、大汗淋漓、尿少等	是□否□
4. 发现患儿存在活动性出血，包括敷料渗血渗液严重，鲜红色血性引流液，淡粉色引流液持续增多	是□否□
紧急处理要点：	完成情况
5. 心电监护、吸氧、保持 2 条以上静脉通路，立刻通知医生查看患者	是□否□
6. 取休克卧位（头、躯干抬高 20° ～30º，下肢抬高 15° ～20º）	是□否□
7. 遵医嘱给药、查血常规、备血、输血、术前准备等紧急处理并做好护理记录	是□否□

（二）儿童误吸风险清单

护理风险点：误吸、窒息	
风险人群：吞咽障碍、婴幼儿	
预防要点：	完成情况
1. 抬高床头，或抬高患儿上半身	是□否□
2. 保持呼吸道通畅	是□否□
3. 告知家属如出现患儿呛咳、面色发绀、气促、气道梗阻、呼吸困难，窒息等异常，及时报告医生	是□否□
识别要点：	完成情况
4. 进食、进水或气道分泌物多等情况下出现剧烈呛咳、面色发绀、烦躁、气道梗阻、呼吸困难等	是□否□
紧急处理要点：	完成情况
5. 立即将头偏向一侧，清理呼吸道，保持呼吸道通畅，通知医生	是□否□
6. 遵医嘱给予氧气吸入	是□否□
7. 必要时转 PICU 治疗	是□否□

七、系统性红斑狼疮并肠系膜血管炎相关护理技能案例

【情景案例】

病例	李某，女，46 岁，因右上腹胀痛 7d、解稀便 4d 于 2022 年 8 月 30 日收入院。既往有系统性红斑狼疮病史。入院诊断为：系统性红斑狼疮、肠系膜血管炎、肠道感染。于 9 月 1 日出现恶心呕吐、腹胀、大便未解、未排气，CT 提示：下腹腔大量积液积气，肠壁增厚，考虑不全性肠梗阻。医嘱给予禁食水、胃肠减压，右侧腹腔穿刺引流术，静脉补液、抗感染、丙球和激素冲击治疗

续表

<table>
<tr><td>分析</td><td>【护理诊断】
1. 存在的护理诊断
（1）营养失调：与禁食、水有关
（2）体液过多：下腹腔大量积液，与肠系膜血管炎静脉回流受阻有关
（3）皮肤完整性受损：与自身免疫反应、激素冲击治疗有关
2. 潜在的护理诊断
有肠穿孔的风险：与肠系膜血管炎导致的肠坏死、肠梗阻有关
【涉及操作】
胃肠减压技术、腹腔引流管交接技术、激素冲击治疗技术</td></tr>
<tr><td>用物准备</td><td>一次性注射器 50ml、无菌纱布、液状石蜡棉球、一次性治疗巾、一次性治疗碗、无菌手套、一次性胃管、负压吸引器、棉签、胶布、手电筒、弯盘、胃管标识、手消毒剂、医用垃圾桶、生活垃圾桶、PDA 等</td></tr>
<tr><td rowspan="3">专科要点</td><td>1. 胃肠减压技术
（1）操作前：评估患者鼻腔情况，有无活动义齿
（2）操作中：动作轻柔，根据患者耐受程度插管。若患者出现恶心、呕吐，应暂停插入，嘱患者深呼吸；插入不畅时，检查胃管是否盘曲口中；呛咳、呼吸困难、发绀时，立即拔管，休息片刻后再重新插管。检查胃管是否在胃内，记录胃管置入时间、深度
（3）操作后：按分级护理及病情巡视患者，检查胃管置管刻度，观察胃管是否固定妥当、引流是否通畅，观察引流液的颜色、性质、量，并记录 24h 引流量
（4）健康管理：嘱患者及家属切勿自行拔出胃管，改变体位或搬运患者时避免胃管脱出；置管期间保持负压引流装置引流通畅，胃内容物满 2/3 时更换</td></tr>
<tr><td>2. 腹腔引流管交接技术
（1）操作前：从管路、皮肤切口敷料、引流、记录等进行交接
（2）操作中：查看敷料有无渗血渗液、二次固定、引流管标识、外露长度，做好标记，观察管路是否通畅，查看引流液颜色，应为清亮黄色
（3）操作后：遵医嘱每隔 12h 开放一次，每次 500ml，1d 不超过 1 000ml。观察伤口敷料有无渗血渗液，及时更换。行管路滑脱风险评估，记录引流情况
（4）健康管理：告知患者及家属翻身时避免牵拉、防脱管，勿弯曲打折，保持引流通畅，防止逆行感染。观察腹胀症状是否缓解，观察引流液颜色、性状，如有异常，及时告知医务人员。如果突然发生剧烈的腹痛、腹胀、腹膜刺激征及发热、血压低等生命体征异常情况，要警惕肠穿孔的发生</td></tr>
<tr><td>3. 激素冲击治疗技术
（1）操作前：评估患者心脏功能，有严重心脏损害的需要行心电监护
（2）操作中：严格遵守给药时间及剂量，调节滴数，滴数宜 40 ～ 60 滴，滴注时间不少于 1h
（3）操作后：密切观察患者生命体征变化及其他病情变化，如高血压、低血钾及腹痛、呕血、黑便等消化道出血症状等
（4）健康管理：告知患者及家属大剂量激素冲击时，应注意观察有无胃肠黏膜的损伤，有无黑便，观察有无头痛、头晕等血压升高表现，指导低盐饮食，补充钙剂及含钾丰富的食物，保持口腔的清洁卫生，注意保暖，避免抵抗力低下引起感染</td></tr>
<tr><td rowspan="2">情景插入</td><td>1. 肠系膜血管炎肠穿孔</td></tr>
<tr><td>2. 大剂量激素使用</td></tr>
</table>

【情景处置护理风险清单】

（一）肠系膜血管炎肠穿孔风险清单

护理风险点：腹膜炎、休克	
风险人群：系统性红斑狼疮并发肠系膜血管炎患者	
预防要点：	完成情况
1. 禁食、水，持续胃肠减压，并保持减压通畅	是□否□
2. 使用胃黏膜保护剂或抑制胃酸分泌的药物	是□否□
识别要点：	完成情况
3. 突然发生剧烈的腹痛、腹胀、腹膜刺激征	是□否□
4. 发热、寒战，脉搏、心率加快，血压下降等中毒性休克表现	是□否□
紧急处理要点：	完成情况
5. 取半坐卧位，立即通知医生查看患者	是□否□
6. 遵医嘱建立静脉通道，给予抗感染、补液处理，做好术前准备及护理记录	是□否□

（二）大剂量激素使用风险清单

风险药品：注射用甲泼尼龙琥珀酸钠	
护理风险点：高血压、感染、骨质疏松、消化道出血	
临床表现：血压、血糖升高、诱发和加重感染、骨质疏松、股骨头坏死以及腹痛、呕血、黑便等消化道出血表现	
操作要点：	完成情况
1. 病情符合用药指征（风湿性疾病急性期、活动期，难以控制的重症患者），遵医嘱执行	是□否□
2. 严重心肌损害者需行心电监护	是□否□
3. 排除禁忌证：严重感染、高血压危象、严重骨质疏松、消化道溃疡伴出血、青光眼、糖尿病	是□否□
4. 使用时输注速度 40 ～ 60 滴 /min，注意输注时间不少于 1h	是□否□
5. 按分级护理原则巡视病房，观察不良反应，监测血压、血糖、有无黑便等	是□否□
6. 使用激素时注意补充钾和钙，防止低血钾和骨质疏松	是□否□
7. 对患者行激素相关健康宣教，嘱患者在医生的指导下调节激素的用量，不随意增减药物或停药	是□否□

八、原发性干燥综合征并呼吸衰竭相关护理技能案例

【情景案例】

病例	谭某，女，69 岁，因反复口干眼干、气促 1 年，加重 1 个月于 2022 年 9 月 15 日收入院，既往有左下肢肌间血栓、慢性胃炎病史。查体：体温 36.4℃，脉搏 96 次 /min，呼吸 23 次 /min，血压 132/90mmHg，极度消瘦，身高 158cm，体重 38kg。入院诊断：原发性干燥综合征、间质性肺炎、低氧血症、I 型呼衰、肺部感染。于 9 月 16 日诉胸闷气促伴咳嗽，咳白色泡沫痰，全身乏力，测血氧饱和度为 85%。医嘱给予面罩吸氧、雾化吸入，行平喘、护胃、激素、物理预防深静脉血栓及穴位揿针治疗
分析	【护理诊断】 1. 存在的护理诊断 （1）气体交换受损：气促、血氧饱和度 85%，与间质性肺炎、呼吸衰竭、低氧血症有关 （2）舒适受损：与原发性干燥综合征导致口干、眼干有关 （3）营养失调：低于机体需要量，患者极度消瘦，低体重（BMI 值为 15.22），与慢性胃炎、自身免疫性疾病久治不愈有关 2. 潜在的护理诊断 （1）有深静脉血栓风险：Padua 评分 8 分，与既往下肢肌间血栓、乏力卧床有关 （2）有压力性损伤风险：Braden 评分 12 分，与低体重（BMI 值为 15.22）、卧床有关 【涉及操作】 面罩吸氧技术、床上主 / 被动运动训练指导技术、穴位揿针治疗技术
用物准备	氧气装置一套（含吸氧管）、输氧面罩、手电筒、四防卡、输氧卡、治疗盘（内装揿针数个、乙醇、棉签）、快速手消、深静脉血栓预防运动指导单等
专科要点	1. 面罩吸氧技术 （1）操作前：评估患者意识状态及缺氧情况，检查患者鼻腔有无分泌物堵塞、损伤、出血等，检查吸氧装置是否完好，保证氧源压力正常 （2）操作中：调节氧流量 6 ～ 8L/min，固定管路，松紧适宜 （3）操作后：指导患者有效呼吸及用氧安全，勿自行摘除面罩或调节氧流量。判断用氧效果 （4）健康管理：保持均匀的呼吸，以鼻式呼吸为主。长期吸氧注意预防管路造成的压力性损伤，注意耳后及面部皮肤受压情况。有鼻咽部干燥不适或胸闷憋气，及时通知医护人员。患者及家属做好四防：防火、防热、防油、防震
	2. 床上主 / 被动运动训练指导技术 （1）操作前：查看下肢静脉彩超结果及医嘱开立；挂“深静脉血栓预防运动指导单” （2）操作中：髋、膝、踝关节训练，根据患者耐受程度决定训练频次，至少 3 次 /d；观察患者有无心率、呼吸加快等情况，询问患者主诉 （3）操作后：评估患者掌握情况 （4）健康管理：告知患者深静脉血栓形成的危害，指导患者病情允许情况下每日饮水量＞2 000ml，进低盐、低脂、低糖、维生素及纤维素丰富的食物，注意观察下肢皮肤颜色、温度、有无肿胀、疼痛等，有异常及时告知

续表

专科要点	3. 穴位揿针治疗技术 （1）操作前：评估患者（如揿针部位皮肤状况），有无揿针禁忌证，比如妊娠、恶性肿瘤、出血性疾病、金属过敏 （2）操作中：取相应穴位，清洁皮肤，埋针 （3）操作后：指导患者活动，确认埋针处没有牵拉感和疼痛 （4）健康管理：告知患者贴针期间每隔 3 ～ 4h 进行一次点穴，每次按压约 20 下，以患者能承受为度，埋针时间一般为 24 ～ 48h，观察贴针部位有无发红和发痒等异常反应
情景插入	1. 激素使用风险
	2. 肺栓塞

【情景处置护理风险清单】

（一）激素使用风险清单

风险点：库欣综合征、精神异常、骨质疏松、感染、高血脂、高血糖	完成情况
风险人群：需长期使用激素者	
临床表现：兴奋失眠、情绪不稳定、呃逆、向心性肥胖、满月脸、体重增加	
操作要点：	完成情况
1. 病情符合用药指征，遵医嘱使用激素类药物	是□否□
2. 做好激素类药物常规健康宣教	是□否□
3. 血糖异常者，遵医嘱测量患者血糖及使用降血糖药，并给予糖尿病相关健康指导	是□否□
4. 遵医嘱给予护胃药物，以免引起消化道溃疡	是□否□
5. 每日观察用药效果并询问有无异常不良反应，若有不适，及时报告医生	是□否□
6. 遵医嘱对激素及时减量，切忌突然停用，针对不良反应给予对症治疗	是□否□

（二）肺栓塞风险防范及处置清单

风险点：血栓脱落导致患者肺栓塞、窒息、心搏骤停	
风险人群：长期制动、卧床、创伤（多发伤、骨折）、肿瘤、高龄、凝血功能障碍、下肢深静脉血栓、手术等患者	
预防要点：	完成情况
1. 改善生活方式：减肥、戒烟，低脂、高纤维素饮食，多饮水，保持大便通畅	是□否□
2. 入院行血栓风险评估，住院期间动态评估，筛选 DVT（深静脉血栓形成）中高危患者，做好健康宣教。行四肢静脉彩超，确诊有无血栓形成	是□否□
3. 无血栓形成，遵医嘱予以弹力抗栓袜、关节松动训练及运动疗法、气压治疗	是□否□
4. 中高危患者行健康宣教，积极采取 DVT 预防措施，遵医嘱予药物预防，行床边动静脉彩超，复查患者 D- 二聚体	是□否□
5. 若血栓已形成，立即指导患者患肢制动，避免按摩及热敷，严格卧床休息，抬高患肢 20 ～ 30cm，床上大小便，避免排便用力，防止血栓脱落。遵医嘱予以抗凝治疗	是□否□

续表

6. 每日评估肢体周径、肿胀情况，加强患肢皮肤温度、色泽、动脉搏动等情况的观察并及时记录	是□否□
识别要点：	完成情况
7. 突发呼吸困难，血氧饱和度下降，胸痛，濒死感，大汗淋漓，心动过速，咯血晕厥等	是□否□
紧急处置要点：	完成情况
8. 体位：绝对卧床休息，保持大便通畅，避免用力	是□否□
9. 给氧：立即取半卧位，面罩氧气吸入，必要时机械通气，并立即通知医生	是□否□
10. 给予心电监护，建立静脉通道 2 ～ 3 条，进行血流动力学监测，遵医嘱用药	是□否□
11. 用药：及时正确给予溶栓和抗凝治疗	是□否□
12. 观察：用药后每 5 ～ 10min 观察心率、呼吸、血压、神志，至呼吸困难症状缓解后改为每 30min 测量 1 次，做好记录，监测尿量	是□否□
13. 病情持续不缓解并加重，必要时转 ICU 继续治疗	是□否□

九、多肌炎相关护理技能案例

【情景案例】

病例	李某，女，54 岁，因双下肢对称性肌无力伴活动后气促、咳嗽、咳痰 1 个月，加重 1 周，于 2022 年 9 月 20 日收入院，肺 CT 提示：慢性支气管炎伴双肺间质性炎症，肺气肿。查体：体温 36.4℃，脉搏 99 次 /min，规则，呼吸 23 次 /min，血压 130/83mmHg，血氧饱和度 94%，双下肢肌力评估为 4 级，Padua 评分 6 分。入院诊断：多肌炎、多肌炎伴肺间质纤维化、重度肺动脉高压、慢性阻塞性肺疾病急性加重期。医嘱给予吸氧、雾化吸入、行平喘止咳、激素冲击治疗
分析	【护理诊断】 1. 存在的护理诊断 （1）气体交换受损：活动后气促、呼吸困难，血氧饱和度 94%，与间质性肺炎、肺气肿有关 （2）躯体活动障碍：双下肢肌力 4 级，与肌无力有关 2. 潜在的护理诊断 （1）有猝死风险：与肺动脉高压、呼吸衰竭有关 （2）有深静脉血栓风险：Padua 评分 6 分，与肌无力、卧床有关 【涉及操作】 氧气吸入技术、床上主 / 被动运动训练指导技术、激素冲击治疗技术
用物准备	氧气装置一套（含吸氧管）、手电筒、四防卡、输氧卡、输液器、配置好的药液、深静脉血栓预防运动指导单、PDA、治疗盘等

续表

专科要点	1. 氧气吸入技术 （1）操作前：评估患者鼻腔情况并清洁鼻腔 （2）操作中：安装氧气装置，检查有无漏气，根据医嘱调节氧流量，轻轻插入鼻腔，妥善固定 （3）操作后：记录用氧时间、流量、签名 （4）健康管理：告知患者用氧安全，做好“四防”，保持氧管通畅、无打折，及时评估用氧效果，如有不适，及时告知医护人员
	2. 床上主 / 被动运动训练指导技术 （1）操作前：查看下肢静脉彩超结果及医嘱开立；挂“深静脉血栓预防运动指导单” （2）操作中：髋、膝、踝关节训练，根据患者耐受程度决定训练频次，至少 3 次 /d；观察患者有无心率、呼吸加快等情况，询问患者主诉 （3）操作后：评估患者掌握情况 （4）健康管理：告知患者深静脉血栓形成的危害，指导患者病情允许情况下每日饮水量＞ 2 000ml，进低盐、低脂、低糖、维生素及纤维素丰富的食物，注意观察下肢皮肤颜色、温度、有无肿胀、疼痛等，有异常，及时告知
	3. 激素冲击治疗技术 （1）操作前：评估患者心脏功能，有严重心脏损害的需要行心电监护 （2）操作中：严格遵守给药时间及剂量，调节滴数，滴数宜 40 ～ 60 滴，滴注时间不少于 1h （3）操作后：密切观察患者生命体征变化及其他病情变化，如高血压、低血钾及腹痛、呕血、黑便等消化道出血症状等 （4）健康管理：告知患者大剂量激素冲击时，应注意观察有无胃肠黏膜的损伤，有无黑便，观察有无头痛、头晕等血压升高表现，指导低盐饮食，补充钙剂及含钾丰富的食物，保持口腔的清洁卫生，注意保暖，避免抵抗力低下引起感染
情景插入	1. 结缔组织病相关肺动脉高压
	2. 急性呼吸衰竭

【情景处置护理风险清单】

（一）结缔组织病相关肺动脉高压风险清单

护理风险点：右心功能衰竭、肺水肿、甚至猝死	
风险人群：结缔组织病累及呼吸系统患者	
预防要点：	完成情况
1. 卧床休息，限制活动，鼓励患者进行腹式呼吸、缩唇呼吸等呼吸肌功能锻炼，提高活动耐力	是□否□
2. 监测动脉血气，对严重缺氧患者［血氧分压（PaO_2）＜ 55mmHg］行持续氧疗，每日吸氧时间＞ 15h	是□否□
3. 避免寒冷刺激	是□否□
识别要点：	完成情况
4. 患者雷诺现象严重，有肺间质纤维化表现，如胸闷、气短加重，严重时可表现为心律失常、呼吸困难、心绞痛、晕厥等	是□否□

续表

5. 出现心包积液、心包炎、胸膜炎等	是□否□
紧急处理要点：	完成情况
6. 行心电监护，监测生命体征、血氧饱和度，同时通知医生	是□否□
7. 持续低流量氧气吸入	是□否□
8. 合并右心衰竭，给予强心及利尿药治疗，并准确记录出入量、观察有无水肿	是□否□
9. 及时准确地执行医嘱，做好护理记录	是□否□

（二）急性呼吸衰竭风险防范及处置清单

风险点：呼吸困难、呼吸衰竭	
风险人群：肺部慢性疾病患者，肺部感染、呼吸道梗阻患者	
预防要点：	完成情况
1. 积极治疗原发疾病，改善呼吸功能	□是□否
2. 劝告戒烟，并避免二手烟，规律作息，避免熬夜，均衡饮食，加强营养，提高能量和蛋白质的摄入	□是□否
3. 指导患者有效呼吸和胸部物理治疗技术，如缩唇、腹式呼吸、体位引流、叩背等	□是□否
识别要点：	
4. 呼吸困难，伴呼吸频率、深度与节律的改变，发绀，烦躁，谵妄等	□是□否
紧急处置要点：	完成情况
5. 抬高床头，取半坐卧位	□是□否
6. 保持呼吸道通畅：清除呼吸道分泌物及异物、防止窒息	□是□否
7. 吸氧：Ⅰ型呼衰给予较高浓度（≥ 35%）吸氧；Ⅱ型呼衰给予低浓度（< 35%）吸氧	□是□否
8. 用药：遵医嘱给予呼吸兴奋药	□是□否
9. 监测：心率、血氧饱和度、血压、呼吸、血气分析，若血氧饱和度下降、呛咳、烦躁，遵医嘱使用无创或有创呼吸机的准备	□是□否
10. 记录出入量	□是□否

第七章　运动系统疾病临床护理技能案例

一、股骨颈骨折＋髋关节置换相关护理技能案例

【情景案例】

病例	苗某，男，72岁，因摔伤致右髋部疼痛活动受限3h余入院，行X线检查示右侧股骨颈骨折，入院诊断：右侧股骨颈骨折。入院后3d行右侧髋关节置换手术，术后安返病房，神志清楚，体温37℃，遵医嘱给予心电监测示：心率62次/min，呼吸18次/min，血压138/81mmHg。疼痛评分4分，血栓评分4分，Braden评分12分。右髋部敷料干燥，术后带入引流管1根、导尿管1根，右足背动脉搏动正常，末梢血运可，肌力、肌张力未见异常，踝、趾活动自如
分析	【护理诊断】 1. 存在的护理诊断 （1）疼痛：疼痛评分4分，与骨折术后有关 （2）躯体移动障碍：与术后活动受限有关 （3）舒适度改变：与麻醉、手术应激所致恶心、呕吐有关 2. 潜在的护理诊断 （1）有假体脱位的危险：与术后搬运或体位不当、不正确翻身有关 （2）有皮肤完整性受损的危险：Braden评分12分，与骨折术后活动受限、卧床有关 （3）有深静脉血栓形成的危险：血栓评分4分，与患者长期卧床及手术有关 【涉及操作】 术后交接与评估技术、心电监测技术、髋关节置换术后体位摆放技术
用物准备	心电监测仪、电极片、丁字鞋、软枕等
专科要点	1. 术后交接与评估技术 （1）操作前：从呼吸、循环、管路、切口敷料、末梢血液循环等进行交接 （2）操作中：呼吸（胸廓运动、血氧饱和度）；循环（心率、血压；患肢皮肤温度、颜色、肿胀情况、动脉搏动及患者主观肢体感觉）；麻醉后症状（有无头晕、头痛、恶心、呕吐）；管路（引流管、尿管有无标识、是否通畅、是否妥善固定）；切口敷料（有无压力性损伤、右侧髋部切口敷料有无出血渗血） （3）操作后：进行管道、疼痛、血栓、压力性损伤、跌倒、Barthel指数评估 （4）健康管理：告知患者及家属术后注意事项，给予心理护理

续表

<table>
<tr><td rowspan="2">专科要点</td><td>2. 心电监测技术
（1）操作前：解释目的、取得配合；评估患者（如病情、意识、有无安装起搏器、胸部皮肤、指甲及双上肢情况等）；评估环境（室温、有无电磁波干扰等）；评估仪器是否完好、用物是否齐全（如监护仪功能、导线连接等）
（2）操作中：核对患者信息；酌情关门窗、拉围帘，注意隐私保护；用生理盐水或 75% 乙醇纱布清洁患者皮肤；粘贴电极片于患者胸部合适位置，避开伤口和除颤部位；选择合适的肢体绑血压袖带，测量血压；夹血氧饱和度夹，测血氧饱和度，避免与血压袖带置于同侧肢体。若需长期监测血压患者，血氧饱和度传感器与袖带不得安放于同侧肢体
（3）操作后：导线固定妥当，拉起床挡，预防跌倒；记录并告知患者或家属各项生命体征值，如有异常，及时通知医生并协助处理；输入患者信息，根据患者情况设置合理的报警界限，勿关闭报警声音
（4）健康管理：消除患者紧张情绪；告知患者及家属不要自行移动或摘除电极片及传感器，避免在监护仪附近使用手机，以免干扰监测波形，翻身时避免导联线打折、缠绕，指导患者及家属学会观察电极片周围皮肤情况，如有痒感或不适以及仪器发出报警，及时告诉医护人员</td></tr>
<tr><td>3. 髋关节置换术后体位摆放技术
（1）操作前：评估患者病情、意识状态、自理合作程度；评估患肢右脚皮肤情况，手术部位情况，患肢感觉、运动、血运情况
（2）操作中：丁字鞋大小合适，穿戴松紧适宜；协助患者平卧位，双腿间夹软枕；操作过程中观察患者反应、皮肤及患肢情况，倾听患者主诉，注意患者病情变化；患肢处于功能位（外展中立位）
（3）操作后：指导患者床上保持患侧外展中立位，同时健侧膝关节弯曲，练习抬臀，将呼叫器放置患者伸手可及之处
（4）健康管理：指导患者及家属踝学会关节伸屈行踝泵运动及股四头肌收缩锻炼方法、注意学会自我观察穿丁字鞋足跟、脚踝皮肤情况；讲解保持患肢外展中立位原理</td></tr>
<tr><td rowspan="2">情景插入</td><td>1. 假体脱位</td></tr>
<tr><td>2. 髋关节置换术后出血</td></tr>
</table>

【情景处置护理风险清单】

（一）髋关节置换假体脱位风险清单

<table>
<tr><td colspan="2">风险点：假体脱位</td></tr>
<tr><td colspan="2">风险人群：髋关节置换术后患者</td></tr>
<tr><td>预防要点：</td><td>完成情况</td></tr>
<tr><td>1. 动态评估双下肢是否等长，患肢是否内收或外旋，局部疼痛或异物突出感等表现</td><td>是□否□</td></tr>
<tr><td>2. 指导并协助患者患肢穿丁字鞋预防内旋，双腿夹软枕防内收、牵引预防过度屈髋</td><td>是□否□</td></tr>
<tr><td>3. 教会患者活动时避免屈髋＜ 90°</td><td>是□否□</td></tr>
<tr><td>4. 出院指导“六不要”：不要交叉双腿；不要卧于患侧；不要坐沙发或矮椅；坐位时不要前倾；不要弯腰拾物；不要在床上屈膝而坐，以防脱位</td><td>是□否□</td></tr>
<tr><td>识别要点：</td><td>完成情况</td></tr>
<tr><td>5. 患肢短缩畸形，主诉异常疼痛，VAS 疼痛评分≥ 4 分</td><td>是□否□</td></tr>
</table>

续表

紧急处理要点：	完成情况
6. 卧床休息，立刻通知医生查看患者	是□否□
7. 给予患者心理护理	是□否□
8. 遵医嘱给药等，配合医生做好紧急处理并做好护理记录	是□否□

（二）髋关节置换术后出血风险防范及处置清单

风险点：失血性休克、心搏骤停	
风险人群：髋关节置换术后患者	
预防要点：	完成情况
1. 遵医嘱夹闭与开放引流管	是□否□
2. 观察切口敷料渗血情况，引流液颜色和量	是□否□
识别要点：	完成情况
3. 切口渗血明显，引流出鲜红色血性液体，每小时出血量≥ 200ml	是□否□
4. 患者烦躁不安、心率快、大汗淋漓、四肢湿冷、血压下降、血容量不足等	是□否□
紧急处置要点：	完成情况
5. 遵医嘱密切监测生命体征变化；给予氧气吸入 3L/min 及心电监护	是□否□
6. 注意观察患者血红蛋白值，血红蛋白值控制在 10 g/L，必要时遵医嘱输血	是□否□
7. 有休克症状时，视年龄和心功能情况加快输液速度，立即报告医生；开通两个静脉通道，配合医生抢救	是□否□

二、胫腓骨骨折相关护理技能案例

【情景案例】

病例	李某，男，72 岁，因外伤致右下肢疼痛、肿胀、畸形，活动受限 2 h，右下肢散在发绀，急诊以“右下肢胫腓骨骨折”入院，右小腿 X 线示右胫腓骨斜形骨折。查体：体温 37℃，脉搏 102 次 /min，呼吸 22 次 /min，血压 132/81mmHg，疼痛评分 4 分。神志清楚，自主体位，急性面容。右小腿中下段及右足踝肿胀明显，局部皮肤温度高，右膝关节活动受限，右踝活动受限，右足背动脉搏动较对侧稍弱，右足无麻木，末梢血运可

续表

分析	【护理诊断】 1. 存在的护理诊断 （1）疼痛：疼痛评分 4 分，与骨折有关 （2）有骨筋膜室综合征的危险：与骨折合并软组织损伤或骨折固定不当有关 2. 潜在的护理诊断 （1）有深静脉血栓形成的危险：与患者下肢骨折、卧床有关 （2）有关节僵硬的危险：与骨折后活动受限有关 【涉及操作】 末梢血液循环观察技术、皮肤牵引术、骨科康复运动指导技术
用物准备	皮牵引套、牵引绳、牵引砣、软尺、体温枪等
专科要点	1. 末梢血液循环观察技术 （1）操作前：评估患者病情、意识状态、自理合作程度 （2）操作中：皮肤颜色（患肢颜色红润为正常，若由红润变为苍白或由红润变为浅红色，或呈花斑状，说明有动脉危象发生；若皮肤颜色暗红或暗紫色，说明有静脉危象发生）；皮肤温度（患肢皮肤温度与健侧皮肤温度对比，术后皮温低于健肢 1 ～ 2℃提示患肢供血障碍，可用体温枪辅助测量）；患肢肿胀情况（若患者主诉胀痛或腿围增加，术后 1d，健肢和患肢腿周径差值＞ 3cm 提示患肢肿胀明显）；动脉搏动（触摸足背动脉搏动，位于大脚趾和第二脚趾之间，先测量健侧再测量患侧，对比搏动是否一致）；患者主观肢体感觉（患者主诉肢体胀痛、麻木，提示循环障碍） （3）操作后：在足背动脉搏动处做标记，对患者的末梢血液循环情况做好记录 （4）健康管理：指导患者及家属学会自我评估及观察末梢血液循环情况，发现任何不适，及时告知医务人员
	2. 皮肤牵引术 （1）操作前：评估患者病情、意识状态、自理合作程度；评估患肢局部皮肤情况、患肢感觉、运动、血运情况 （2）操作中：牵引套位置合适，松紧适宜；协助患者平卧位，牵引重量正确，定时放松；操作过程中观察患者反应、皮肤及患肢情况，倾听患者主诉，注意患者病情变化；患肢处于功能位（外展中立位） （3）操作后：协助患者取舒适体位，将呼叫器放置患者伸手可及之处 （4）健康管理：指导患者及家属保持牵引绳、牵引砣悬空，牵引重量不可随意增减或移除。教会家属观察牵引方向与被牵引肢体长轴成直线，牵引时注意被牵引肢体的皮肤情况，每 2 ～ 4h 松解皮牵引套放松 15 ～ 30min，保持患肢的功能位
	3. 骨科康复运动指导技术 （1）操作前：评估患者病情、意识状态、自理合作程度；评估患肢感觉、运动、血运情况 （2）操作中：指导患者进行股四头肌等长收缩锻炼及踝泵运动，10 次为 1 组，每天练习 3 ～ 5 组或每小时练习 1 组；行主动直腿抬高训练及膝关节伸屈锻炼，每组 30 次，每日 5 ～ 6 组，以患者能耐受、无痛苦为宜 （3）操作后：指导患者练习抬臀，在床上大小便 （4）健康管理：指导患者及家属知晓预防下肢静脉血栓及关节僵硬的相关知识并给予配合
情景插入	1. 骨筋膜室综合征
	2. 皮肤牵引术风险

【情景处置护理风险清单】

（一）骨筋膜室综合征风险清单

风险点：骨筋膜室综合征	
风险人群：创伤骨折人群	
预防要点：	完成情况
1. 动态评估患者创伤后肢体疼痛	是□否□
2. 动态评估患肢末梢血液循环，检查固定包扎松紧适宜（以能伸入 1 个手指为度）	是□否□
3. 患肢抬高，指导、协助、督促患者完成每日锻炼	是□否□
4. 指导患者自我观察患肢末梢血液循环情况	是□否□
识别要点：	完成情况
5. 患肢持续性剧烈疼痛，且进行性加剧	是□否□
6. 指或趾呈屈曲状态，肌力减弱，被动牵伸指或趾时，可引起剧烈疼痛	是□否□
7. 患肢表面皮肤略红，温度稍高，肿胀，有严重压痛	是□否□
8. 发生缺血性肌挛缩和坏疽的 5“P”症状：由疼痛（pain）转为无痛，苍白（pallor）或发绀、大理石花纹等，感觉异常（paresthesia），麻痹（paralysis），无脉（pulselessness）	是□否□
紧急处理要点：	完成情况
9. 患肢制动，松解包扎固定，同时通知医生	是□否□
10. 需要手术切开筋膜减压者，协助医生做好术前准备	是□否□
11. 遵医嘱给予紧急处理，并做好护理记录	是□否□

（二）皮肤牵引术风险清单

风险点：感染、坏死	
风险人群：需皮肤牵引术患者	
预防要点：	完成情况
1. 牵引带松紧合适，皮肤与牵引带中间垫柔软毛巾保护皮肤	是□否□
2. 足后垫软毛巾，悬空足后跟，至少每 2h 移动位置	是□否□
3. 指导患者每 2h 翻身抬臀	是□否□
识别要点：	完成情况
4. 观察皮牵引部位、骶尾部、足跟等易发生压疮的部位皮肤是否有压红、水疱或破损	是□否□
5. 告知患者及家属如发现患者皮肤出现压红、水疱或破损等症状，立即告知医护人	是□否□
紧急处理要点：	完成情况
6. 如出现皮肤发红等情况需及时放松牵引，适当休息，并调节牵引位置，避免皮肤破溃	是□否□
7. 如已有水疱或皮肤破损，应酌情更换牵引位置或遵医嘱停止牵引	是□否□

三、小腿外伤清创＋骨折外固定架术相关护理技能案例

【情景案例】

<table>
<tr><td>病例</td><td>李某，男性，56 岁，右小腿外伤 2h，开放性骨折伴软组织损伤，出血约 1 000ml，伴心慌、胸闷、气促，急诊科转入手术室。入院查体：体温 36℃，脉搏 100 次 /min，呼吸 23 次 /min，血压 90/60mmHg，疼痛评分 4 分，Barthel 评分 55 分，无既往史，无高血压、糖尿病及心脏病史，神志清楚，面容痛苦，营养中等，拟行在椎管内麻醉下行右小腿外伤清创＋骨折外固定架术</td></tr>
<tr><td>分析</td><td>【护理诊断】
1. 存在的护理诊断
（1）体液不足：出血约 1 000ml，与外伤失血有关
（2）疼痛：疼痛评分 4 分，与小腿骨折伴软组织损伤有关
（3）有创伤性休克的危险：脉搏 100 次 /min、呼吸 23 次 /min、血压 90/60mmHg，与心排血量减少有关
2. 潜在的护理诊断
（1）有感染的危险：与外伤伴开放性骨折有关
（2）有体温失调的危险：与失血后组织灌注不良有关
（3）有皮肤完整性受损的危险：与手术时间长、不能变换体位有关
【涉及操作】
术前评估与交接技术、心电监测技术、气压止血带技术</td></tr>
<tr><td>用物准备</td><td>心电监护仪、电极片、生理盐水纱布、气压止血仪、成人下肢气压止血带、驱血带、绷带、棉垫、医用垃圾收纳桶、生活垃圾收纳桶等</td></tr>
<tr><td>专科要点</td><td>1. 术前评估与交接技术
（1）操作前：了解患者基本信息与病情，做好相关手术用物准备，并通知手术医生
（2）操作中：从患者信息、生命体征、意识情况、管路通畅及固定稳妥、皮肤情况、用药情况、随身携带物品、辅助检查情况等进行交接；管道通畅及妥善固定；静脉留置针穿刺部位及穿刺点有无肿胀、术前输液输血及用药情况；皮肤外伤情况，骶尾部、足跟皮肤有无损伤和保护措施
（3）操作后：做好保护性约束，防止意外伤害的发生
（4）健康管理：指导患者放松情绪，嘱患者有心慌、憋气、头晕等不适，立即告知医护人员处理</td></tr>
</table>

续表

专科要点	2. 心电监测技术 （1）操作前：评估仪器状态，查看时间是否与北京时间一致，评估患者胸前皮肤是否完好，有无安装心脏起搏器 （2）操作中：放置电极片时应避开伤口、瘢痕、中心静脉插管、起搏器及电除颤部位，血压袖带避开动静脉置管（右上：右锁骨中线第一肋间，右下：右锁骨中线剑突水平，中间：胸骨左缘第四肋间，左上：左锁骨中线第一肋间，左下：左锁骨中线剑突水平处），查看波形并调整好导联；将袖带绑在肘窝上 2 ～ 3cm 处，并与患者心脏处于同一高度。松紧合适，以插入一个手指为适度。将饱和度探头固定在患者指端，勿在同一侧肢体监测血压及血氧饱和度。评估患者生命体征，正确设置报警界限 （3）操作后：按分级护理及病情查看患者，动态评估患者心率、血压、呼吸、血氧饱和度，异常情况及时告知医生处理。勿关闭报警提示音 （4）健康管理：告知患者及家属在监护仪附近避免使用手机，翻身时避免导联线打折、缠绕，告知患者及家属若患者出现胸闷、胸痛及心慌等情况，随时告知医护人员
	3. 气压止血带技术 （1）操作前：检查主机状态完好，放在患侧绑止血带部位的头侧备用。评估患者皮肤状况无破损及感染，准备合适型号的止血带袖套，检查止血带无破损及漏气 （2）操作中：开机自检；止血带连接管与主机出气口紧密连接；遵医嘱调节止血带压力参数及时间参数值，一般下肢压力 45 ～ 55kPa，时间＜ 90min；防止消毒液浸湿止血带；抬高手术肢体，驱血带驱血，按充气按钮。压力达到设定值停止充气，放平肢体；报警提示音响时及时提醒医生（10min、5min、1min）；停止使用时，遵医嘱按放气按钮缓慢放气，同时提醒麻醉医生关注患者血压 （3）操作后：检查患者皮肤有无损伤，检查整理仪器设备及附件，记录止血带使用情况 （4）健康管理：告知患者及家属止血带下已覆盖保护衬垫，定时松解止血带缓解皮肤压力，一般不会有皮肤损伤。万一有红肿、水疱和破溃等皮肤损伤请不要紧张，压力解除和及时护理后会自行好转，肢体有其他不适请随时告知医护人员
情景插入	1. 电动气压止血带并发症
	2. 手术室低血容量性休克
	3. 手术室手术部位感染风险

【情景处置护理风险清单】

（一）电动气压止血带使用风险清单

风险点：皮肤及肢体损伤、疼痛、麻痹、再灌注损伤、休克	
风险人群：肢体手术需使用电动气压止血带的患者	
预防要点：	完成情况
1. 充分评估患者全身情况和局部肢体皮肤情况。有禁忌证者不应使用	是□否□
2. 止血带的部位及松紧适宜，加内衬垫保护皮肤	是□否□
3. 遵医嘱调节止血带压力参数和时间值（上肢：200 ～ 250mmHg，时间＜ 60min；下肢 300 ～ 350mmHg，时间＜ 90min），设定 10min、5min、1min 报警提示音，提示音调节到工作人员清晰听到的音量	是□否□
4. 放气后再次使用需间隔 10 ～ 15min	是□否□

续表

识别要点：	完成情况
5. 皮肤损伤、疼痛、神经损伤、骨筋膜式综合征、肢体远端坏死、深静脉血栓、血压下降，严重的可出现止血带休克	是□否□
紧急处理要点：	完成情况
6. 遵医嘱立即停止使用电动气压止血带。缓慢放气，并注意观察生命体征，对症处理损伤情况	是□否□
7. 检查止血带处皮肤及肢体受损情况，告知医生，与病房护士做好交班	是□否□

（二）手术室低血容量性休克风险清单

风险点：低血压、低血容量性休克	
风险人群：出血、外伤、烧伤等血液、体液丢失过多的手术患者	
预防要点：	完成情况
1. 建立两条通畅的静脉通道	是□否□
2. 监测生命体征及液体出入量，遵医嘱妥善安排输注液体的先后顺序	是□否□
3. 调节室温，为患者保暖，必要时使用暖风机，液体加温等	是□否□
4. 告知清醒患者有口渴、头晕、恶心等不适请呼叫医护人员处理	是□否□
识别要点：	完成情况
5. 患者主诉口渴、头晕、恶心、心率增快、烦躁、血压下降、四肢发凉、体温下降，严重时昏迷	是□否□
紧急处理要点：	完成情况
6. 手术允许情况下立刻采取平卧位，上身和下肢适当抬高 10° ～ 30º，减少患者搬动	是□否□
7. 保持呼吸道通畅，高流量吸氧，必要时尽快协助麻醉医生插管	是□否□
8. 遵医嘱输入血管活性药物，通知血库拿血输注。必要时协助麻醉医生建立中心静脉通路	是□否□
9. 尽快备齐手术用物，严格无菌操作，防止继发感染	是□否□

（三）手术室手术部位感染风险清单

风险点：手术部位感染	
风险人群：手术室外科手术患者	
预防要点：	完成情况
1. 正确准备手术部位皮肤，当日备皮，采取不损伤皮肤的方式	是□否□
2. 有效控制患者的血糖水平	是□否□
3. 手术切口消毒规范，消毒剂待干	是□否□
4. 规范使用术前抗生素，术中适时追加抗生素	是□否□
5. 预防术中低体温	是□否□
6. 手术人员规范外科洗手和无菌操作	是□否□
7. 手术室环境规范，物表清洁，手术间门常闭	是□否□
8. 手术间人员管理规范，最大限度减少人员数量和流动	是□否□
9. 术中给氧	是□否□

续表

识别要点：	完成情况
10. 切口浅部组织、切口深部组织和器官 / 腔隙感染症状。如红肿热痛和脓性分泌物，出现低热甚至高热情况	是□否□
紧急处理要点：	完成情况
11. 协助手术医生取分泌物进行微生物培养，结合微生物报告及患者手术情况诊断、治疗和监测	是□否□
12. 必要时协助手术医生行感染切口清创缝合	是□否□

四、胸椎骨折相关护理技能案例

【情景案例】

病例	王某，男，42 岁，患者因外伤后双下肢无力，排尿功能障碍 1 月余入院，诊断：胸椎骨折、腰椎骨折、骨盆骨折、神经源性膀胱。遵医嘱行膀胱压力容量测定，膀胱安全容量为 252ml，拔出留置尿管行间歇导尿。患者近 3h 内未执行饮水计划，自行喝奶茶 500ml，出现心率增快（110 次 /min）、血压升高（160/90mmHg）、皮肤苍白、阵发性出汗，查看患者排尿日记，3h 内未自解小便及间歇导尿
分析	【护理诊断】 1. 存在的护理诊断 （1）排尿障碍：与神经源性膀胱有关 （2）舒适度改变：患者心率增快、血压升高、皮肤苍白、阵发性出汗，与自主神经过反射有关 2. 潜在的护理诊断 有感染的危险：与排尿功能障碍导致尿路感染有关 【涉及操作】 血压测量技术、残余尿量测定技术、清洁间歇导尿技术
用物准备	血压计、听诊器、残余尿量测定仪、耦合剂、抽纸、手套、大头棉签、生理盐水、一次性治疗碗、橡胶手套、一次性导尿包、小便壶等
专科要点	1. 血压测量技术 （1）操作前：评估患者（年龄、病情、既往血压状况；30min 内无进食、沐浴、运动、吸烟、情绪激动、使用镇静剂或洋地黄类药物等；测量侧肢体无创伤、炎症、偏瘫、功能障碍等；饮水计划、排尿日记）；评估血压计、听诊器是否完好；评估环境（如室温、患者隐私保护等） （2）操作中：根据自理能力指导配合患者，协助患者取合适体位；放置血压计，手臂位置（肱动脉）与心脏呈同一水平；据臂围选择合适袖带；驱尽袖带内空气，袖带中心与心脏保持在同一水平，松紧适宜（以能插入一指为宜）；听诊器置肱动脉搏动最明显处，匀速充气，放气时以水银柱每秒下降 4mmHg 为宜，视线始终保持与水银柱望月面同一水平，读取血压数值 （3）操作后：排尽袖带内余气，血压计盒盖右倾 45°，使水印全部流回槽内，平稳放置；告知患者测量结果并记录 （4）健康管理：教导患者及家属正确使用血压计并测量血压，教会患者正确判断降压效果，指导患者合理的生活方式

续表

专科要点	2. 残余尿量测定技术 （1）操作前：全面评估患者情况（一般状态、病情、心理状态、知识水平；膀胱区皮肤情况等）；评估仪器是否完好、用物是否齐全 （2）操作中：评估环境（如室温、患者隐私保护等），床头抬高 30°～45°；核对患者信息，解释目的，取得配合；开机，设置患者信息；在患者耻骨联合上 2 横指涂耦合剂；将膀胱残余尿探头轻压膀胱区，寻找最大及清晰的膀胱液性暗区进行测量；清洁检查区皮肤，整理床单位 （3）操作后：告知患者并打印结果记录于护理记录单上；健康宣教（残余尿量＜ 100ml 或＜膀胱容量的 20% 即可停止导尿） （4）健康管理：指导患者自行排尿后立即测量残余尿量，正确执行饮水计划
	3. 清洁间歇导尿技术 （1）操作前：评估患者（膀胱充盈情况）；评估用物；评估环境（如室温、患者隐私保护等） （2）操作中：核对患者信息，解释目的，取得配合；协助患者取合适体位；清洁会阴部及尿道口，润滑导管，置入尿管；拔除尿管并记录尿量 （3）操作后：观察患者有无不适（症状是否改善）；饮水计划宣教 （4）健康管理：告知患者及家属清洁间歇导尿原因、目的及操作过程，做好膀胱安全管理，行膀胱训练，按饮水计划喝水
情景插入	1. 清洁间歇导尿
	2. 残余尿量测定

【情景处置护理风险清单】

（一）清洁间歇导尿操作风险清单

风险点：尿路感染、尿道损伤、尿道狭窄、出血、尿路结石等	
风险人群：神经源性膀胱患者、排尿障碍患者、精确测量尿量检查患者	
预防要点：	完成情况
1. 控制饮水量，正确执行饮水计划，确定导尿时机	是□否□
2. 告知患者操作可能发生风险及间导内容并签知情同意书，建立排尿日记	是□否□
3. 操作过程中注意男性生理弯曲	是□否□
4. 做好手卫生	是□否□
5. 定期尿液分析、尿培养，标本中细菌培养菌落计数正常	是□否□
6. 导尿间歇时间依据残余尿量多少而定	是□否□
7. 导尿期间观察尿的颜色、尿量、漏尿情况，并根据小便情况调整和控制饮水	是□否□
识别要点：	完成情况
8. 导尿时机：从病情基本稳定、无须大量输液、饮水规律、无尿路感染的情况开始，一般于受伤后早期（8～35d）开始	是□否□
9. 患者膀胱充盈、自我排尿困难、有漏尿情况	是□否□
10. 排尿日记结果记录异常	是□否□
11. 间歇导尿的频次异常（4～6h/ 次，24h ≤ 6 次）	是□否□
12. 关注停止间歇导尿的指征（残余尿量＜ 100ml 或＜膀胱容量的 20% 即可停止导尿）	是□否□

续表

紧急处理要点：	完成情况
13. 导尿过程中遇插管困难、血尿等，立即停止导尿，同时报告医生	是□否□
14. 关注小便颜色、性状、量，关注患者尿培养情况	是□否□
15. 遵医嘱行对症处理并做好记录	是□否□

（二）残余尿量测定操作风险清单

风险点：尿潴留	
风险人群：神经系统功能障碍神经源性膀胱患者、排尿障碍患者	
预防要点：	完成情况
1. 控制饮水量，正确执行饮水计划	是□否□
2. 患者自行排尿后立即测量残余尿量	是□否□
识别要点：	完成情况
3. 患者膀胱充盈	是□否□
4. 患者漏尿、不能自解小便	是□否□
5. 间歇导尿的频次异常，间隔时间过短	是□否□
6. 关注停止间歇导尿的指征（残余尿量＜ 100ml 或＜膀胱容量的 20% 即可停止导尿）	是□否□
紧急处理要点：	完成情况
7. 多次测量取平均值，结果同时报告医生	是□否□
8. 残余尿量＞ 100ml 或＞膀胱容量的 20% 行清洁间歇导尿	是□否□
9. 遵医嘱行对症处理并做好记录	是□否□

五、脊柱后凸畸形相关护理技能案例

【情景案例】

病例	张某，男，49 岁，因脊柱侧弯于 9 月 6 日收入院。入院诊断：脊柱后凸畸形，入院后完善相关检查，于 9 月 10 日 9 时在全麻下行脊柱矫形术，术毕 17 时返回病房，医嘱给予鼻导管吸氧 3L/min、心电监测、留置尿管。患者 19 时出现呼吸困难、憋气、胸痛，心电监测测脉搏 110 次 /min，呼吸 30 次 /min，血氧饱和度 86%、血压 140/95mmHg，立即给予面罩吸氧 8L/min，19：05 患者出现意识丧失，脉搏 20 次 /min，呼吸 6 次 /min，血氧饱和度 62%，血压 40/20mmHg

续表

<table>
<tr><td>分析</td><td>【护理诊断】
1. 存在的护理诊断
（1）低效型呼吸形态：呼吸 6 次 /min、血氧饱和度 62%，与肺栓塞有关
（2）恐惧：与呼吸困难、濒死感有关
2. 潜在的护理诊断
（1）有休克的危险：意识丧失、脉搏 20 次 /min、呼吸 6 次 /min、血氧饱和度 62%、血压 40/20mmHg，与肺栓塞有关
（2）有窒息的危险：与肺换气功能障碍有关
【涉及操作】
面罩吸氧技术、心肺复苏技术、非同步电击除颤技术</td></tr>
<tr><td>用物准备</td><td>面罩吸氧装置 1 套、简易呼吸器、除颤仪等</td></tr>
<tr><td rowspan="3">专科要点</td><td>1. 面罩吸氧技术
（1）操作前：清洁患者鼻腔、面部、耳郭皮肤情况；检查氧气装置是否完好、用物是否齐全、环境是否安全等
（2）操作中：调节氧流量 6 ～ 8L/min，固定管路，松紧适宜
（3）操作后：指导患者有效呼吸及用氧安全，勿自行摘除面罩或调节氧流量。持续监测患者血氧饱和度，判断用氧效果，确保血氧饱和度≥ 90%，如下降到 90% 及以下，需立即告知医生并协助给予更高级的呼吸支持
（4）健康管理：保持均匀的呼吸，以鼻式呼吸为主。长期吸氧注意预防管路造成的压力性损伤，注意耳后及面部皮肤受压情况。有鼻咽部干燥不适或胸闷憋气，及时通知医护人员。患者及家属做好四防：防火、防热、防油、防震</td></tr>
<tr><td>2. 心肺复苏技术
（1）操作前：评估患者意识、脉搏、呼吸
（2）操作中：启动急救系统，呼叫他人帮助并记录时间。摆放体位、暴露胸部，立即行胸外心脏按压（100 ～ 120 次 /min）；开放气道，行简易呼吸器辅助通气（10 ～ 12 次 /min）；按压和通气之比 30 ∶ 2
（3）操作后：效果判断（复苏有效，患者心率及呼吸恢复，收缩压达到 60mmHg 以上，发绀的面色、口唇、指甲转为红润，意识有好转迹象；复苏无效，继续进行 5 个循环）
（4）健康管理：做好家属的沟通和安抚工作，注意隐私保护，关注患者病情变化及复苏效果</td></tr>
<tr><td>3. 非同步电击除颤技术
（1）操作前：评估心电图（室颤）；皮肤（除颤部位皮肤有无潮湿、敷料、瘢痕及伤口），是否有植入性起搏器
（2）操作中：C 字形均匀涂抹导电糊，断开氧源，去除患者身上的金属物质，嘱其他人员离开病房；部位：心底部（胸骨右缘第 2 肋间）；心尖部（左腋前线第 5 肋间），如患者带有植入性起搏器，应避开至少 10cm。选择除颤能量（成人单相波 360J，双相波 200J），确认电复律方式为非同步方式，进行充电，电极板紧贴皮肤，两拇指同时按电极板上的放电按钮，迅速放电除颤
（3）操作后：观察心电图波形是否恢复窦律；观察患者意识、心率、血压等病情变化
（4）健康管理：观察患者皮肤有无灼伤，擦净皮肤，注意保暖</td></tr>
<tr><td rowspan="2">情景插入</td><td>1. 术后窒息、心搏骤停</td></tr>
<tr><td>2. 脊柱术后活动性出血</td></tr>
</table>

【情景处置护理风险清单】

（一）术后窒息、心搏骤停风险清单

风险点：手术后窒息、心搏骤停	
风险人群：手术时间＞1h、血栓评分中高危、意识障碍、吞咽障碍患者	
预防要点：	完成情况
1. 床边备气管切开包及简易呼吸球囊、吸痰装置	是□否□
2. 患者回病房时与手术室护士严格交接并记录意识、生命体征、肌力、切口敷料、引流情况于护理记录单、转运交接登记本。所有管道进行二次固定	是□否□
3. 患者回病房即刻通知医生查看患者	是□否□
4. 全麻术后患者（全麻初醒至完全清醒，每30min记录患者神志、生命体征、肌力、切口敷料、引流，有异常立即通知医生处理，术后6h每小时观察并记录患者生命体征、肌力、切口敷料、引流情况，6h后每2h记录，直至医嘱停止）；局麻术后患者（术后6h内每2h记录生命体征、肌力、切口敷料、引流情况）；按照分级护理要求巡视患者	是□否□
5. 术后回病房告知患者感到憋气、呼吸困难、四肢较前麻木、无力时，立即告知医护人员	是□否□
识别要点：	完成情况
6. 发绀、憋气、呼吸困难、四肢较前麻木、无力、胸痛、呼吸心搏骤停	是□否□
紧急处理要点：	完成情况
7. 立即头低足高侧卧位，清除口鼻及呼吸道误吸物，行8L/min面罩给氧，必要时负压吸引，通知医生	是□否□
8. 患者出现意识丧失，心率、呼吸、血压快速下降，立即开展心肺复苏术，观察复苏效果	是□否□
9. 评估患者心电图，若出现室颤，遵医嘱行非同步电击除颤技术，观察心电图波形是否恢复窦律，患者意识、心率、血压等病情变化	是□否□
10. 遵医嘱给予气管插管等紧急处理，并做好护理记录	是□否□

（二）脊柱术后活动性出血风险防范及处置清单

风险点：术后活动性出血导致患者休克、脊髓损伤	
风险人群：颈椎、胸椎、腰椎术后患者	
预防要点：	完成情况
1. 术前做好评估，有无服用抗凝药，有无出血病史等	是□否□
2. 患者术后回病房严密观察意识、生命体征、肌力、切口敷料、引流情况	是□否□
3. 颈椎术后床边放置气管切开包、吸痰装置	是□否□
识别要点：	完成情况
4. 术后24h引流≥400ml或2h内≥200ml，引流液颜色鲜红，切口敷料渗血多，心率快、血压低，四肢肌力较前下降	是□否□
处置观察要点：	完成情况
5. 观察：严密观察患者生命体征变化；观察引流量、颜色，观察切口是否渗血渗液，发现异常立即报告医生，并协助处理	是□否□

续表

6. 遵医嘱吸氧及心电监护	是□否□
7. 用药：建立 2～3 条静脉通道，遵医嘱用药	是□否□
8. 病情持续不缓解并加重，遵医嘱做好再次手术的准备或转 ICU 治疗	是□否□

六、前入路颈椎间盘髓核切除 + 减压植骨融合内固定术相关护理技能案例

【情景案例】

病例	张某，男，54 岁，因颈部疼痛、右上肢无力 3 月余收入院。入院诊断：颈椎病。既往身体健康，完善相关检查，完善护理相关评估。患者于 1 月 3 日在全麻下行“前入路颈椎间盘髓核切除+减压植骨融合内固定术”，术后四肢肌力 4 级，术后遵医嘱给予心电监测及氧气吸入，1 月 5 日出现呼吸费力、憋气、四肢肌力 3 级，心电监测示：心率 110 次 /min，呼吸 32 次 /min，血氧饱和度 88%，血压 142/98mmHg。医嘱给予面罩吸氧 8L/min、吸痰。患者目前神志清楚，双瞳孔等大等圆，直径 3mm，光反射灵敏
分析	【护理诊断】 1. 存在的护理诊断 （1）气体交换受损：呼吸费力、憋气、血氧饱和度 88%，与术后疼痛或不敢用力、呼吸肌麻痹有关 （2）躯体移动障碍：四肢肌力 3 级，与周围神经损伤引起的肢体无力有关 （3）恐惧：与呼吸困难、濒死感有关 2. 潜在的护理诊断 （1）有误吸的危险：与呼吸肌麻痹有关 （2）有窒息的风险：与喉头痉挛水肿有关 【涉及操作】 经口、鼻吸痰技术、肌力评估技术、床上主 / 被动运动训练技术
用物准备	负压吸引装置 1 套、吸痰管、灭菌用水、治疗碗、听诊器、纱布等
专科要点	1. 经口、鼻吸痰技术 （1）操作前：评估患者的意识状态、生命体征、吸氧流量；患者呼吸道分泌物的量、黏稠度、部位 （2）操作中：吸痰前给予高流量（5～8L/min）吸氧 3min；先吸气管内及咽喉深部痰液，再吸双颊部分泌物，最后轻吸鼻腔分泌物，冲洗吸痰管，观察痰液黏稠度；动作轻柔，每次吸痰时间小于 15s （3）操作后：听诊肺部呼吸音（从肺尖、前胸、侧胸至背后下部），评估吸痰效果，观察患者口腔黏膜、鼻腔黏膜的情况 （4）健康管理：如果患者清醒，安抚患者不要紧张，指导其自主咳痰，告知患者适当饮水，以利于痰液排出，患者痰稠，指导家属协助其翻身叩背，告知患者及家属叩背利于痰液松动，减少痰液潴留引起的窒息感；取得配合，消除恐惧情绪

续表

专科要点	2. 肌力评估技术 （1）操作前：评估患者意识及配合程度 （2）操作中：指导患者配合口令完成四肢肌肉收缩 / 平移 / 上抬 / 对抗阻力动作，告知肌力评估结果及动态评估的必要性 （3）操作后：肌力≥ 3 级，行主动运动指导；肌力＜ 3 级，行被动运动指导 （4）健康管理：告知患者及家属肌力评估时判断有无肌力低下情况及其范围和程度，发现导致肌力低下的可能原因，提供制订康复治疗、训练计划的依据，检验康复治疗、训练的效果。鼓励患者放松心情，积极面对疾病，主动参与康复训练
	3. 床上主 / 被动运动训练技术 （1）操作前：查看四肢静脉彩超结果及医嘱开立；挂“深静脉血栓预防运动指导单” （2）操作中：踝泵运动、肌肉静力收缩运动、直腿抬高运动；每天至少 3 次（上午、下午、晚上），每次 30 组；观察患者有无心率、呼吸加快等情况，询问患者主诉 （3）操作后：评估患者掌握情况 （4）健康管理：告知患者及家属床上主 / 被动运动训练指导可预防深静脉血栓及肌肉萎缩的发生，促进神经肌肉的恢复，为后期步行训练提供基础，鼓励患者卧床期间在不疲劳的状态下可多行床上训练
情景插入	1. 颈部血肿
	2. 肌力下降
	3. 术后窒息、心搏骤停

【情景处置护理风险清单】

（一）颈部血肿的风险清单

风险点：颈部血肿	
风险人群：颈椎术后患者	
预防要点：	完成情况
1. 病情观察与评估：术后 24h 严密监测患者生命体征，观察与评估患者有无胸闷、憋气、呼吸困难、口唇发绀等症状；观察颈部是否增粗、观察伤口引流液的颜色、性质及量，伤口引流管是否通畅，伤口敷料有无渗血等情况，观察患者四肢感觉运动情况	是□否□
2. 管道的护理：保持引流管通畅，若发现短时间内伤口引流液增多或伤口敷料渗血而引起引流管暂无引流液流出，应及时通知医生查看	是□否□
3. 呼吸道的护理：保持呼吸道通畅，术后给予低流量吸氧 3L/min，患者主诉有憋气、血氧饱和度下降，给予面罩吸氧，加大氧流量 8L/min	是□否□
4. 急救用物的准备：床边备气管切开包及简易呼吸球囊	是□否□
5. 告知家属如发现患者出现呼吸困难等症状时，立即告知医护人员	是□否□
识别要点：	完成情况
6. 颈部增粗、呼吸困难、血氧饱和度下降、发绀、伤口引流液增多，或伤口敷料渗血而引起引流管暂无引流液流出	是□否□
紧急处理要点：	完成情况

续表

7. 给予氧气吸入或简易呼吸气囊人工辅助呼吸，畅通呼吸道，同时通知医生	是□否□
8. 行心电监测，遵医嘱动态监测生命体征变化并记录	是□否□
9. 若发生血肿，协助医生给予颈部切口拆除缝线，清除淤血、血块，给予气管插管、简易呼吸球囊按压通气，联系手术室做颈部血肿清除手术，并做好护理记录	是□否□

（二）肌力下降风险清单

风险点：肌力下降、全瘫、窒息	
风险人群：颈椎手术等术后患者	
预防要点：	完成情况
1. 动态评估，及时查看患者肌力，发现肌力进行性下降，立即通知医生	是□否□
2. 床边放置气管切开包、吸痰装置	是□否□
3. 查看患者意识及呼吸，监测生命体征	是□否□
4. 告知患者及家属肌力下降，严重时可影响呼吸导致患者死亡，如患者出现肢体较前麻木、无力、烦躁、憋气、呼吸困难，肌力下降等症状，立即告知医护人员	是□否□
识别要点：	完成情况
5. 肢体较前麻木、无力、烦躁、憋气、呼吸困难，肌力下降，提示脊髓损伤平面上升	是□否□
6. 协助医嘱进行急诊检查	是□否□
紧急处理要点：	完成情况
7. 立即监测生命体征及肌力变化情况；颈椎骨折绝对卧床，颈部制动并颈托固定，抬高床头 15° ～ 30°，同时通知医生	是□否□
8. 遵医嘱给予紧急处理，并做好护理记录	是□否□

（三）术后窒息、心搏骤停风险清单

风险点：手术后窒息、心搏骤停	
风险人群：手术时间＞ 1h、血栓评分中高危、意识障碍、吞咽障碍患者	
预防要点：	完成情况
1. 床边备气管切开包及简易呼吸球囊、吸痰装置	是□否□
2. 患者回病房时与手术室护士严格交接并记录意识、生命体征、肌力、切口敷料、引流情况于护理记录单、转运交接登记本。所有管道进行二次固定	是□否□
3. 患者回病房即刻通知医生查看患者	是□否□
4. 全麻术后患者（全麻初醒至完全清醒，每 30min 记录患者神志、生命体征、肌力、切口敷料、引流，有异常立即通知医生处理。术后 6h 每小时观察并记录患者生命体征、肌力、切口敷料、引流情况，6h 后每 2h 记录，直至医嘱停止）；局麻术后患者（术后 6h 内每 2h 记录生命体征、肌力、切口敷料、引流情况）；按照分级护理要求巡视患者	是□否□
5. 术后回病房告知患者感到憋气、呼吸困难、四肢较前麻木、无力时，立即告知医护人员	是□否□
识别要点：	完成情况
6. 发绀、憋气、呼吸困难、四肢较前麻木、无力、胸痛、呼吸心搏骤停	是□否□

续表

紧急处理要点：	完成情况
7. 立即头低足高侧卧位，清除口鼻及呼吸道误吸物，行 8L/min 面罩给氧，必要时负压吸引，通知医生	是□否□
8. 患者出现意识丧失，心率、呼吸、血压快速下降，立即开展心肺复苏术，观察复苏效果	是□否□
9. 评估患者心电图，若出现室颤，遵医嘱行非同步电击除颤技术，观察心电图波形是否恢复窦律，患者意识、心率、血压等病情变化	是□否□
10. 遵医嘱给予气管插管等紧急处理，并做好护理记录	是□否□

七、半月板损伤相关护理技能案例

【情景案例】

病例	苗某，男，72 岁，入院诊断“半月板损伤”，今日行右膝关节镜半月板修补术，术后安返病房，体温 37℃，脉搏 62 次 /min，呼吸 18 次 /min，血压 138/81mmHg，疼痛评分 5 分，血栓评分 4 分。神志清楚。右膝部敷料干燥，右足背动脉搏动正常，末梢血运可，肌力、肌张力未见异常，踝、趾活动自如
分析	【护理诊断】 1. 存在的护理诊断 （1）疼痛：疼痛评分 5 分，与手术切口有关 （2）舒适度改变：与麻醉、手术应激所致恶心、呕吐有关 2. 潜在的护理诊断 （1）有深静脉血栓形成的危险：血栓评分 4 分，与患者下肢手术、卧床有关 （2）有关节僵硬的危险：与手术后活动受限有关 【涉及操作】 术后交接与评估技术、末梢血液循环观察技术、骨科康复运动指导技术
用物准备	软尺、体温枪等
专科要点	1. 术后交接与评估技术 （1）操作前：从呼吸、循环、管路、切口敷料、末梢血液循环等进行交接 （2）操作中：呼吸（胸廓运动、血氧饱和度）；循环（心率、血压；患肢皮肤温度、颜色、肿胀情况、动脉搏动及患者主观肢体感觉）；麻醉后症状（有无头晕、头痛、恶心、呕吐）；管路（引流管、尿管有无标识、是否通畅、是否妥善固定）；切口敷料（有无压力性损伤、右侧膝部切口敷料有无出血渗血） （3）操作后：进行管道、疼痛、血栓、压力性损伤、跌倒、Barthel 指数评估 （4）健康管理：告知患者及家属术后注意事项，可抬高患肢高于心脏平面 20° ～ 25°

续表

<table>
<tr><td rowspan="2">专科要点</td><td>2. 末梢血液循环观察技术
（1）操作前：评估患者病情、意识状态、自理合作程度
（2）操作中：皮肤颜色（患肢颜色红润为正常，若由红润变为苍白或由红润变为浅红色，或呈花斑状，说明有动脉危象发生；若皮肤颜色暗红或暗紫色，说明有静脉危象发生）；皮肤温度（患肢皮肤温度与健侧皮肤温度对比，术后皮温低于健肢 1 ～ 2℃提示患肢供血障碍，可用体温枪辅助测量）；患肢肿胀情况（若患者主诉胀痛或腿围增加，术后 1d，健肢和患肢腿周径差值＞ 3cm 提示患肢肿胀明显）；动脉搏动（触摸足背动脉搏动，位于大脚趾和第二脚趾之间，先测量健侧再测量患侧，对比搏动是否一致）；患者主观肢体感觉（患者主诉肢体胀痛、麻木、提示循环障碍）
（3）操作后：在足背动脉搏动处做标记，对患者的末梢血液循环情况做好记录
（4）健康管理：指导患者及家属学会自我评估及观察末梢血液循环情况，发现任何不适，及时告知医务人员</td></tr>
<tr><td>3. 骨科康复运动指导技术
（1）操作前：评估患者病情、意识状态、自理能力、合作程度；评估手术部位情况，患肢感觉，运动、血运情况
（2）操作中：指导患者进行股四头肌等长收缩锻炼及踝泵运动，10 次为 1 组，每天练习 3 ～ 5 组或每小时练习 1 组；行主动直腿抬高训练及膝关节伸屈锻炼，每组 30 次，每日 5 ～ 6 组，以患者能耐受，无痛苦为宜，持续 3 ～ 4 周；术后第 2 天开始被动伸展膝关节及主动屈曲膝关节训练
（3）操作后：术后 1 周评估膝关节功能，关节活动度≤ 50°，遵医嘱进行膝关节被动屈伸运动（CPM），由 0° ～ 30° 开始，以每天 10° 增加被动活动范围，避免股四头肌的过度紧张
（4）健康管理：指导患者及家属知晓预防关节僵硬的相关知识并给予配合</td></tr>
<tr><td rowspan="2">情景插入</td><td>1. 关节僵硬</td></tr>
<tr><td>2. 深静脉血栓</td></tr>
</table>

【情景处置护理风险清单】

（一）关节僵硬风险清单

<table>
<tr><td colspan="2">风险点：关节僵硬</td></tr>
<tr><td colspan="2">风险人群：膝关节活动受限患者</td></tr>
<tr><td>预防要点：</td><td>完成情况</td></tr>
<tr><td>1. 动态评估患者膝关节活动度</td><td>是□否□</td></tr>
<tr><td>2. 术后第 2 天开始被动伸展膝关节及主动屈曲膝关节训练。指导患者行股四头肌等长收缩训练，10 次为 1 组，每天练习 3 ～ 5 组或每小时练习 1 组，持续 3 ～ 4 周</td><td>是□否□</td></tr>
<tr><td>3. 每天在床上主动行直腿抬高训练，每日 5 ～ 6 组，每组 30 次，持续 3 ～ 4 周</td><td>是□否□</td></tr>
<tr><td>4. 术后 1 周评估膝关节功能，关节活动度≤ 50°，遵医嘱进行膝关节被动屈伸运动（CPM），由 0° ～ 30° 开始，以每天 10° 增加被动活动范围，以术中确立的最大屈膝角度作为活动范围的上限，避免股四头肌的过度紧张</td><td>是□否□</td></tr>
<tr><td>5. 术后 6 周后，鼓励患者使用助行器下地行走</td><td>是□否□</td></tr>
<tr><td>识别要点：</td><td>完成情况</td></tr>
</table>

续表

6. 膝关节术后 1 周内关节活动度≤ 50°	是□否□
紧急处理要点：	完成情况
7. 指导、协助、督促患者完成每日锻炼	是□否□
8. 患者及家属知晓预防关节僵硬的相关知识并给予配合	是□否□
9. 需要手术关节松解者，协助医生做好术前准备	是□否□

（二）深静脉血栓风险清单

风险点：肺栓塞	
风险人群：血栓评分中高危、长期卧床、肢体功能障碍患者	
预防要点：	完成情况
1. 动态评估，根据 Caprini 评分量表识别中高危人群，≥ 3 分悬挂警示标识	是□否□
2. 查看彩超结果，通知医生，根据医嘱实施基础预防（主/被动运动、踝泵运动）、物理预防（气压治疗）、药物预防（抗凝药物）	是□否□
3. 避免下肢穿刺	是□否□
4. 指导患者主动参与床上运动训练	是□否□
5. 告知患者及家属深静脉血栓可能发生肺栓塞，严重时可导致患者死亡，如患者出现下肢疼痛、肿胀、呼吸困难等症状，立即告知医护人员	是□否□
识别要点：	完成情况
6. 肢体肿胀、疼痛，突发虚脱、面色苍白、出冷汗、呼吸困难、胸痛、咳嗽、呼吸心搏骤停	是□否□
7. 四肢静脉彩超结果阳性	是□否□
紧急处理要点：	完成情况
8. 急性期卧床休息并抬高患肢 20° ～ 30°，同时通知医生	是□否□
9. 患肢制动，注意保暖，不得按摩及剧烈运动	是□否□
10. 观察并交接患者肢体周径、颜色及皮温变化	是□否□
11. 遵医嘱给予紧急处理，并做好护理记录	是□否□

八、踝关节骨折相关护理技能案例

【情景案例】

病例	李某，女，62 岁，因下楼梯不慎跌落致左踝部疼痛、肿胀明显、畸形伴活动受限 6h 急诊入院。以“左侧踝关节骨折”收入院，患肢行石膏托固定，可触及足背动脉搏动。患者主诉心慌、头晕，患肢疼痛剧烈。查体：体温 36.2℃，脉搏 102 次 /min，呼吸 22 次 /min，血压 100/60mmHg，血氧饱和度 97%。遵医嘱持续心电监测及吸氧，监测生命体征，给予消肿、止痛对症处理，行间断冷疗技术。患者疼痛评分 5 分，Caprini 评分 8 分，Morse 评分 45 分，Barthel 评分 55 分

续表

<table>
<tr><td>分析</td><td>【护理诊断】
1. 存在的护理诊断
（1）疼痛：疼痛评分 5 分，与骨折有关
（2）躯体移动障碍：与石膏固定有关
（3）有皮肤完整性受损的危险：与肿胀、行石膏托固定致肢体活动受限有关
2. 潜在的护理诊断
（1）有跌倒的危险：Morse 评分 45 分，与肢体功能障碍有关
（2）有深静脉血栓形成的危险：与骨折、软组织、血管损伤有关
（3）有骨筋膜室综合征的危险：与骨折合并软组织损伤或石膏固定不当有关
【涉及操作】
心电监测技术、氧气吸入技术、冷疗技术</td></tr>
<tr><td>用物准备</td><td>专用冰袋两个、冰袋套 1 个、心电监测仪、各导联线、电极片、乙醇棉片、纱布块、弯盘、吸氧装置 1 套、手电筒、棉签、水杯，输氧卡等</td></tr>
<tr><td rowspan="2">专科要点</td><td>1. 心电监测技术
（1）操作前：解释目的、取得配合；评估患者（如病情、意识、有无安装起搏器、胸部皮肤、指甲及双上肢情况等）；评估环境（室温、有无电磁波干扰等）；评估仪器是否完好、用物是否齐全（如监护仪功能、导线连接等）
（2）操作中：核对患者信息；酌情关门窗、拉围帘，注意隐私保护；用生理盐水或 75% 乙醇纱布清洁患者皮肤；粘贴电极片于患者胸部合适位置，避开伤口和除颤部位；选择合适的肢体绑血压袖带，测量血压；夹血氧饱和度夹，测血氧饱和度，避免与血压袖带置于同侧肢体。若需长期监测血压患者，血氧饱和度传感器与袖带不得安放于同侧肢体
（3）操作后：导线固定妥当，拉起床挡，预防跌倒；记录并告知患者或家属各项生命体征值，如有异常，及时通知医生并协助处理；输入患者信息，根据患者情况设置合理的报警界限，勿关闭报警声音
（4）健康管理：消除患者紧张情绪；告知患者及家属不要自行移动或摘除电极片及传感器，避免在监护仪附近使用手机，以免干扰监测波形，翻身时避免导联线打折、缠绕，指导患者及家属学会观察电极片周围皮肤情况，如有痒感或不适以及仪器发出报警，及时告诉医护人员</td></tr>
<tr><td>2. 氧气吸入技术
（1）操作前：评估患者鼻腔情况并清洁鼻腔
（2）操作中：安装氧气装置，检查有无漏气，根据医嘱调节氧流量，轻轻插入鼻腔，妥善固定
（3）操作后：记录用氧时间、流量、签名
（4）健康管理：告知患者用氧安全，做好“四防”，保持氧管通畅、无打折，及时评估用氧效果，如有不适，及时告知医护人员</td></tr>
</table>

续表

<table>
<tr><td rowspan="1">专科要点</td><td>3. 冷疗技术
（1）操作前：评估患者病情、意识、生命体征及有无畏寒、冷过敏等症状；评估冷疗部位皮肤是否完好无破损、有无感觉障碍；检查冰袋性能完好，将冰袋放入冰袋套，保持适宜室温 22 ～ 24℃
（2）操作中：做好解释工作，将冰袋放置于所需部位或邻近部位；冷疗时间每部位不超过 30min，观察患者的反应，有无寒战、皮肤苍白、发绀，有无麻木、疼痛等；观察冰袋温度升高或冰块融化，无法继续冷疗时，及时更换冰袋
（3）操作后：记录患者有无寒战、麻木、疼痛、皮肤苍白、发绀等情况，观察患者进行冷疗后症状有无好转，及时向医生反馈患者异常情况
（4）健康管理：告知患者及家属冷疗时间每次不超过 30min，在冷疗过程中勿挤压冰袋，如出现冰袋破裂、渗液，及时告知护士给予更换，冷疗过程中如有寒战、麻木、疼痛、皮肤苍白、发绀等异常情况，立即移除冰袋并告知医护人员处理</td></tr>
<tr><td rowspan="2">情景插入</td><td>1. 冻伤、神经功能障碍</td></tr>
<tr><td>2. 骨筋膜室综合征</td></tr>
</table>

【情景处置护理风险清单】

（一）冷疗技术护理风险清单

<table>
<tr><td colspan="2">风险点：冻伤、神经功能障碍</td></tr>
<tr><td colspan="2">风险人群：需使用冷疗技术患者（急性期扭伤、骨折、髋膝关节术后等）</td></tr>
<tr><td>预防要点：</td><td>完成情况</td></tr>
<tr><td>1. 告知患者冷疗技术的目的及相关知识，取得患者积极配合</td><td>是□否□</td></tr>
<tr><td>2. 冷疗时间每部位不超过 30min，若需持续冷疗，应间隔 1h 再进行</td><td>是□否□</td></tr>
<tr><td>3. 冷疗过程中注意非治疗部位的保暖，保持适宜室温 22 ～ 24℃</td><td>是□否□</td></tr>
<tr><td>4. 冷疗在急性期损伤 48h 内，关节置换后进行冷疗 3 个月，痛阈低患者可在活动前进行冷疗降低痛阈，功能锻炼后疼痛较明显者，可在活动后进行冷疗</td><td>是□否□</td></tr>
<tr><td>5. 禁止冷疗的部位：颈后、耳郭、心前区、腹部、阴囊、足底部等</td><td>是□否□</td></tr>
<tr><td>识别要点：</td><td>完成情况</td></tr>
<tr><td>6. 观察患者全身反应，病情、意识、生命体征、有无畏寒、冷过敏等症状</td><td>是□否□</td></tr>
<tr><td>7. 观察患者局部反应，冷疗局部皮肤有无苍白、发绀、疼痛、灼热、麻木等异常情况</td><td>是□否□</td></tr>
<tr><td>紧急处理要点：</td><td>完成情况</td></tr>
<tr><td>8. 如出现冰袋破裂、渗液，及时给予更换</td><td>是□否□</td></tr>
<tr><td>9. 患者冷疗过程中出现病情、意识、生命体征异常、冷过敏等异常（和）或冷疗局部皮肤出现苍白、发绀、疼痛、灼热感、麻木等情况，立即去除冰袋并协助医生行对症处理</td><td>是□否□</td></tr>
</table>

（二）骨筋膜室综合征风险清单

<table>
<tr><td colspan="2">风险点：骨筋膜室综合征</td></tr>
<tr><td colspan="2">风险人群：创伤骨折人群</td></tr>
<tr><td>预防要点：</td><td>完成情况</td></tr>
<tr><td>1. 动态评估患者创伤后肢体疼痛</td><td>是□否□</td></tr>
</table>

续表

2. 动态评估患肢末梢血液循环，检查固定包扎松紧适宜（以能伸入一个手指为度）	是□否□
3. 指导患肢抬高，指导、协助、督促患者完成每日锻炼	是□否□
4. 指导患者自我观察患肢末梢血液循环情况	是□否□
识别要点：	完成情况
5. 患肢持续性剧烈疼痛，且进行性加剧	是□否□
6. 指或趾呈屈曲状态，肌力减弱，被动牵伸指或趾时，可引起剧烈疼痛	是□否□
7. 患肢表面皮肤略红，温度稍高，肿胀，有严重压痛	是□否□
8. 发生缺血性肌挛缩和坏疽的 5 "P" 症状：由疼痛（pain）转为无痛，苍白（pallor）或发绀、大理石花纹等，感觉异常（paresthesia），麻痹（paralysis），无脉（pulselessness）	是□否□
紧急处理要点：	完成情况
9. 患肢制动，松解包扎固定，同时通知医生	是□否□
10. 需要手术切开筋膜减压者，协助医生做好术前准备	是□否□
11. 遵医嘱给予紧急处理，并做好护理记录	是□否□

九、皮瓣移植术相关护理技能案例

【情景案例】

病例	李某，女，62 岁，左下肢皮瓣移植术后 1d，切口敷料渗血明显。既往无高血压、糖尿病、心脏病及青光眼病史。查体：患者神志清楚，面色苍白，体温 36.7℃，脉搏 96 次 /min，呼吸 22 次 /min，血压 90/50mmHg，遵医嘱行补液、改善循环、抗凝、止痛对症治疗，观察末梢血运循环。遵医嘱给予复方氯化钠 500ml 静脉滴注快速补液，罂粟碱 30mg 肌内注射，进行毛细血管充盈试验。患者疼痛评分 5 分，Barthel 评分 55 分
分析	【护理诊断】 1. 存在的护理诊断 （1）疼痛：疼痛评分 5 分，与手术有关 （2）部分自理能力缺陷：Barthel 评分 55 分，与肢体活动受限有关 （3）焦虑：与疾病知识不了解、担心预后效果有关 2. 潜在的护理诊断 （1）血管危象：与温度、体位不当、血容量不足等因素有关 （2）皮瓣坏死：与皮瓣移植术有关 （3）有感染的危险：与开放性损伤及长时间手术有关 【涉及操作】 密闭式静脉输液技术、肌内注射技术、毛细血管充盈试验技术
用物准备	治疗盘、三联瓶架、碘附、无菌棉签、无菌纱布、输液瓶贴、止血带、敷贴、头皮针、一次性治疗巾、一次性输液器、一次性注射器、弯盘、胶布、药液、病历夹医嘱单、浸泡桶、PDA、砂轮、弯盘、无菌盘、备盘时间标签、手消、医用垃圾桶、生活垃圾桶、锐器盒、秒表、体温枪等

续表

<table>
<tr><td rowspan="3">专科要点</td><td>1. 密闭式静脉输液技术
（1）操作前：准备药物并在瓶贴上签名；评估患者穿刺部位的皮肤无红肿硬结，静脉粗、直、充盈良好、有弹性，长期输液患者注意保护静脉，遵循由远心端向近心端使用
（2）操作中："三查八对"患者和药物；检查头皮针与输液器连接是否牢固，排尽空气；铺一次性治疗巾，选择合适静脉，在穿刺点上方（近心端）6 ～ 8cm 处扎止血带，消毒皮肤两遍，直径＞ 5cm；再次核对，再次排气并检查气泡；穿刺成功后松止血带，打开调节器，用敷贴固定针头
（3）操作后：取回止血带，撤去治疗巾，根据医嘱和患者病情调节滴数，再次核对
（4）健康管理：告知患者及家属不得随意调节滴数，有输液部位疼痛、心慌、胸闷等不适应及时呼叫，静脉输液的肢体应尽量减少活动，避免输液渗漏</td></tr>
<tr><td>2. 肌内注射技术
（1）操作前：评估患者注射部位，无红肿、硬结、炎症、瘢痕；对于应用罂粟碱需经常注射的患者，应当更换注射部位并选择细长针头；引导患者放松情绪，配合操作
（2）操作中：协助患者取合适体位，暴露注射部位，侧卧位，下腿弯曲，上腿伸直，仰卧位，肌肉放松即可；成年人注射部位常用臀大肌，臀大肌常用两种判断方法，分别是十字法和联线法；刺入针头后抽动注射器活塞，无回血再缓慢推注药液；推药时观察患者反应，如患者疼痛剧烈或感觉异常应立即拔针；注射时切勿将针梗全部刺入，以防针梗从根部折断
（3）操作后：指导患者按压 1 ～ 3min，观察注射部位，若注射部位形成硬结，可对局部肌肉进行热敷
（4）健康管理：指导患者 30min 内不要剧烈运动；注射部位 24h 内不要沾水，局部可能有轻微红肿或疼痛，不要抓挠注射部位，若红肿疼痛无缓解或加重，应及时告知；行罂粟碱药物相关知识宣教</td></tr>
<tr><td>2. 毛细血管充盈试验技术
（1）操作前：向患者及家属解释目的、方法，取得配合；评估患者皮瓣肤色、肿胀程度，肢体末梢循环情况、肢体感觉、运动情况，避免在强烈光照下进行
（2）操作中：撤除或抬高烤灯；患者取平卧位，使身体各部位基本与心脏处于同一水平；用小头棉签压迫患者指（趾）甲或额部、胸骨表面、胫骨前内侧面等皮下组织表浅部位，片刻后去除压力，观察按压局部皮肤颜色变化。记录颜色由白色恢复红色的时间，准确判断毛细血管充盈时间。调整烤灯距离 30 ～ 50cm；按压部位准确，动作轻柔，力度合适
（3）操作后：告知患者试验结果，若局部皮肤颜色由白转红的时间为 1 ～ 2s，试验阴性。若时间＜ 1s 或伴有皮肤颜色发紫，指端肿胀明显，应考虑静脉回流障碍。若时间＞ 3s，或呈斑点状发红为试验阳性，应考虑动脉供血不足
（4）健康管理：指导患者及家属不要随意调节烤灯高度，皮瓣不要受压</td></tr>
<tr><td rowspan="3">情景插入</td><td>1. 皮瓣移植术后皮瓣坏死</td></tr>
<tr><td>2. 皮瓣移植术后出血</td></tr>
<tr><td>3. 盐酸罂粟碱使用风险</td></tr>
</table>

【情景处置护理风险清单】

（一）皮瓣移植术后皮瓣坏死风险观察清单

风险点：皮瓣坏死	
风险人群：皮瓣移植术后患者	
预防要点：	完成情况
1. 保持室温 22 ～ 25℃、湿度 50%，室内常规空气消毒，防止交叉感染，禁止吸烟，限制探视	是□否□
2. 患肢下方垫一薄枕，抬高患肢 10 ～ 20cm，防止受压，保证移植部位血供	是□否□
3. 遵医嘱局部用 60W 烤灯，距离 40 ～ 60cm 持续照射	是□否□
识别要点：	完成情况
4. 动脉危象在术后 24 ～ 72h 易发生。术后 3d 内，每小时观察 1 次皮瓣颜色、毛细血管充盈及肿胀程度，与健侧相对照，并详细记录。动脉危象表现为皮瓣色泽灰暗甚至苍白，皮瓣温度低于健侧 3℃以上，皮肤张力下降，毛细血管充盈时间延长	是□否□
5. 静脉危象表现为皮瓣色泽由红润变为暗紫或暗红，张力高，皮纹消失，毛细血管充盈增快	是□否□
6. 毛细血管充盈时间，用棉签或手指压迫移植皮肤呈苍白，压迫物移去后皮色 1 ～ 2s 转红润，若小于 3s 转红润为阴性，大于 3s 则为阳性，提示动脉危象，若充盈过快，则静脉危象的可能性大	是□否□
紧急处理要点：	完成情况
7. 发生动脉危象后立即通知医生，查找原因，立即松解包扎敷料，遵医嘱静脉注射罂粟碱，解除疼痛、烦躁、恐惧等不利因素，局部保暖，遵医嘱给予低分子葡萄糖酐，观察血液循环，必要时手术探查	是□否□
8. 发生静脉危象应立即抬高患肢，皮瓣轻轻按压，促进静脉回流；给予换药，检查是否为敷料或血肿压迫所致，解除压迫，必要时拆除部分缝线，减轻张力，必要时手术探查	是□否□

（二）皮瓣移植术后出血风险清单

风险点：休克、心搏骤停	
风险人群：皮瓣移植术后患者	
预防要点：	完成情况
1. 遵医嘱抬高患肢使其高于心脏水平，平卧 10 ～ 14d，防止患侧肢体受压	是□否□
2. 室温保持 20 ～ 25℃，患肢局部用烤灯照射，烤灯 60 ～ 100W 照射距离 30 ～ 50cm，防止寒冷刺激	是□否□
3. 病房禁烟	是□否□
4. 遵医嘱给予解痉药物，预防血管痉挛	是□否□
5. 做好心理疏导，安抚患者，避免情绪激动	是□否□
识别要点：	完成情况

续表

6. 观察切口敷料渗血情况，切口渗血明显，及时报告医生处理	是□否□
7. 患者面色苍白、烦躁不安、心率快，大汗淋漓，四肢湿冷，血压下降，血容量不足等	是□否□
紧急处理要点：	完成情况
8. 遵医嘱密切监测生命体征变化，给予氧气吸入 3L/min 及心电监测	是□否□
9. 监测患者血红蛋白指标，必要时遵医嘱输血	是□否□
10. 患者有休克症状时，视年龄和心功能情况加快输液速度，立即报告医生；开通两个静脉通道，配合医生抢救	是□否□

（三）盐酸罂粟碱使用风险清单

风险点：反复肌内注射引起局部坏死；大量注射产生严重心律失常、肝功能不全	
风险人群：使用罂粟碱的患者	
临床表现：注射部位硬结、黄疸、呼吸加深、面色潮红、心跳加速、低血压、眩晕、视物模糊、嗜睡等	
操作要点：	完成情况
1. 核对医嘱，用药剂量准确，超过常规剂量时应与医生再次确认后执行	是□否□
2. 严格无菌操作，注射区域严格消毒	是□否□
3. 注射前评估患者皮肤，避开有红肿硬结部位	是□否□
4. 正确抽吸药液，注射前仔细检查药液是否有杂质微粒	是□否□
5. 选择粗细适宜的针头，推注或静滴药液不宜过快	是□否□
6. 观察患者注射部位、眼睛和皮肤是否有黄染、是否有视物模糊、心律失常等症状	是□否□
7. 做好患者健康宣教，告知患者有不适应及时告知	是□否□
8. 轮换注射部位，若注射部位形成硬结，可在注射 24h 后对局部肌肉进行热敷或消炎膏外敷	是□否□
9. 定期检查肝功能，若出现肝功能损伤、严重心律失常，应立即停止用药	是□否□

第八章　内分泌与代谢性疾病临床护理技能案例

一、糖尿病相关护理技能案例

【情景案例】

病例	李某，男，70 岁，患者因烦渴多饮，恶心呕吐，呕吐胃内容物数次，头晕乏力 1 日余入院，既往有 2 型糖尿病病史。门诊随机血糖为 26.2mmol/L，生化全套：葡萄糖（GLU）26.7mmol/L、血酮体 0.8mmol/L、pH 7.3、HCO_3^- 20mmol/L，尿液分析加尿沉淀：酮体（++）、尿糖（++++）。测体温 36.4 ℃、脉搏 96 次 /min 、呼吸 22 次 /min、血压 146/86mmHg、心率 96 次 /min，节律整齐。医嘱给予 0.9% 氯化钠注射液 1 000ml 静脉滴注，皮下胰岛素泵降糖治疗
分析	【护理诊断】 1. 存在的护理诊断 （1）体液不足：与大量呕吐、血糖升高有关 （2）活动无耐力：与头晕乏力、代谢紊乱有关 （3）营养失调：低于或高于机体需要量，与胰岛素分泌或作用缺陷有关 （4）有感染的危险：血糖 26.2mmol/L，与血糖升高有关 2. 潜在的护理诊断 有低血糖的危险：与应用胰岛素治疗有关 【涉及操作】 心电监测技术、皮下胰岛素泵使用技术、血糖监测技术
用物	治疗盘、心电监护仪、电极片、生理盐水或 75% 乙醇、纱布、弯盘、记录单、胰岛素泵、快速手消毒剂、利器盒、医用废物桶、生活垃圾桶等
专科要点	1. 心电监测技术 （1）操作前：评估仪器状态，查看时间是否与北京时间一致，评估患者胸前皮肤是否完好，有无安装心脏起搏器 （2）操作中：放置电极片时应避开伤口、瘢痕、中心静脉插管、起搏器及电除颤部位，血压袖带避开动静脉置管；查看波形并调整好导联；评估患者生命体征，正确设置报警界限；勿在同一侧肢体监测血压及血氧饱和度 （3）操作后：按分级护理及病情查看患者，动态评估患者心率、血压、呼吸、血氧饱和度，异常情况及时告知医生处理。勿关闭报警提示音 （4）健康管理：告知患者及家属在监护仪附近避免使用手机，翻身时避免导联线打折、缠绕，告知患者及家属若患者出现胸闷、胸痛及心慌等情况，随时告知医护人员

续表

专科要点	2. 皮下胰岛素泵使用技术 （1）操作前：评估患者腹部皮肤情况，有无乙醇、胰岛素、敷贴过敏史 （2）操作中：根据医嘱设置胰岛素基础量及三餐追加量并安装排气。选择合适的植入部位，乙醇消毒皮肤，垂直将针埋于皮下，并用敷帖妥善固定管路，标注时间、责任人，确认胰岛素泵工作正常 （3）操作后：根据患者血糖情况遵医嘱调节胰岛素用量 （4）健康管理：指导患者勿带泵外出；告知患者如出现瘙痒、红肿、硬结、疼痛及时告诉护士；三餐备好后方可注射，严密观察低血糖的发生，及时发现并处理
	3. 血糖监测技术 （1）操作前：检查血糖仪性能、血糖试纸与血糖仪显示的编号是否一致，指导患者保持手部下垂 （2）操作中：75% 乙醇棉签螺旋式消毒预测手指皮肤 2 次，采血应在手指侧面，皮肤穿刺后应弃去第一滴血，不可用力挤压穿刺部位，以免挤压组织间液影响测试结果 （3）操作后：告知患者血糖测定结果，并记录 （4）健康管理：告知患者血糖监测目的，若有低血糖的症状，血糖≤ 3.9mmol/L，有心慌、手抖、出冷汗、饥饿感时，要及时通知医护人员
情景插入	1. 胰岛素注射
	2. 低血糖反应
	3. 皮下胰岛素泵堵塞报警

【情景处置护理风险清单】

（一）胰岛素注射风险清单

护理风险点：低血糖	
风险人群：使用胰岛素的糖尿病患者	
临床表现：低血糖反应、过敏反应	
操作要点：	完成情况
1. 患者病情符合药物使用指征	是□否□
2. 检查胰岛素制剂的种类、剂量、有效期及瓶口是否密封无损	是□否□
3. 根据治疗方案为患者选择合适的胰岛素注射工具	是□否□
4. 正确选择胰岛素注射部位（上臂、腹部、大腿和臀部），有计划地进行轮换	是□否□
5. 定时监测血糖变化并做好记录，为医生的诊治提供可靠依据	是□否□
6. 观察患者用药过程中的不良反应：低血糖反应、过敏反应、视力模糊等，并遵医嘱及时处理	是□否□

（二）低血糖风险清单

护理风险点：跌倒、惊厥、昏迷
风险人群：使用胰岛素患者、糖尿病患者合并心脑血管疾病的老年患者

续表

预防要点：	完成情况
1. 指导患者规律饮食，按时按量进餐，避免空腹饮酒	是□否□
2. 定期监测血糖，尤其在血糖波动大、环境、运动等因素改变时要监测血糖	是□否□
3. 患者遵照医嘱用药，不能随意更改降糖药物及其剂量，胰岛素注射剂量要准确	是□否□
4. 患者注射超短效或短效胰岛素后应及时进餐	是□否□
5. 告知患者发生低血糖的临床表现，指导患者及家属正确掌握低血糖处理流程	是□否□
识别要点：	完成情况
6. 血糖≤ 2.8 mmol/L（糖尿病患者血糖≤ 3.9mmol/L）或出现头晕、出汗、饥饿、心慌、颤抖；严重者抽搐、嗜睡、昏迷	是□否□
紧急处理要点：	完成情况
7. 意识清楚者：口服 15 ～ 20g 糖类食品（葡萄糖为佳），卧床休息，每 15min 监测血糖 1 次，对于药物性低血糖，应及时停用相关药物	是□否□
8. 意识障碍者：给予心电监护、氧气吸入≥ 3L/min，50% 葡萄糖 20 ～ 40ml 静脉注射，继以 5% ～ 10% 葡萄糖液静脉滴注，每 15min 监测血糖 1 次，直至患者清醒，血糖正常	是□否□

（三）皮下胰岛素泵堵塞报警风险清单

风险点：高血糖	
风险人群：使用皮下胰岛素泵的患者	
预防要点：	完成情况
1. 每班检查胰岛素泵内胰岛素余量，机器是否正常运行	是□否□
2. 妥善固定管道，避免打折	是□否□
3. 定期更换输注导管及部位（每 72h 更换 1 次）	是□否□
4. 告知患者植入部位如有红肿热痛，及时告知医护人员	是□否□
识别要点：	完成情况
5. 胰岛素泵余量减少；胰岛素泵堵塞报警提示	是□否□
紧急处理要点：	完成情况
6. 立即更换注射部位及管道	是□否□
7. 立即监测血糖，如血糖异常，及时处理	是□否□

二、低血糖相关护理技能案例

【情景案例】

<table>
<tr><td>病例</td><td>谭某，男，71 岁，昨晚 6 时左右被家属发现呼之不应，伴鼾式呼吸，遂拨打“120”于夜间 21 时左右送入院，测得手指血糖 0.8mmol/L，急查静脉血糖值 0.27mmol/L，及时予以静脉推注高糖后患者苏醒，复测血糖 8.8mmol/L，急诊以“低血糖”收入院。既往有高血压病数年，吸烟 30 年。查体：体温 36.5℃，脉搏 76 次 /min，呼吸 20 次 /min，血压 150/70mmHg，身高 172cm，体重 53kg，BMI 17.9（消瘦），Morse 评分 60 分</td></tr>
<tr><td>分析</td><td>【护理诊断】
1. 存在的护理诊断
（1）营养失调：低于机体需要量，BMI 17.9，与胰岛素分泌或作用缺陷有关
（2）知识缺乏：缺乏低血糖的预防及处理知识
2. 潜在的护理诊断
（1）有心肌梗死的危险：与低血糖有关
（2）有跌倒的危险：Morse 评分 60 分，与肢体乏力、活动无耐力有关
【涉及操作】
血糖监测技术、心电监测技术、交接与评估技术</td></tr>
<tr><td>用物准备</td><td>血糖仪 1 个、试纸 1 盒、采血针 1 盒、治疗盘、床边监护仪等</td></tr>
<tr><td rowspan="2">专科要点</td><td>1. 血糖监测技术
（1）操作前：检查血糖仪性能、血糖试纸与血糖仪显示的编号是否一致，指导患者保持手部下垂
（2）操作中：75% 乙醇棉签螺旋式消毒手指待干，捏紧手指，在消毒手指的的指腹一侧采血，不可用力挤压穿刺部位，以免挤压组织间液影响测试结果
（3）操作后：告知患者血糖测定结果，并记录
（4）健康管理：告知患者血糖监测的目的；指导患者掌握自我血糖监测技术；教会患者识别低血糖，若有心慌、手抖、出冷汗、饥饿感等低血糖症状或血糖≤ 3.9mmol/L 时，要及时进食糖果并通知医护人员</td></tr>
<tr><td>2. 心电监测技术
（1）操作前：评估仪器状态，查看时间是否与北京时间一致，评估患者胸前皮肤是否完好，有无安装心脏起搏器
（2）操作中：放置电极片时应避开伤口、瘢痕、中心静脉插管、起搏器及电除颤部位，血压袖带避开动静脉置管；查看波形并调整好导联；评估患者生命体征，正确设置报警界限；勿在同一侧肢体监测血压及血氧饱和度
（3）操作后：按分级护理及病情查看患者，动态评估患者心率、血压、呼吸、血氧饱和度，异常情况及时告知医生处理。勿关闭报警提示音
（4）健康管理：告知患者及家属在监护仪附近避免使用手机，翻身时避免导联线打折、缠绕，告知患者及家属若患者出现胸闷、胸痛及心慌等情况，随时告知医护人员</td></tr>
</table>

续表

专科要点	3. 交接与评估技术 （1）操作前：从心率、血压、血氧饱和度、穿刺点皮肤、用药、血糖等进行交接 （2）操作中：心率 60 ～ 100 次 /min、收缩压 90 ～ 160mmHg、血氧饱和度 95% 及以上、血糖 6.0 ～ 8.0mmol/L；穿刺点皮肤，穿刺点有无渗血、渗液及肿胀情况；皮肤完整性，是否有压红及破损 （3）操作后：进行 Morse、Barthel 指数、血栓评分、血糖监测 （4）健康管理：指导患者按时、按量服药，注意观察血糖变化，有无心慌、手抖、出冷汗、乏力等表现，如有，及时告知医护人员处理
情景插入	1. 急性心肌梗死
	2. 跌倒 / 坠床

【情景处置护理风险清单】

（一）急性心肌梗死风险防范及处置清单

风险点：心律失常、心肌梗死、心力衰竭	
风险人群：肥胖患者、“三高”患者、心脏疾病家族史患者	
预防要点：	完成情况
1. 给予低饱和脂肪和低胆固醇饮食	是□否□
2. 指导患者从事行走、慢跑、简化太极拳、游泳等运动的康复训练，每周 3 ～ 5d，初始 6 ～ 10min，随着运动的适应和心功能的改善，可逐渐延长至 30 ～ 60min	是□否□
识别要点：	完成情况
3. 胸骨后或心前区压榨性疼痛，伴大汗、烦躁不安、恐惧及濒死感	是□否□
4. 心律失常、急性左心衰竭、室颤	是□否□
5. 低血压和休克	是□否□
紧急处置要点：	完成情况
6. 制动，10 min 内完成床边心电图	是□否□
7. 遵医嘱采集静脉血标本、建立静脉通路，20min 内完成心肌标志物检测	是□否□
8. 心电监护，备好除颤仪及急救药品	是□否□
9. 突发心搏骤停，立即心肺复苏、电除颤急救	是□否□
10. 护送患者至导管室或 CCU	是□否□

（二）跌倒 / 坠床预防与处置清单

护理风险点：外伤、骨折	
风险人群：Morse ≥ 45 分的患者或骨质疏松患者	
预防要点：	完成情况
1. 患者或家属在《住院患者预防跌倒告知书》签字，告知书一式两份，患者 1 份，病历存档 1 份，为患者及家属进行跌倒 / 坠床相关知识的健康宣教	是□否□

续表

2. 在床头挂“防跌倒 / 坠床”标识卡	是□否□
3. 卧床患者拉起床栏，躁动患者使用约束带	是□否□
4. 医生开立留陪医嘱	是□否□
5. 严格交接班，患者外出及时劝归并在护理文书上做好相关记录	是□否□
识别要点：	完成情况
6. 突发晕厥、意识丧失	是□否□
紧急处理要点：	完成情况
7. 发现患者坠床，立即到现场并通知值班医生进行急救处置（第一目击者不离开患者）	是□否□
8. 评估患者意识、生命体征及肢体活动，若出现心搏骤停，立即行心肺复苏	是□否□
9. 对病情危重患者，遵医嘱行心电监护、吸氧，建立静脉通道，安置患者到病床，观察病情变化	是□否□
10. 无明显受伤者，安置患者到病床，做好心理安慰，指导患者或家属防坠床注意事项，检查防坠床措施	是□否□
11. 由医生向家属做好病情告知	是□否□
12. 做好护理记录，请跌倒项目组会诊，上报不良事件，必要时上报到护理部	是□否□

三、糖尿病酮症酸中毒相关护理技能案例

【情景案例】

病例	马某，女，37 岁，6 月 26 日 23：49 分因无明显诱因出现全身乏力，伴恶心呕吐，呕吐物为清水及胃内容物，伴气促，无发热咳嗽、心慌胸闷、腹痛腹泻等不适，急诊科以“白细胞增多、糖尿病”收入血液内科治疗。体检：脉搏 120 次 /min，呼吸 30 次 /min，血压 119/60mmHg，血氧饱和度 98%，血糖 29.2mmol/L，于 6 月 27 日 00：10 经内分泌科医生会诊后考虑糖尿病酮症酸中毒，转入内分泌科继续治疗，立即给予心电监护及氧气吸入，急查血气分析，遵医嘱给予 0.9% 氯化钠 50ml ＋人胰岛素 50IU 微量泵入 3ml/h
分析	【护理诊断】 1. 存在的护理诊断 （1）水、电解质、酸碱平衡紊乱：与大量呕吐、血糖升高有关 （2）营养失调：低于机体需要量，与胰岛素分泌不足导致体内代谢紊乱有关 （3）活动耐力下降：与严重代谢紊乱、蛋白质分解增加有关 （4）知识缺乏：缺乏糖尿病酮症酸中毒的预防知识 2. 潜在的护理诊断 有低血糖的危险：与使用胰岛素有关 【涉及操作】 动脉血标本采集技术、心电监测技术、胰岛素微量泵入技术

续表

用物准备	急救车、心电监护仪、电极片、治疗盘（三联瓶架、碘附、棉签、一次治疗巾、动脉血气针）、微量泵、压力延长管、50ml 注射器等
专科要点	1. 动脉血标本采集技术 （1）操作前：核对及评估患者（生命体征，动脉搏动情况，穿刺处皮肤，Allen 实验） （2）操作中：一次性治疗巾于穿刺部位下，正确摆放穿刺部位体位，戴无菌手套或消毒操作者一手食指和中指，以 30° ～ 90° 在动脉搏动最明显处进针，指导患者及家属正确按压，针头向下并立即插入橡皮塞内，颠倒混匀，注明采集时间及是否用氧 （3）操作后：评估患者（观察患者穿刺处有无血肿） （4）健康管理：告知患者按压穿刺点上方至少 5 ～ 10min，至不出血为止
	2. 心电监测技术 （1）操作前：评估仪器状态，查看时间是否与北京时间一致，评估患者胸前皮肤是否完好，有无安装心脏起搏器 （2）操作中：放置电极片时应避开伤口、瘢痕、中心静脉插管、起搏器及电除颤部位，血压袖带避开动静脉置管。查看波形并调整好导联；评估患者生命体征，正确设置报警界限；勿在同一侧肢体监测血压及血氧饱和度 （3）操作后：按分级护理及病情查看患者，动态评估患者心率、血压、呼吸、血氧饱和度，异常情况及时告知医生处理。勿关闭报警提示音 （4）健康管理：告知患者及家属在监护仪附近避免使用手机，翻身时避免导联线打折、缠绕，告知患者及家属若患者出现胸闷、胸痛及心慌等情况，随时告知医护人员
	3. 胰岛素微量泵入技术 （1）操作前：了解患者血糖情况，双人核对患者、药名、剂量、给药速度；有“警”字标识，输液卡及输液瓶贴双签名 （2）操作中：选择粗、直、弹性好的静脉，使用留置针穿刺；0.9% 氯化钠 50ml ＋人胰岛素 50IU，现配现用，观察用药后有无外渗；遵医嘱设置泵速，每小时监测 1 次血糖，根据血糖值及时调整泵速；挂高风险药品警示牌 （3）操作后：每小时监测 1 次血糖变化，血糖每小时降低 3.9 ～ 6.1mmol/L 为宜，当血糖降至 13.9mmol/L，改输 5% 葡萄糖液（或葡萄糖生理盐水）加入短效胰岛素，待酮体消失、酸中毒纠正后，遵医嘱改为皮下泵或胰岛素皮下注射 （4）健康管理：告知患者及家属不得自行调节泵速，出现心慌、头晕、饥饿感、手抖、出冷汗等低血糖症状，及时告知医护人员
情景插入	1. 低血钾
	2. 氯化钾注射液风险
	3. 静脉泵入胰岛素风险

【情景处置护理风险清单】

（一）低血钾预防及应急处置清单

风险点：血钾＜ 3.5mmol/L 或出现四肢麻木、乏力、腹胀、心慌、呼吸困难等	
风险人群：高热大量出汗，长期使用排钾利尿药，长期大量呕吐、腹泻、长期禁食患者	
预防要点：	完成情况

续表

1. 指导患者进食富含钾的食物，如橘子、香蕉、菠菜、薯类、肉等	是□否□
2. 按护理级别巡视病房，观察患者有无四肢乏力，腹胀，恶心、呕吐等低血钾症状，观察患者有无心慌、胸闷、呼吸困难等情况	是□否□
识别要点：	完成情况
3. 四肢麻木感，乏力、腹胀、恶心、呕吐、心慌、胸闷，严重时可有呼吸困难、猝死等	是□否□
处置观察要点：	完成情况
4. 出现上述症状，指导患者防跌倒。观察患者尿量，尿量≥ 17ml/h 或≥ 400ml/24h 方可补钾	是□否□
5. 监测血钾< 3.5mmol/L，症状较轻者口服补钾，饭后服用	是□否□
6. 症状较重者遵医嘱静脉补钾。通常情况下氯化钾浓度应< 0.3%（即 250ml 液体加入 7.5ml 氯化钾）、持续静脉滴注，滴速不超过 40 ～ 60 滴 /min。每日补钾不超过 15g。禁止氯化钾直接静推，以免血钾浓度突然升高导致心搏骤停	是□否□
7. 血钾< 2.5mmol/L，呼吸困难、心律异常时，立即给予心电监护，氧气吸入，并通知医生，做好心肺复苏和气管插管的准备	是□否□

（二）氯化钾注射液风险清单

风险点：使用不当导致患者高钾血症	
风险人群：需要静脉补钾患者	
临床表现：心律失常、心电图 Q-T 间期缩短、T 波高尖对称；四肢及口周感觉麻木，极度疲乏，肌肉酸疼，肢体苍白湿冷、窒息；中枢神经系统表现为烦躁不安或神志不清；氮质血症和代谢性酸中毒；恶心呕吐和腹痛	
操作要点：	完成情况
1. 对 10% 氯化钾注射液进行专柜加锁存放	是□否□
2. 使用中严格执行“三查七对”，应特别注意浓度、剂量、用法。输液卡及输液瓶贴有“警”字标识，双人核对并签名	是□否□
3. 严禁静推	是□否□
4. 严格遵循补钾原则，不宜过早（见尿补钾 30 ～ 40ml/h）、不宜过浓（浓度不超过 0.3%）、不宜过快（成人 30 ～ 40 滴 /min）、不宜过多（成人每日不超过 6g），严重低钾时，补钾应先快后慢	是□否□
5. 床旁悬挂高风险药物输注卡，每 1 ～ 2h 巡视病房，输注过程中注意输注部位皮肤的观察，发现外渗、堵塞、静脉炎等要及时处理	是□否□
6. 动态监测患者血钾变化，监测生命体征、尿量	是□否□

（三）静脉泵入胰岛素风险清单

风险点：低血糖	
操作要点：	完成情况
1. 符合用药指征（如糖尿病酮症酸中毒、高血糖高渗综合征、皮下胰岛素治疗效果差、严重高血糖达 16.7 ～ 33.3mmol/L，有时可达 55.5mmol/L 以上）	是□否□

续表

2. 使用中严格执行“三查七对”，应特别注意剂型和剂量。输液卡及输液瓶贴有“警”字标识，双人核对并签名	是□否□
3. 用药剂量准确[使用小剂量胰岛素0.1U/(kg·h)持续微量泵静脉泵入，用生理盐水稀释后，用微量泵给药]，泵速经第二人核对正确，确认无误后开始输注	是□否□
4. 床旁悬挂高风险药物输注卡	是□否□
5. 每30～60min巡视病房，观察穿刺部位有无外渗、红肿等异常情况	是□否□
6. 每小时监测血糖，关注血糖下降速度，根据医嘱及时调整泵输注速度	是□否□
7. 观察患者有无低血糖反应：头晕、心慌、手抖、出汗、饥饿感，严重者抽搐、嗜睡、昏迷	是□否□
8. 用药结束后，先用维持液体缓慢冲管，再封管	是□否□

四、甲状腺功能亢进症相关护理操作案例

【情景案例】

病例	谭某，男，28岁，因“发现手抖、脾气改变，伴双侧乳腺增生1个月”入院，既往健康状况一般。查体：体温36.5℃，脉搏89次/min，呼吸19次/min，血压119/75mmHg，双手可见细颤，双眼轻度突出。入院诊断：甲状腺功能亢进症，中性粒细胞减少症，甲亢性男性乳腺发育，肝功能不全。入院后给予改善甲亢（赛治）、减慢心率（普萘洛尔）、护肝（天晴甘美+双益健静脉滴注、双环醇片）等对症支持治疗
分析	【护理诊断】 1. 存在的护理诊断 （1）营养失调：低于机体需要量，与基础代谢率增高导致代谢需求大于摄入有关 （2）应对无效：与性格及情绪改变有关 （3）组织完整性受损：双眼突出，与浸润性突眼有关 2. 潜在的护理诊断 （1）有甲状腺危象的危险：与短时间内大量甲状腺激素释放入血有关 （2）知识缺乏：缺乏药物治疗及自我护理相关知识 （3）体象紊乱：与突眼、甲状腺肿大有关 【涉及操作】 交接与评估、密闭式静脉输液技术、口服给药技术
用物准备	心电监护仪、电极片、氧气装置1套、一次性使用吸氧管、小杯（内盛清水）、棉签、黄色医疗垃圾桶、外包装桶、手消毒剂等

续表

<table>
<tr><td rowspan="3">专科要点</td><td>1. 交接与评估
（1）操作前：从体温、脉搏、呼吸、意识精神状态、用药情况等进行交接
（2）操作中：监测患者体温、脉搏、呼吸、心率是否在正常范围；是否有躁动、谵妄、嗜睡、昏睡、精神异常 / 精神错乱等中枢神经系统异常；观察和测量眼突
（3）操作后：进行 Morse、Brathel 指数评分
（4）健康管理：告知患者及家属疾病相关知识，为患者提供有利于改善情绪的环境；观察患者精神状态及手指震颤情况，注意有无焦虑、烦躁、心悸等情况；指导患者外出带深色眼睛，避免眼部胀痛、干燥</td></tr>
<tr><td>2. 密闭式静脉输液技术
（1）操作前：评估患者血压情况，双人核对患者、药名、剂量并签名
（2）操作中：选择粗、直、弹性好的静脉；观察用药后有无外渗及皮肤发白等静脉炎情况；观察用药过程中有无皮疹、瘙痒、呼吸困难、发热、恶心呕吐等症状
（3）操作后：监测血压变化，观察注射部位皮肤有无发绀、肿胀
（4）健康管理：告知患者及家属不得自行调节滴速；穿刺处疼痛，出现皮疹、哮喘、胸闷、气促、心悸、大汗等情况，随时告知医护人员</td></tr>
<tr><td>3. 口服给药技术
（1）操作前：评估患者心率情况，双人核对口服药单及口服药盒上标签的药名、剂量及有效期，检查口服药包装是否完好
（2）操作中：再次核对药物，协助患者服药并看服到口
（3）操作后：监测心率，观察患者服药效果及不良反应
（4）健康管理：告知患者所服的药物名称、服用方法、服用的注意事项；指导患者按时、正确、安全服药，避免随意调整用药剂量及治疗方案，定期复诊</td></tr>
<tr><td rowspan="2">情景插入</td><td>1. 甲状腺危象</td></tr>
<tr><td>2. 口服药发放</td></tr>
</table>

【情景处置护理风险清单】

（一）甲状腺危象护理风险清单

<table>
<tr><td colspan="2">风险点：甲状腺危象</td></tr>
<tr><td colspan="2">风险人群：甲状腺功能亢进症患者</td></tr>
<tr><td>预防要点：</td><td>完成情况</td></tr>
<tr><td>1. 运用 BWPS 量表（体温、心血管系统、中枢神经系统、消化系统及诱发因素）评估有无甲状腺危象</td><td>是□否□</td></tr>
<tr><td>2. 告知患者遵医嘱用抗甲状腺药物，注意保暖，避免着凉，避免情绪激动、过度劳累及精神创伤</td><td>是□否□</td></tr>
<tr><td>识别要点：</td><td>完成情况</td></tr>
<tr><td>3. 存在甲状腺毒症且原有甲亢症状加重</td><td>是□否□</td></tr>
<tr><td>4. 出现高热、大汗、心动过速、恶心、呕吐、腹痛腹泻、烦躁不安、谵望，严重者可出现心衰、休克及昏迷等</td><td>是□否□</td></tr>
</table>

续表

紧急处理要点：	完成情况
5. 立刻建立静脉通路，绝对卧床休息，吸氧，立刻通知医生查看患者	是□否□
6. 遵医嘱及时准确给药（如 PTU、复方碘溶液等），使用碘剂时严格掌握剂量，观察中毒或过敏反应	是□否□
7. 高热者给予对乙酰氨基酚或冰敷、乙醇擦浴降温；躁动不安者给予床栏保护（必要时给予约束带）；昏迷者加强皮肤、口腔护理，定时翻身，防治压疮、肺炎的发生；腹泻严重时注意肛周护理，预防肛周感染	是□否□

（二）口服药发放操作风险清单

<table>
<tr><td colspan="3">风险点：患者用药错误、造成药品用量不足或过量服用</td></tr>
<tr><td colspan="2">操作要点：</td><td>完成情况</td></tr>
<tr><td>1. 病房发药单与临时医嘱，核对床号、姓名、住院号、药名、数量；口服药瓶贴与长期医嘱，核对床号、姓名、住院号、药名、剂量、频次、用法。第二人再次核对，二人在病房发药单的“审核者签名”处双签字，如 **/**</td><td>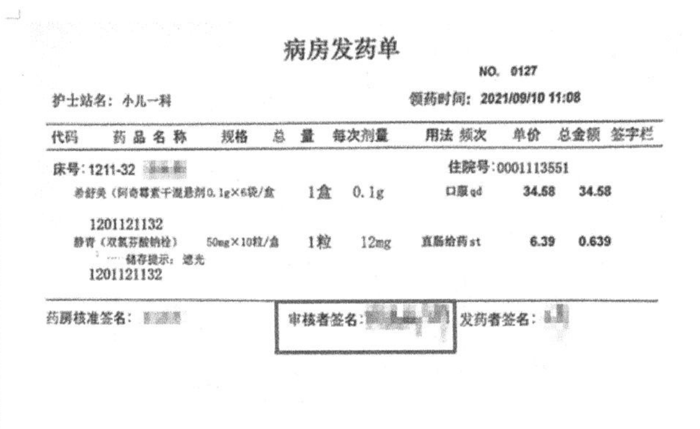
病房发药单
NO. 0127
护士站名：小儿一科 领药时间：2021/09/10 11:08
代码 药品名称 规格 总量 每次剂量 用法 频次 单价 总金额 签字栏
床号：1211-32 住院号：0001113551
希舒美（阿奇霉素干混悬剂0.1g×6袋/盒 1盒 0.1g 口服qd 34.58 34.58
1201121132
静青（双氯芬酸钠栓） 50mg×10粒/盒 1粒 12mg 直肠给药st 6.39 0.639
储存提示：遮光
1201121132
药房核准签名： 审核者签名： 发药者签名：</td><td>是□否□</td></tr>
<tr><td>2. 将口服药贴粘到对应的药盒，核对药品名称和规格，将同一个人的药品捆绑在一起。二人核对，双人在瓶贴上签名 **/**</td><td>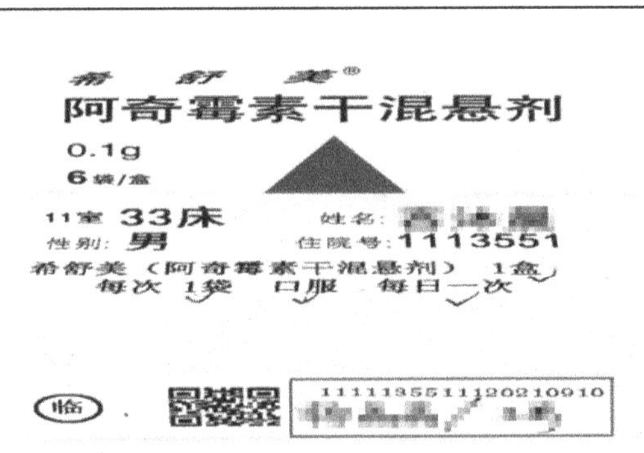
</td><td>是□否□</td></tr>
<tr><td>3. 发药时再次与患者家属进行核对（床号、姓名、住院号、药名、规格、剂量、效期、给药频次及用法），并用 PDA 扫码核对，家属确认后在病房发药单相应药品旁签字，如家属有疑问，停止发放口服药，找开立医嘱的医生核查</td><td>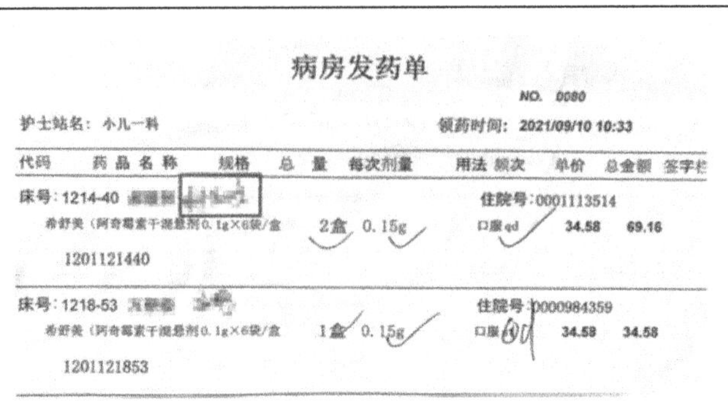
病房发药单
NO. 0080
护士站名：小儿一科 领药时间：2021/09/10 10:33
代码 药品名称 规格 总量 每次剂量 用法 频次 单价 总金额 签字栏
床号：1214-40 住院号：0001113514
希舒美（阿奇霉素干混悬剂0.1g×6袋/盒 2盒 0.15g 口服qd 34.58 69.16
1201121440
床号：1218-53 住院号：0000984359
希舒美（阿奇霉素干混悬剂0.1g×6袋/盒 1盒 0.15g 口服qd 34.58 34.58
1201121853</td><td>是□否□</td></tr>
</table>

续表

4. 未发出的口服药用红笔在发药单上框起来，做上记号，电话通知家属，并在药品瓶贴上记录打电话的日期、电话号码、责任人。（未发出的口服药主班连打 3 d 电话）	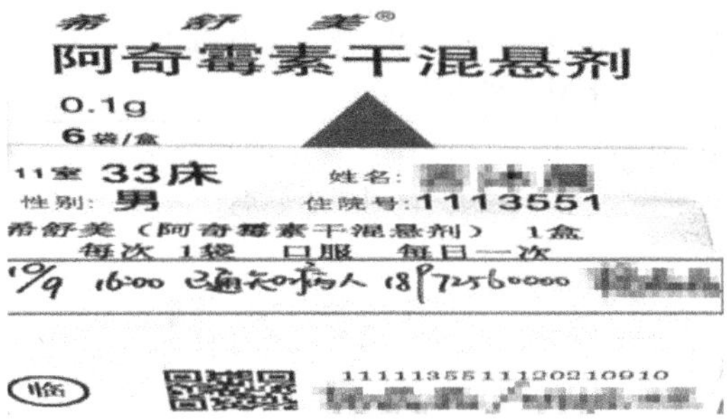	是□否□
5. 发药者在病房发药单上“发药者签名”处签名	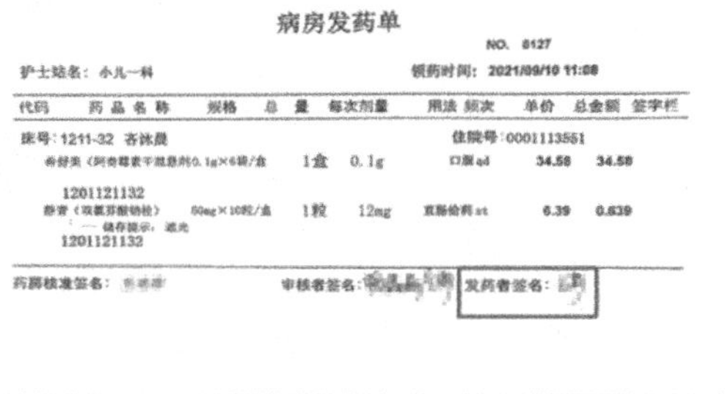	是□否□
6. 如果发错药，立即报告医生及护士长，并上报不良事件		是□否□

五、骨质疏松相关护理技能案例

【情景案例】

病例	刘某，女，62 岁，因间断局部疼痛 8 年入院，既往健康状况一般，有白细胞减少病史、肾结石病史、慢性咽炎病史、乙肝病毒携带病史。查体：体温 36.5℃，脉搏 68 次 /min，呼吸 18 次 /min，血压 112/81mmHg。入院诊断：绝经后骨质疏松，慢性乙肝病毒携带状态。入院后给予补充维生素 D 对症处理，行唑来膦酸等治疗
分析	【护理诊断】 1. 存在的护理诊断 （1）疼痛：骨痛，疼痛评分 3 分，与骨质疏松有关 （2）活动耐力下降：与日常体力活动不足有关 （3）躯体移动障碍：与骨骼变化引起活动范围受限有关 （4）营养失调：低于机体需要量，与饮食中钙、蛋白质、维生素 D 的摄入不足有关 2. 潜在的护理诊断 有受伤的危险：Morse 评分 45 分，与骨质疏松导致骨骼脆性增加有关 【涉及操作】 静脉留置针输液技术、交接与评估、口服给药技术

续表

用物准备	碘附、棉签、75% 乙醇、剪刀、棉签、弯盘、止血带、胶布、一次性手套、静脉留置针、透明贴膜肝素帽、一次性输液器、一次性治疗巾、医嘱单、输液卡、输液瓶贴、黄色医疗垃圾桶、生活垃圾桶、锐器盒、手消毒剂等
专科要点	1. 静脉留置针输液技术 （1）操作前：双人核对医嘱，核对患者姓名住院号，评估患者，核对药液剂量及有效期，填写输液瓶贴 （2）操作中：双人核对药名、剂量、有效期，选择粗、直、弹性好的静脉，观察有无气泡未排尽，观察有无药液渗出，注意滴速 （3）操作后：告知患者及家属不要随意调节滴速，观察穿刺部位有无红肿，告知患者预防导管堵塞，出现异常时，立即告知医护人员 （4）健康管理：告知患者保护留置针，告知患者及家属，患者出现任何穿刺部位异常或因为输注药液出现不适情况时，随时告知医护人员
	2. 交接与评估 （1）操作前：从患者穿刺部位皮肤、生命体征、用药等进行交接 （2）操作中：观察患者穿刺部位皮肤及辅料有无肿胀、渗出等异常情况，观察患者体温变化情况，告知患者治疗过程中可能会有低热、疼痛等不适症状 （3）操作后：进行疼痛、Morse、Barthel 指数评分，再次测量患者生命体征 （4）健康管理：指导患者多饮水，注意预防不良反应的发生，治疗完后注意防跌倒，如有不适，立即告知
	3. 口服给药技术 （1）操作前：双人核对医嘱，核对患者姓名住院号，口服药单，剂量及有效期 （2）操作中：再次核对药物，告知患者药物服用方法及目的 （3）操作后：再次提醒患者之后的服药方法，告知患者若出现不适症状立即告知医生 （4）健康管理：告知患者口服此药不可与碳酸饮料、豆制品、绿叶蔬菜同服，多饮水，多晒太阳促进钙吸收
情景插入	1. 唑来膦酸的使用
	2. 跌倒 / 坠床

【情景处置护理风险清单】

（一）唑来膦酸使用风险清单

风险点：发热、关节痛	
风险人群：使用唑来膦酸注射液的患者	
临床表现：皮肤发红、水肿、疼痛	
操作要点：	完成情况
1. 适用于骨质疏松症患者（对本品过敏，严重肾功能不全患者，低钙血症患者，孕妇及哺乳期妇女禁用）	是□否□
2. 监测肾功能与肌酐，若出现电解质较低时，需及时补充电解质并应用保护肾脏的药物	是□否□
3. 多喝水，有利于机体对药物的代谢，减少不良反应的发生	是□否□
4. 注意监测体温，注意休息，保持心情舒畅	是□否□

续表

5. 输注前后使用生理盐水冲管，避免药物沉淀从而影响疗效，延长用药时间使药物充分吸收，降低药物的副作用	是□否□

（二）跌倒 / 坠床预防与处置清单

护理风险点：外伤、骨折	
风险人群：Morse 评分≥ 45 分的患者或骨质疏松患者	
预防要点：	完成情况
1. 患者或家属在《住院患者预防跌倒告知书》签字，告知书一式两份，患者一份，病历存档一份，为患者及家属进行跌倒 / 坠床相关知识的健康宣教	是□否□
2. 在床头挂“防跌倒 / 坠床”标识卡	是□否□
3. 卧床患者拉起床栏，躁动患者使用约束带	是□否□
4. 医生开立留陪医嘱	是□否□
5. 严格交接班，患者外出及时劝归并在护理文书上做好相关记录	是□否□
识别要点：	完成情况
6. 突发晕厥、意识丧失	是□否□
紧急处理要点：	完成情况
7. 发现患者坠床，立即到现场并通知值班医生进行急救处置（第一目击者不离开患者）	是□否□
8. 评估患者意识、生命体征及肢体活动，若出现心搏骤停，立即行心肺复苏	是□否□
9. 对病情危重患者，遵医嘱行心电监护、吸氧，建立静脉通道，安置患者到病床，观察病情变化	是□否□
10. 无明显受伤者，安置患者到病床，做好心理安慰，指导患者或家属防坠床注意事项，检查防坠床措施	是□否□
11. 由医生向家属做好病情告知	是□否□
12. 做好护理记录，请跌倒项目组会诊，上报不良事件，必要时上报到护理部	是□否□

六、双侧甲状腺全切 + 中央区淋巴结清扫术相关护理技能案例

【情景案例】

病例	王某，男，52 岁，因发现右侧甲状腺结节 5 年余入院。门诊针吸细胞学检查示：右甲状腺可疑恶性肿瘤。既往有高血压史 2 年，口服降压药“硝苯地平”控释片，于 2022 年 9 月 22 日在全麻下行双侧甲状腺全切＋中央区淋巴结清扫术，术后 3h，白班与夜班护士交接班时，发现患者引流管引流出暗红色血液约 60ml，通知医生，测得脉搏 90 次 /min、呼吸 21 次 /min、血压 168/98mmHg、血氧饱和度 98%。遵医嘱更换引流球，舌下含服硝苯地平 10mg，向患者做好防脱管和预防颈部出血知识宣教

续表

<table>
<tr><td>分析</td><td>【护理诊断】
1. 存在的护理诊断
（1）血压不稳定：血压 168/98mmHg，与既往血压控制不佳有关
（2）知识缺乏：与不了解甲状腺癌疾病相关知识有关
2. 潜在的护理诊断
（1）有出血的危险：与术后颈部活动不当有关
（2）有窒息的危险：与切口出血压迫气管有关
（3）有手足抽搐的危险：与术后低钙有关
【涉及操作】
交接评估、更换引流球技术、预防颈部切口出血知识宣教</td></tr>
<tr><td>用物</td><td>氧气装置、吸氧管、吸氧卡片、心电监护仪、一次性引流球、碘附、止血钳、一次性换药碗、治疗巾、棉签、纱布、标签、医疗垃圾桶、生活垃圾桶、锐器盒等</td></tr>
<tr><td rowspan="3">专科要点</td><td>1. 交接评估
（1）操作前：从意识、生命体征、用药、管路、皮肤、切口敷料、引流等进行交接
（2）操作中：判断患者意识状况、测量生命体征；用药，药物的名称、用量、用法及用药后的反应；管道，查看各管道（留置针、氧管、尿管、引流管等）是否通畅、固定是否妥当、引流液的性质及量等；皮肤及伤口敷料，切口部位有无肿胀及皮下淤血，伤口敷料有无渗血、渗液；引流，短时间内有无引流量增多、伴血凝块
（3）操作后：进行疼痛、血栓、Barthel 指数评分，评估饮水有无呛咳、声音有无嘶哑等
（4）健康管理：指导患者床上活动预防血栓，告知患者及家属勿自行摘除氧管和心电监护</td></tr>
<tr><td>2. 更换引流球技术
（1）操作前：观察切口敷料有无渗血渗液、引流液有无异常
（2）操作中：询问患者主诉；避免牵拉引流管；遵循无菌操作原则
（3）操作后：记录引流球更换时间，按分级护理原则巡视患者观察引流液颜色、性状及量
（4）健康管理：指导患者妥善固定引流球，翻身时避免牵拉，负压引流球无压力时，及时告知护士</td></tr>
<tr><td>3. 预防颈部切口出血知识宣教
（1）操作前：评估患者麻醉清醒，能正常沟通
（2）操作中：取半卧位，告知患者如感到颈部发紧，有掐脖感，要及时告知护士；若突然喷嚏、剧烈咳嗽时，用手按压伤口；术后 6h 后进温凉半流质饮食，避免辛辣刺激性及过烫食物；避免颈部剧烈活动
（3）操作后：按分级护理原则巡视患者，观察引流液的颜色、性状、量，短时间内引流量增多或伴血凝块，警惕切口出血
（4）健康管理：评估患者掌握情况</td></tr>
<tr><td rowspan="3">情景插入</td><td>1. 甲状腺术后出血</td></tr>
<tr><td>2. 术后低钙抽搐</td></tr>
<tr><td>3. 甲状腺术后引流管非计划拔管</td></tr>
</table>

【情景处置护理风险清单】

（一）甲状腺术后出血风险防范及处置清单

风险点：甲状腺术后出血引起呼吸困难、窒息、死亡	
风险人群：甲状腺术后患者	
临床表现：切口敷料渗血、颈部肿胀、短时间内引流量增多、患者烦躁、自觉压迫感、呼吸困难、血氧饱和度降低、发绀	
预防要点：	完成情况
1. 按照分级护理要求巡视患者，观察颈部敷料、引流管、引流液及患者呼吸情况	是□否□
2. 全麻清醒后取半卧位，少说话，突然喷嚏、剧烈咳嗽时用手按压伤口；痰液不易咳出时，遵医嘱给予止咳化痰治疗	是□否□
3. 术后 6h 后进温凉半流质饮食，避免辛辣刺激性及过烫食物	是□否□
4. 避免颈部剧烈活动	是□否□
识别要点：	完成情况
5. 切口敷料渗血，颈部肿胀，短时间内引流量增多、伴血凝块，患者烦躁、自觉压迫感、呼吸困难、血氧饱和度降低、发绀	是□否□
紧急处置要点：	完成情况
6. 体位：抬高床头 15° ～ 30°，立即报告医生并请求其他护士支援	是□否□
7. 吸氧：给予高流量吸氧 6 ～ 8L/min，行心电监护	是□否□
8. 用药：建立静脉通路，遵医嘱用药	是□否□
9. 用物准备：备好急救车、电动吸引器、气切包	是□否□
10. 若症状持续不缓解或加重，遵医嘱立即配合医生行切口清创术，必要时联系麻醉科或 ICU 行气管切开或插管	是□否□
11. 观察：每 15 ～ 30min 巡视患者直至病情平稳，加强巡视及交接	是□否□

（二）术后低钙抽搐风险防范及处置清单

风险点：甲状腺术后低钙血症致抽搐	
风险人群：甲状腺术后患者	
临床表现：面部、口唇周围和手足有针刺感和麻木感、手足抽搐、喉痉挛等	
预防要点：	完成情况
1. 询问患者有无出现面部、口唇周围和手足针刺感和麻木感	是□否□
2. 宣教患者规范服用维生素 D 及钙剂，减少磷含量高的食物摄入（如口蘑、坚果等）	是□否□
3. 监测患者的血钙浓度	是□否□
4. 双侧甲状腺全切患者，规范静脉注射钙剂	是□否□
识别要点：	完成情况
5. 患者主诉面部、口唇、手脚发麻或抽搐；血钙浓度低于 2mmol/L	是□否□
紧急处置要点：	完成情况

续表

6. 指导患者保持情绪稳定，采取防跌倒 / 坠床安全保护措施，如加床栏、适当约束等，同时通知医生查看患者	是□否□
7. 用药：建立静脉通路，遵医嘱用药，注意控制钙剂滴度，以 40 滴 /min 为宜	是□否□
8. 观察：用药后 10min 观察手足麻木情况及心率、神志，做好记录	是□否□

（三）甲状腺术后引流管非计划拔管风险警示清单

操作风险点：引流不畅、呼吸困难或窒息	
风险人群：甲状腺术后留置引流管患者	
预防要点：	完成情况
1. 床头挂“防脱管”标识，按规范进行管道二次固定	是□否□
2. 告知患者及家属脱管的相关风险，家属 24h 留陪	是□否□
3. 意识障碍及躁动患者进行保护性约束，家属需签署约束同意书，严密观察约束肢体血液循环情况，必要时遵医嘱使用镇静剂	是□否□
4. 每班重点交接班，按照分级护理原则巡视病房，检查管道二次固定及引流液情况、有异常及时处理	是□否□
识别要点：	完成情况
5. 引流管部分或完全脱出	是□否□
紧急处理要点：	完成情况
6. 引流管部分脱落，先稍做固定，引流管完全脱出，用无菌纱布覆盖伤口，同时通知医生查看患者	是□否□
7. 观察伤口有无渗血、渗液、颈部有无肿胀等情况；指导患者卧床休息，安抚患者情绪	是□否□
8. 遵医嘱配合换药处理，必要时配合重新置管或者拔管	是□否□

第九章　眼、耳鼻喉、口腔疾病临床护理技能案例

一、急性闭角型青光眼相关护理技能案例

【情景案例】

病例	代某，女，73 岁，因“右眼胀痛，视力急剧下降”急诊入院。既往有高血压 10 余年，无哮喘、糖尿病及心脏病。查体：体温 36.4℃，脉搏 88 次 /min，呼吸 23 次 /min，血压 150/90mmHg，右眼 LP，左眼 0.2，IOP 右眼 40mmHg，左眼 19mmHg。右眼结膜充血，角膜雾状水肿。入院诊断：右眼急性闭角型青光眼。遵医嘱给予噻吗洛尔眼药水滴眼，床边心电图，疼痛评分 5 分，Morse 评分 45 分
分析	【护理诊断】 1. 存在的护理诊断 （1）疼痛：疼痛评分 5 分，与眼压高有关 （2）感知觉紊乱：视力下降，右眼 LP，与眼压高致角膜水肿、视网膜及视神经损伤有关 （3）焦虑：与疼痛，担心疾病预后有关 （4）知识缺乏：缺乏急性闭角型青光眼自我管理的相关知识 2. 潜在的护理诊断 （1）有失明的危险：右眼眼压 40mmHg，与眼压高有关 （2）有跌倒的危险：Morse 评分 45 分，与视力障碍有关 【涉及操作】 滴眼药水技术、心电图机的使用技术、血压测量技术
用物准备	心电图机、血压计、听诊器、眼药水、治疗盘、治疗碗、棉签
专科要点	1. 滴眼药水技术 （1）操作前：评估患者右眼睑皮肤，有无分泌物，有无哮喘病史，眼部用药既往史，有无药物过敏史，测量心率 （2）操作中：嘱患者眼睛向上看，用棉签轻牵下眼睑，暴露下结膜囊，将噻吗洛尔眼药水滴入下穹隆部，闭眼 1 min，同时转动眼球；药水不可直接滴在角膜上，尤其是有角膜溃疡和角膜伤口的患者 （3）操作后：嘱患者用药后不要用力闭眼，以防药液外渗。点药后头偏向一侧，以免药液流入另一只眼 （4）健康管理：指导患者掌握正确点眼药水的方法；避免在暗室停留时间过长，避免长时间阅读、情绪激动、疲劳；饮食以富含维生素、易消化食物为主，禁止饮用浓茶、咖啡，每次饮水量不超过 300ml

续表

专科要点	2. 心电图机的使用技术 （1）操作前：评估患者胸前、双侧腕关节及踝关节皮肤状况，有无电磁波干扰 （2）操作中：嘱患者放松，确认患者未接触金属制床。观察心电图机上的波形变化，疑有或已有急性心肌梗死患者需做 18 导联心电图 （3）操作后：上传心电图到心电图室，有异常及时告知医生 （4）健康管理：告知患者出现胸闷、心慌、头晕、头痛等不适，及时告知医护人员
	3. 血压测量技术 （1）操作前：评估患者手臂皮肤，无留置针及造瘘管，活动无障碍，能自主配合；30min 内无冷热敷、沐浴及剧烈活动 （2）操作中：嘱患者放松，手掌朝上，袖带中心与心脏保持同一高度 （3）操作后：告知患者血压测量结果 （4）健康管理：告知患者有头痛、头晕等不适，及时告知医护人员
情景插入	1. 青光眼急性大发作的紧急处理
	2. 眼科患者跌倒的紧急处理

【情景处置护理风险清单】

（一）青光眼急性大发作风险防范及处置清单

风险点：视神经损伤、视力丧失、心理障碍	
风险人群：急性闭角型青光眼患者	
1. 宣教患者避免在暗室停留时间过长，避免长时间阅读、情绪激动、疲劳	是□否□
2. 患者局部或全身应用糖皮质激素、抗胆碱药物时，监测患者眼部及全身反应	是□否□
3. 严格遵医嘱使用降眼压药物治疗	是□否□
4. 避免一次饮水量超 300ml	是□否□
识别要点：	完成情况
5. 患者突然发作的剧烈眼胀、眼痛、视力下降等眼部症状及头痛、恶心、呕吐等全身症状	是□否□
紧急处理要点：	完成情况
6. 安全体位：妥善安置患者，预防跌倒坠床等意外事件发生，立即报告医生，组织抢救	是□否□
7. 静脉用药：静脉滴注 20% 甘露醇 250ml，滴速 100 ～ 120 滴 /min	是□否□
8. 口服用药：尼目克司 50mg 口服（磺胺过敏史患者禁用）	是□否□
9. 眼药治疗：遵医嘱使用噻吗洛尔、毛果芸香碱眼药水滴眼（哮喘者禁用）	是□否□
10. 观察：监测眼压，观察药物的疗效和副作用，观察患者眼胀、眼痛及头痛、恶心、呕吐等症状是否好转	是□否□
11. 若眼压仍不能控制，配合医生行前房穿刺放液术	是□否□

（二）眼科患者跌倒风险清单

风险点：可导致患者损伤或死亡
风险人群：Morse 评分≥ 45 分的患者

续表

预防要点：	完成情况
1. 预防跌倒，挂警示标识、签署知情同意书、24h 留陪	是□否□
2. 向患者及家属讲授跌倒的危险因素、危害、预防、早期发现及处理等，指导患者掌握渐进下床的方法	是□否□
3. 对视力变化、眼部散瞳、术眼包扎、术后被动体位、输注甘露醇的患者，采取针对性及人性化护理	是□否□
4. 患者活动不适时扶支撑物、使用坐便椅	是□否□
5. 定期检查病房设施是否完好（警示标识、床栏及扶手、地面干燥、灯光明亮、通道无障碍物）	是□否□
6. 落实巡视制度，严格交接班	是□否□
识别要点：	完成情况
7. 患者突发的、不自主的、非故意的体位改变，倒在地上或另一个更低的平面上	是□否□
紧急处理要点：	完成情况
8. 测量生命体征，不可随意搬动患者。通知值班医生，共同评估伤情，妥善安置患者	是□否□
9. 遵医嘱执行治疗、检查、护理，进行跌倒评估，做好护理记录、交接班	是□否□

二、眼角膜穿通伤相关护理技能案例

【情景案例】

病例	刘某，男，55 岁，因“不慎被树枝击伤右眼，当时感右眼疼痛、流泪、畏光、视力轻度下降”急诊收入院。既往有高血压 10 余年。查体：体温 36.4℃，脉搏 82 次 /min，呼吸 20 次 /min，血压 150/90mmHg。Vod 0.6，Vos1.0，右眼结膜充血，角膜中央可见一点状伤口，伴少量房水外渗。入院诊断：右眼角膜穿通伤。遵医嘱给予典必殊眼膏涂眼，床边心电图，疼痛评分 5 分，Morse 评分 45 分
分析	【护理诊断】 1. 存在的护理诊断 （1）疼痛：疼痛评分 5 分，与角膜破损有关 （2）感知觉紊乱：视力下降，Vod 0.6，与眼内组织损伤有关 （3）焦虑：与疼痛、担心疾病预后有关 （4）舒适改变：眼部疼痛、畏光流泪，与眼内组织损伤有关 2. 潜在护理诊断 （1）有感染的危险：患者被树枝击伤右眼，与右眼角膜穿通伤有关 （2）有跌倒的危险：Morse 评分 45 分，与视力障碍有关 【涉及操作】 涂眼药膏技术、心电图机的使用技术、血压测量技术

续表

用物准备	心电图机、血压计、听诊器、眼药水、治疗盘、治疗碗、棉签
专科要点	1. 涂眼药膏技术 （1）操作前：评估患者右眼是否清洁、有无分泌物、眼睑及角膜有无充血、水肿 （2）操作中：嘱患者眼睛向上看，用棉签轻牵下眼睑，暴露下结膜囊，将典必殊眼膏涂入下穹隆部，轻提上睑，闭眼，轻轻按摩眼睑或嘱患者轻轻转动眼球；用无菌棉签擦净溢出物，必要时遮盖纱布。眼睑闭合不全者，眼膏应均匀涂满角膜 （3）操作后：嘱患者卧床休息，不要用力闭眼，不要用手揉眼睛 （4）健康管理：指导患者掌握正确点眼膏的方法，涂眼膏时，动作宜轻柔，眼膏软管口不可触及眼部，避免加重角膜损伤
	2. 心电图机的使用技术 （1）操作前：评估患者胸前、双侧腕关节及踝关节皮肤状况，有无电磁波干扰 （2）操作中：嘱患者放松，确认患者未接触金属制床。观察心电图机上的波形变化，疑有或已有急性心肌梗死患者需做 18 导联心电图 （3）操作后：上传心电图到心电图室，有异常，及时告知医生 （4）健康管理：告知患者出现胸闷、心慌、头晕、头痛等不适，及时告知医护人员
	3. 血压测量技术操作 （1）操作前：评估患者手臂皮肤，无留置针及造瘘管，活动无障碍，能自主配合；30min 内无冷热敷、沐浴及剧烈活动 （2）操作中：嘱患者放松，手掌朝上，袖带中心与心脏保持同一高度 （3）操作后：告知患者血压测量结果 （4）健康管理：告知患者有头痛、头晕等不适，及时告知医护人员
情景插入	1. 眼内炎的紧急处理
	2. 眼科患者跌倒的紧急处理

【情景处置护理风险清单】

（一）眼内炎风险清单

风险点：视功能损伤、失明、摘除眼球或眼内容物剜除	
风险人群：眼科术后患者、眼外伤患者、血源感染患者、免疫功能抑制患者	
预防要点：	完成情况
1. 宣教患者注意手卫生及眼部清洁	是□否□
2. 手术患者：术前 3d 每天用抗生素眼药水滴眼 4 次，严格遵守无菌操作原则；术日前 1d，手术眼冲洗泪道、剪睫毛、清洁；手术当天冲洗结膜囊；术后关注患者切口渗漏、破损等情况，并对症处理。眼外伤患者术前不剪睫毛，不冲洗结膜囊	是□否□
3. 严格遵医嘱用药，不可随意停点、漏点或多点眼药	是□否□
识别要点：	完成情况
4. 视力下降、畏光、流泪、眼红、眼痛、病情逐渐加重，检查可见结膜不同程度充血、水肿，角膜水肿，前房积脓，玻璃体不同程度浑浊等	是□否□
紧急处理要点：	完成情况

续表

5. 接触隔离：用物专用，单间隔离或同疾病患者安置在同一房间	是□否□
6. 遵医嘱对症用药	是□否□
7. 观察患者生命体征变化及全身情况，给予对症处理	是□否□
8. 若药物治疗效果欠佳，应尽早手术治疗	是□否□

（二）眼科患者跌倒风险清单

风险点：可导致患者损伤或死亡	
风险人群：Morse 评分≥ 45 分患者	
预防要点：	完成情况
1. 预防跌倒，挂警示标识、签署知情同意书、24h 留陪	是□否□
2. 向患者及家属讲授跌倒的危险因素、危害、预防、早期发现及处理等，指导患者掌握渐进下床的方法	是□否□
3. 对视力变化、眼部散瞳、术眼包扎、术后被动体位、输注甘露醇的患者，采取针对性及人性化护理	是□否□
4. 患者活动不适时扶支撑物、使用坐便椅	是□否□
5. 定期检查病房设施是否完好（警示标识、床栏及扶手、地面干燥、灯光明亮、通道无障碍物）	是□否□
6. 落实巡视制度，严格交接班	是□否□
识别要点：	完成情况
7. 患者突发的、不自主的、非故意的体位改变，倒在地上或另一个更低的平面上	是□否□
紧急处理要点：	完成情况
8. 测量生命体征，不可随意搬动患者。通知值班医生，共同评估伤情，妥善安置患者	是□否□
9. 遵医嘱执行治疗、检查、护理，进行跌倒评估，做好护理记录、交接班	是□否□

三、视网膜中央动脉阻塞相关护理技能案例

【情景案例】

病例	毛某，男，75 岁，因“无明显诱因突然出现右眼视力下降 1d”入院。既往有高血压 10 余年、无糖尿病及心脏病。查体：体温 36.4℃，脉搏 78 次 /min，呼吸 20 次 /min，血压 150/90mmHg，右眼 LP，左眼 0.5，眼压正常，眼球运动正常，结膜无明显充血。入院诊断：右眼视网膜中央动脉阻塞。医嘱给予复方樟柳碱颞浅动脉旁皮下注射。疼痛评分 5 分，Morse 评分 45 分

续表

分析	【护理诊断】 1. 现存的护理诊断 （1）感知觉紊乱：右眼 LP，与视神经损伤有关 （2）焦虑：与视力下降、担心疾病预后有关 2. 潜在的护理诊断 （1）有失明的危险：右眼 LP，与眼部缺血、缺氧有关 （2）有跌倒的危险：Morse 评分 45 分，与视力障碍有关 【涉及操作】 颞浅动脉旁皮下注射技术、心电图机的使用技术、血压测量技术
用物准备	心电图机、血压计、听诊器、眼药水、治疗盘、治疗碗、棉签等
专科要点	1. 颞浅动脉旁皮下注射技术 （1）操作前：评估患者右眼皮肤情况，无瘢痕，无硬结，有无药物过敏史 （2）操作中：嘱患者头偏向患眼对侧，在眉弓与外眦角延长线的交叉点，避开颞浅动脉，以 30° ～ 40° 针孔朝上刺入皮下 0.5cm，深度不超过 1cm，每次注射复方樟柳碱 2ml （3）操作后：注射完毕后勿按压注射部位皮丘，轻轻按压穿刺点 3 ～ 5min，避免药液溢出 （4）健康管理：告知患者如有皮下淤血、注射部位有硬结、注射区皮肤麻木等不适，及时告知医护人员。注射后有口干、轻度头晕和心慌情况，一般不需特殊处理，经 10 ～ 20min 自行缓解
	2. 心电图机的使用技术 （1）操作前：评估患者胸前、双侧腕关节及踝关节皮肤状况，有无电磁波干扰 （2）操作中：嘱患者放松，确认患者未接触金属制床。观察心电图机上的波形变化，疑有或已有急性心肌梗死患者需做 18 导联心电图 （3）操作后：上传心电图到心电图室，有异常，及时告知医生 （4）健康管理：告知患者出现胸闷、心慌、头晕、头痛等不适，及时告知医护人员
	3. 血压测量技术操作 （1）操作前：评估患者手臂皮肤，无留置针及造瘘管，活动无障碍，能自主配合；30min 内无冷热敷、沐浴及剧烈活动 （2）操作中：嘱患者放松，手掌朝上，袖带中心与心脏保持同一高度 （3）操作后：告知患者测量的血压结果 （4）健康管理：告知患者有头痛、头晕等不适，及时告知医护人员
情景插入	1. 颞浅动脉旁皮下注射发生注射部位小血肿的紧急处理
	2. 眼科患者跌倒的紧急处理

【情景处置护理风险清单】

（一）颞浅动脉旁皮下注射风险清单

风险点：皮下淤血、注射部位小血肿、注射区皮肤麻木	
风险人群：使用复方樟柳碱患者	
预防要点：	完成情况

续表

1. 注射方法：使用一次性 2ml 注射器抽吸药液，左手绷紧注射点周围皮肤，右手持注射器，食指固定针栓，避开颞浅动脉搏动处，针尖斜面向上，与皮肤呈 30° ～40°。迅速刺入针梗 1cm，抽吸无回血后缓慢推注药液，注射完毕后用无菌干棉签按压，观察无出血、无液体渗出	是□否□
2. 过于消瘦患者应适当减小注射角度，避免刺入肌层	是□否□
3. 因在同一区域需反复注射，操作时严格执行无菌操作，防止局部感染。注射部位有硬结换另侧注射	是□否□
识别要点：	完成情况
4. 注射部位皮下有淤血，局部出现小血肿，注射区皮肤麻木	是□否□
紧急处理要点：	完成情况
5. 皮下淤血时，待出血停止后局部热敷，每日 2 次，促进淤血吸收	是□否□
6. 当动脉或静脉被刺穿时，注射局部会出现小血肿，应严格按无菌技术要求加压包扎 24h，确定出血停止，解除包扎，48h 后可热敷	是□否□
7. 注射区皮肤麻木可给予热敷、针灸、按摩	是□否□

（二）眼科患者跌倒风险清单

风险点：可导致患者损伤或死亡	
风险人群：Morse 评分≥ 45 分患者	
预防要点：	完成情况
1. 预防跌倒，挂警示标识、签署知情同意书、24h 留陪	是□否□
2. 向患者及家属讲授跌倒的危险因素、危害、预防、早期发现及处理等，指导患者掌握渐进下床的方法	是□否□
3. 对视力变化、眼部散瞳、术眼包扎、术后被动体位、输注甘露醇的患者，采取针对性及人性化护理	是□否□
4. 患者活动不适时扶支撑物、使用坐便椅	是□否□
5. 定期检查病房设施是否完好（警示标识、床栏及扶手、地面干燥、灯光明亮、通道无障碍物）	是□否□
6. 落实巡视制度，严格交接班	是□否□
识别要点：	完成情况
7. 患者突发的、不自主的、非故意的体位改变，倒在地上或另一个更低的平面上	是□否□
紧急处理要点：	完成情况
8. 测量生命体征，不可随意搬动患者。通知值班医生，共同评估伤情，妥善安置患者	是□否□
9. 遵医嘱执行治疗、检查、护理，进行跌倒评估，做好护理记录、交接班	是□否□

四、白内障相关护理技能案例

【情景案例】

<table>
<tr><td>病例</td><td>李某，男，71 岁，因“老年性白内障”入院。既往有高血压 10 余年、无糖尿病及心脏病。查体：体温 36.4℃，脉搏 78 次 /min，呼吸 20 次 /min，血压 150/90mmHg，右眼 0.3，左眼 0.5，眼压正常，眼球运动正常，结膜无明显充血。入院诊断：右眼老年性白内障。医嘱给予择期手术。Morse 评分 45 分</td></tr>
<tr><td>分析</td><td>【护理诊断】
1. 现存的护理诊断
（1）感知觉紊乱：右眼 0.3，与视物模糊有关
（2）焦虑：与视力下降、担心手术风险有关
2. 潜在的护理诊断
（1）有跌倒的危险：Morse 评分 45 分，与视力障碍有关
（2）有感染的危险：与手术风险有关
【涉及操作】
泪道冲洗技术、心电图机的使用技术、血压测量技术</td></tr>
<tr><td>用物准备</td><td>心电图机、血压计、听诊器、眼药水、治疗盘、治疗碗、棉签等</td></tr>
<tr><td rowspan="3">专科要点</td><td>1. 泪道冲洗技术
（1）操作前：评估患者右眼皮肤情况，无瘢痕，无硬结，是否在急性感染期，有无药物过敏史
（2）操作中：冲洗时固定患者头部及冲洗器，泪道狭窄者，使用泪道扩张器，冲洗时动作轻柔，遇到阻力时不可用力推进，避免假道形成及泪道损伤
（3）操作后：冲洗完毕，观察有无出血、局部肿胀
（4）健康管理：告知患者闭眼休息，避免长时间用眼，以免用眼疲劳，如有眼部不适，及时告知医护人员</td></tr>
<tr><td>2. 心电图机的使用技术
（1）操作前：评估患者胸前、双侧腕关节及踝关节皮肤状况，有无电磁波干扰
（2）操作中：嘱患者放松，确认患者未接触金属制床。观察心电图机上的波形变化，疑有或已有急性心肌梗死患者需做 18 导联心电图
（3）操作后：上传心电图到心电图室，有异常，及时告知医生
（4）健康管理：告知患者出现胸闷、心慌、头晕、头痛等不适，及时告知医护人员</td></tr>
<tr><td>3. 血压测量技术操作
（1）操作前：评估患者手臂皮肤，无留置针及造瘘管，活动无障碍，能自主配合；30min 内无冷热敷、沐浴及剧烈活动
（2）操作中：嘱患者放松，手掌朝上，袖带中心与心脏保持同一高度
（3）操作后：告知患者测量的血压结果
（4）健康管理：告知患者有头痛、头晕等不适，及时告知医护人员</td></tr>
<tr><td rowspan="2">情景插入</td><td>1. 泪道冲洗出现假道形成的紧急处理</td></tr>
<tr><td>2. 眼科患者跌倒的紧急处理</td></tr>
</table>

【情景处置护理风险清单】

（一）泪道冲洗风险清单

风险点：假道形成、泪道感染、出血	
风险人群：需要泪道冲洗的患者	
预防要点：	完成情况
1. 冲洗方法：冲洗时固定患者头部及冲洗器，泪道狭窄者，使用泪道扩张器，冲洗时动作轻柔，遇到阻力时不可用力推进，避免假道形成及泪道损伤	是□否□
2. 冲洗完毕，观察有无出血、局部肿胀	是□否□
3. 急性感染时避免加压冲洗	是□否□
识别要点：	完成情况
4. 冲洗前观察患者是否在急性感染期，冲洗完毕观察有无出血、局部肿胀	是□否□
紧急处理要点：	完成情况
5. 如出现假道，立即停止冲洗，与患者及家属做好解释工作，告知主管医生，给予应用抗生素眼药水，密切观察局部情况并记录	是□否□
6. 如发现局部红肿、疼痛、分泌物增多等症状，应遵医嘱给予口服消炎药、左氧氟沙星片等抗生素药物	是□否□
7. 发现出血，立即停止操作，出血情况轻者，用无菌棉签稍加用力加压止血，出血情况较严重者，遵医嘱给予止血药物并缝合伤口，密切观察局部情况并记录	是□否□

（二）眼科患者跌倒风险清单

风险点：可导致患者损伤或死亡	
风险人群：Morse 评分≥ 45 分患者	
预防要点：	完成情况
1. 预防跌倒，挂警示标识、签署知情同意书、24h 留陪	是□否□
2. 向患者及家属讲授跌倒的危险因素、危害、预防、早期发现及处理等，指导患者掌握渐进下床的方法	是□否□
3. 对视力变化、眼部散瞳、术眼包扎、术后被动体位、输注甘露醇的患者，采取针对性及人性化护理	是□否□
4. 患者活动不适时扶支撑物、使用坐便椅	是□否□
5. 定期检查病房设施是否完好（警示标识、床栏及扶手、地面干燥、灯光明亮、通道无障碍物）	是□否□
6. 落实巡视制度，严格交接班	是□否□
识别要点：	完成情况
7. 患者突发的、不自主的、非故意的体位改变，倒在地上或另一个更低的平面上	是□否□
紧急处理要点：	完成情况
8. 测量生命体征，不可随意搬动患者。通知值班医生，共同评估伤情，妥善安置患者	是□否□

五、鼻出血相关护理操作案例

【情景案例】

病例	王某，男，62 岁，因“左侧鼻腔间断出血 3d”于 1 月 7 日由外院转入。既往健康状况一般，有高血压病史。查体：体温 36.7℃，脉搏 88 次 /min，呼吸 18 次 /min，血压 110/70mmHg，神志清楚，入院时已行前鼻孔填塞，鼻腔仍有少量渗血。入院诊断：左侧鼻出血。入院后遵医嘱完善查血、心电图、胸片等，卧床休息，暂观察。患者于 1 月 9 日凌晨口鼻涌出大量鲜血，立即将患者转运至鼻内镜室，协助医生在鼻内镜下查找出血点。患者出血量达 300ml，心电监护示心率 120 次 /min，呼吸 24 次 /min，血压 80/50mmHg，患者面色苍白、口渴、乏力。立即遵医嘱给予抗炎补液，同时行前后鼻孔填塞止血
分析	【护理诊断】 1. 存在的护理诊断 （1）疼痛：疼痛评分 5 分，与患者鼻腔填塞纱条有关 （2）体液不足：与鼻腔失血、出血量较多有关 （3）睡眠形态紊乱：与鼻腔填塞影响呼吸有关 2. 潜在的护理诊断 （1）有失血性休克的危险：与长时间、多量、多次出血有关 （2）有感染的危险：与出血、全身状态、鼻腔创面未完全愈合有关 （3）有跌倒的危险：Morse 评分 45 分，与患者年龄大、失血过多、体质虚弱、活动无耐力有关 【涉及操作】 心电监测技术、经口鼻吸引技术、密闭式静脉输液技术
用物准备	心电监护仪、电极片、纱布、负压吸引装置 1 套、吸引瓶、连接管、吸引头、灭菌用水、治疗碗、治疗盘、碘附、75% 乙醇、止血带、棉签、透明敷贴、静脉留置针、黄色医疗垃圾桶、外包装桶、锐器盒、手消毒剂等
专科要点	1. 心电监测技术 （1）操作前：评估仪器状态，查看时间是否与北京时间一致，评估患者胸前皮肤是否完好，有无安装心脏起搏器 （2）操作中：正确放置电极片，查看波形并调整好导联；观察心率、血压、血氧饱和度；设置报警界限，每 30min 监测 1 次血压 （3）操作后：监测心率 90 次 /min，血压 100/60 mmHg，呼吸 24 次 /min，按分级护理及病情查看心电监护 （4）健康管理：告知患者及家属勿把手机放在监护仪附近充电；翻身时避免导联线打折、缠绕；告知患者及家属若患者继续渗血、头晕、恶心不适，随时告知医护人员

续表

专科要点	2. 经口鼻吸引技术 （1）操作前：评估患者意识，生命体征，特别是血压，同时查看患者口腔、鼻腔，有无大量血性分泌物 （2）操作中：吸引时动作轻柔，勿损伤鼻腔、口腔黏膜 （3）操作后：协助患者采取半卧位、擦净口鼻面部血迹，观察患者面色、口唇颜色，查看心电监护血压变化 （4）健康管理：指导患者半卧位，勿随意抽出鼻腔填塞物。鼻腔填塞期间张口呼吸、夜间可用湿纱布覆盖口鼻，缓解咽干不适。急性出血期绝对卧床休息，恢复期渐进性下床活动，勿剧烈运动，注意有无头晕、乏力等不适，谨防跌倒
	3. 密闭式静脉输液技术 （1）操作前：评估患者血压、血管情况，双人核对患者姓名、住院号、药名、浓度、剂量、时间、用法等 （2）操作中：选择粗、直、弹性好的静脉，使用留置针穿刺；遵医嘱快速补液、给予止血药物静脉滴注；必要时使用升压药物 （3）操作后：每小时监测 1 次血压的变化，继续观察患者出血情况 （4）健康管理：告知患者及家属不得自行调节滴速，患者如果发生心慌、胸闷等情况，随时告知医护人员
情景插入	1. 失血性休克
	2. 跌倒 / 坠床

【情景处置护理风险清单】

（一）失血性休克风险防范及处置清单

风险点：失血性休克	
风险人群：失血或失液过多患者（出血量超过总血量 20% ～ 40%，800 ～ 1 600ml）	
预防要点：	完成情况
1. 准确记录出入量，及时补充血容量，落实止凝血措施	是□否□
识别要点：	完成情况
2. 意识：代偿期患者意识清楚，伴痛苦表情、烦躁；失代偿期表情淡漠，严重时意识模糊，甚至昏迷	是□否□
3. 生命体征：心率加快、脉搏细速＞ 100 次 /min 或不能触及、休克指数＞ 1.0、收缩压＜ 90 mmHg（原有高血压者收缩压较原收缩压下降 30% 以上）、脉压＜ 20mmHg、中心静脉压＜ $5cmH_2O$、呼吸浅快、体温过低	是□否□
4. 周围循环：皮肤、黏膜、口唇、花斑、甲床颜色苍白或发绀、湿冷。胸骨部位皮肤指压痕阳性（指压后再充盈时间＞ 2s），尿量＜ 25 ml/h 或无尿	是□否□
紧急处置要点：	完成情况
5. 首诊护士不得离开患者，指导其他人员呼叫医师，患者绝对卧床，仰卧中凹位，呕血头偏一侧，保持气道通畅	是□否□
6. 迅速建立两条以上静脉通道，加快输液速度（出血未控制时限制性液体复苏，收缩压 80 ～ 90 mmHg）；遵医嘱采血、备血	是□否□

续表

7. 吸氧及心电监护，备好吸痰器	是□否□
8. 每 15 ～ 30 min 监测 1 次意识、气道、生命体征、周围循环、出血情况，并汇报医生	是□否□
9. 做好手术止血准备	是□否□

（二）跌倒 / 坠床预防与处置清单

护理风险点：外伤、骨折	
风险人群：Morse ≥ 45 分的患者或骨质疏松患者	
预防要点：	完成情况
1. 患者或家属在《住院患者预防跌倒告知书》签字，告知书一式两份，患者 1 份，病历存档 1 份，为患者及家属进行跌倒 / 坠床相关知识的健康宣教	是□否□
2. 在床头挂“防跌倒 / 坠床”标识卡	是□否□
3. 卧床患者拉起床栏，躁动患者使用约束带	是□否□
4. 医生开立留陪医嘱	是□否□
5. 严格交接班，患者外出及时劝归并在护理文书上做好相关记录	是□否□
识别要点：	完成情况
6. 突发晕厥、意识丧失	是□否□
紧急处理要点：	完成情况
7. 发现患者坠床，立即到现场并通知值班医生进行急救处置（第一目击者不离开患者）	是□否□
8. 评估患者意识、生命体征及肢体活动，若出现心搏骤停，立即行心肺复苏	是□否□
9. 对病情危重患者，遵医嘱行心电监护、吸氧，建立静脉通道，安置患者到病床，观察病情变化	是□否□
10. 无明显受伤者，安置患者到病床，做好心理安慰，指导患者或家属防坠床注意事项，检查防坠床措施	是□否□
11. 由医生向家属做好病情告知	是□否□
12. 做好护理记录，请跌倒项目组会诊，上报不良事件，必要时上报到护理部	是□否□

六、急性会厌炎相关护理技能案例

【情景案例】

<table>
<tr><td>病例</td><td>高某，女，42 岁，因“咽部疼痛不适 1d”入院。既往健康状况一般。查体：体温 38.0℃，脉搏 90 次 /min，呼吸 23 次 /min，血压 120/70mmHg，血氧饱和度 96%。专科检查：咽部黏膜充血，会厌肿胀明显。入院时有轻度呼吸困难，气促，说话含糊不清，诉吞咽时疼痛明显，伴阻塞感。入院诊断：急性会厌炎。入院后立即遵医嘱给予抗生素、糖皮质激素、雾化吸入、吸氧及对症治疗</td></tr>
<tr><td>分析</td><td>【护理诊断】
1. 存在的护理诊断
（1）急性疼痛：与喉部炎症有关
（2）吞咽困难：与会厌肿胀、影响吞咽功能有关
（3）发音含糊：与会厌肿胀、咽喉阻塞有关
（4）体温过高：与会厌炎症反应有关
（5）知识缺乏：缺乏与急性会厌炎相关的预防和保健知识
2. 潜在的护理诊断
有窒息的危险：与会厌高度肿胀、阻塞呼吸道有关
【涉及操作】
密闭式静脉输液技术、雾化吸入技术、氧气吸入技术</td></tr>
<tr><td>用物准备</td><td>静脉输液用物一套（治疗盘、碘附、止血带、棉签、弯盘、敷贴、留置针）、氧气雾化器、氧压表、纱布块、雾化用药、氧气装置 1 套、一次性使用吸氧管、小杯（内盛清水）、手电筒、黄色医疗垃圾桶、外包装桶、手消毒剂等</td></tr>
<tr><td rowspan="2">专科要点</td><td>1. 密闭式静脉输液技术
（1）操作前：评估患者血管条件，双人核对患者姓名、住院号、药名、浓度、时间、剂量、用法等
（2）操作中：选择粗、直、弹性好的静脉，遵医嘱及时给予糖皮质激素及足量抗生素
（3）操作后：观察用药效果及有无不良反应
（4）健康管理：告知患者及家属药物作用，勿随意调节滴速、限制活动区域，不可离开病区</td></tr>
<tr><td>2. 雾化吸入技术
（1）操作前：评估患者年龄、病情、意识状态、呼吸情况、药物过敏史
（2）操作中：观察避免因吸入过久导致患者出现呼吸困难和气促的情况
（3）操作后：协助患者取舒适卧位，观察患者的呼吸情况
（4）健康管理：告知患者及家属不得随意调节氧流量；氧气雾化吸入时，注意严禁接触明火或易燃品；雾化吸入的时间安排在饭前 30min 或饭后 2h，避免药物刺激咽喉部引起恶心、呕吐</td></tr>
</table>

续表

专科要点	3. 氧气吸入技术 （1）操作前：评估患者呼吸、血氧饱和度；评估患者鼻腔有无息肉、出血、鼻腔通气情况等；向患者解释吸氧的目的，取得患者配合 （2）操作中：观察氧气流出是否通畅，流量表浮标位置，患者反应及有无不适，固定好氧气管 （3）操作后：指导患者有效呼吸及用氧安全；观察患者气促、呼吸困难、缺氧症状是否缓解 （4）健康管理：告知患者及家属注意用氧安全，切实做好“四防”，即防火，防震、防热、防油；吸氧过程中，注意保持管道通畅，勿盘绕打折
情景插入	1. 窒息
	2. 激素使用风险

【情景处置护理风险清单】

（一）窒息风险清单

风险点：窒息	
风险人群：喉部邻近组织有感染者、身体抵抗力低下、喉部创伤、异物、刺激性食物、有害气体、喉部放射性损伤	
预防要点：	完成情况
1. 平时加强锻炼，保证充足睡眠，增强机体抵抗力	是□否□
2. 易发生严重过敏的患者应避免摄入过敏物质	是□否□
3. 不进食温度过高、质硬食物	是□否□
4. 糖尿病患者注意控制血糖	是□否□
5. 积极治疗咽喉部急性炎症，防止感染蔓延	是□否□
识别要点：	完成情况
6. 咽喉疼痛、吞咽困难、声音嘶哑，严重时可出现呼吸困难	是□否□
紧急处理要点：	完成情况
7. 评估患者呼吸形态，呼吸困难者立即给予半卧位、吸氧、心电监护	是□否□
8. 需行气管切开的患者，配合医生做手术准备	是□否□
9. 建立静脉通道，遵医嘱给予抗菌药物和糖皮质激素静脉滴注	是□否□
10. 遵医嘱给予激素雾化吸入	是□否□
11. 指导患者休息，少说话，减少耗氧	是□否□

（二）激素使用风险清单

风险点：库欣综合征、精神异常、骨质疏松、感染、高血脂、高血糖	
风险人群：需长期使用激素者	
临床表现：兴奋失眠、情绪不稳定、呃逆、向心性肥胖、满月脸、体重增加	
操作要点：	完成情况
1. 病情符合用药指征，遵医嘱使用激素类药物	是□否□

续表

2. 做好激素类药物常规健康宣教	是□否□
3. 血糖异常者，遵医嘱测量患者血糖及使用降血糖药，并给予糖尿病相关健康指导	是□否□
4. 遵医嘱给予护胃药物，以免引起消化道溃疡	是□否□
5. 每日观察用药效果并询问有无不良反应，若有不适，及时报告医生	是□否□
6. 遵医嘱对激素及时减量，切忌突然停用，针对不良反应给予对症治疗	是□否□

七、喉癌相关护理技能案例

【情景案例】

病例	邹某，男，67 岁，因“声嘶 1 年余”收入院。既往高血压病史 3 年余，有长期抽烟史，无饮酒史。查体：体温 36.6℃，脉搏 74 次 /min，呼吸 21 次 /min，血压 147/90mmHg。入院诊断：喉肿物。入院后完善相关检查，于 11 月 23 日在表面麻醉下行电子喉镜下喉肿物活检术，病检结果示：右侧声带中分化鳞状细胞癌。于 11 月 27 日 9：00 在全麻下行垂直半喉切除加气管切开术加喉功能重建术，术后佩戴 7.5 号一次性硅塑气囊套管。遵医嘱给予抗炎止血护胃治疗。术后第 3 天开始，患者痰液量逐渐增多，咳嗽频繁，偶感憋气，诉颈部疼痛。再次遵医嘱增加化痰药一组，给予 0.9% 生理盐水 100ml +氨溴索 15ml 静脉滴注，每 12h 用药 1 次
分析	【护理诊断】 1. 存在的护理诊断 （1）清理呼吸道无效：呼吸 30 次 /min，血氧饱和度 85%，与患者携带气囊套管无内管更换、痰痂形成附着管壁或弯道处有关 （2）疼痛：与手术引起局部组织机械性损伤、术后频繁咳嗽有关 （3）语言沟通障碍：与喉部分组织切除、暂时丧失吞咽功能有关 （4）部分自理能力缺陷：Barthel 评分 55 分，与术后需要卧床休息有关 2. 潜在的护理诊断 （1）有感染的危险：与皮肤完整性受损、切口被痰液污染、机体抵抗力下降有关 （2）有发生营养失调的危险：与患者进食途径改变、食物种类受限有关 （3）有发生深静脉血栓的危险：深静脉血栓评分 7 分，与年龄＞ 40 岁、恶性肿瘤及手术有关 【涉及操作】 经气管套管吸痰技术、气管切开换药技术、鼻饲技术
用物准备	治疗车、治疗盘、听诊器、负压吸引装置 1 套、一次性吸痰管、治疗碗、生理盐水、治疗巾、无菌手套、无菌换药盘（内置弯盘、止血钳、枪状镊、切口纱布、碘附棉球若干、生理盐水棉球 5 ～ 6 个）、棉签、50ml 注射器、3M 胶布、手套、黄色医疗垃圾桶、外包装垃圾桶、锐器盒、小纱布块、快速手消毒剂等

续表

专科要点	1. 经气管套管吸痰技术 （1）操作前：评估患者病情、血氧饱和度、呼吸，听诊痰鸣音 （2）操作中：观察患者面色、痰液分度情况，监测患者血氧饱和度、呼吸是否在正常范围；颈部敷料有无血染，套管周围皮肤有无肿胀、绷带松紧情况；用药情况 （3）操作后：血氧饱和度 95%，呼吸 22 次 /min，气囊压力 25 ～ 30cmH_2O；评估痰液颜色、性质及量；套管固定情况；患者憋气、呼吸困难有无好转 （4）健康管理：指导患者及家属定时变换体位、叩背，有利于痰液松动，减少痰液潴留引起的呼吸道不畅及肺部感染
	2. 气管切开换药技术 （1）操作前：评估患者颈部敷料有无渗血；气管套管是否通畅；系带松紧是否适宜 （2）操作中： 取下污染纱布后，观察分泌物颜色、性质及量；观察套管柄是否清洁；更换纱布方法正确，固定牢固；严格无菌操作；调节系带松紧度 （3）操作后：颈部敷料清洁干燥，系带松紧适宜，按分级护理及病情巡视 （4）健康管理：告知患者及家属，颈部敷料有污染时，随时告知医护人员
	3. 鼻饲营养技术 （1）操作前：评估患者鼻腔情况；评估胃管长度；检查胃管是否通畅及固定情况 （2）操作中：选择高蛋白、高热量、高维生素饮食；温度 38 ～ 40℃；缓慢匀速注入胃内 （3）操作后：观察患者有无胃肠道反应；胃管固定情况 （4）健康管理：告知患者及家属鼻饲后床头抬高 30° ～ 45°，不得自行鼻饲或拔管，有任何不适随时告知医护人员
情景插入	1. 气管套管堵塞
	2. 耳鼻喉科喉癌术后胃管非计划拔管

【情景处置护理风险清单】

（一）气管套管堵塞风险防范及处置清单

风险点：套管堵塞致呼吸困难、窒息	
风险人群：气管切开患者	
预防要点：	完成情况
1. 术前准备型号合适的气管套管	是□否□
2. 配备多个内管的气管套管	是□否□
3. 术后安全有效吸痰，保持呼吸道通畅	是□否□
4. 选择合适的湿化液、湿化装置和湿化方法正确湿化	是□否□
5. 按需更换内套管	是□否□
6. 吸痰和换药时无菌操作，预防肺部感染	是□否□
识别要点：	完成情况
7. 患者自觉憋气，出现进行性呼吸困难，口唇发绀、喘鸣、烦躁，心电监护显示心率增快，血氧饱和度下降，吸痰管插入套管时阻力大或不能插入，吸不出痰液或只能吸出少量痰液。进一步发展可有濒死感，直至窒息	是□否□
紧急处理要点：	完成情况

续表

8. 患者发生呼吸困难时，立即给予气管套管内吸痰	是□否□
9. 遇吸痰管插入不畅，应立即取出内套管，更换同型号内套管	是□否□
10. 内套管无堵塞，棉花丝检查管口有气流喷出者，给予雾化吸入、套管内滴药、叩背等措施后再给予吸痰，缓解患者症状	是□否□
11. 棉花丝检查管口无气流喷出，且发绀逐渐加重，张口呼吸，不能平卧，立即通知医生果断取出外套管，更换同型号套管重新置入。插入气管套管外管时应将管芯放入外管中，作为导引	是□否□
12. 观察：患者插管后呼吸情况，监测患者血氧饱和度，及时清理呼吸道	是□否□
13. 调整套管系带的松紧度，以系带与颈部间可放入一手指为宜	是□否□
14. 做好吸痰护理和气道湿化护理，防止再次堵管	是□否□

（二）耳鼻喉科喉癌术后胃管非计划拔管风险清单

风险点：咽瘘、误吸或窒息	
风险人群：喉癌术后留置胃管患者	
预防要点：	完成情况
1. 术晨留置胃管、固定牢固并挂防脱管标识	是□否□
2. 鼻腔分泌物污染、胶布松脱时及时更换	是□否□
3. 每班观察胃管外露长度	是□否□
4. 告知患者勿自行拔管，避免增加再次插管困难及造成咽瘘等	是□否□
识别要点：	完成情况
5. 胃管外露长度发生改变或完全脱出	是□否□
紧急处理要点：	完成情况
6. 立即调整胃管位置或重新置管	是□否□
7. 做好护理记录	是□否□

八、扁桃体癌伴颈部淋巴结转移相关护理技能案例

【情景案例】

病例	马某，男，53岁，因“左侧扁桃体癌伴颈部淋巴结转移3月余”入院，患者既往身体状况一般。查体：体温36.5℃，脉搏78次/min，呼吸18次/min，血压120/70mmHg。入院诊断：左侧扁桃体恶性肿瘤。患者入院后行扁桃体及颈部淋巴结直线加速器放疗，查血示：白细胞2.9×10^9/L，血红蛋白98g/L，辅以升白细胞、抗癌、扶正、营养支持及对症治疗。于9月12日诉口咽部疼痛不适，张口困难，口腔黏膜溃疡，出血，进食困难，乏力。考虑放射性口腔黏膜炎及放射性咽喉炎，予抗炎、激素、抑酸护胃、营养支持治疗，左上臂置入PICC，导管通畅，血栓评分3分

续表

分析	【护理诊断】 1. 存在的护理诊断 （1）口腔黏膜改变：口腔黏膜充血、水肿、糜烂、白膜形成、溃疡，WHO 口腔黏膜炎分级≥Ⅰ级，与头颈部放射治疗有关 （2）疼痛：疼痛评分 4 分，与口腔黏膜组织创伤有关 （3）营养失调：低于机体需要量，NRS-2002 营养风险筛查≥ 3 分、PG-SGA 评分≥ 4 分，与进食困难有关 2. 潜在的护理诊断 （1）有感染的危险：与口腔黏膜破溃、出血有关 （2）有深静脉血栓的危险：padua 评分≥ 3 分，与血栓评分 3 分、PICC 带管有关 （3）焦虑：SAS 评分≥ 50 分，与预感到个体健康受到威胁，疾病预后差有关 【涉及操作】 口腔护理（含漱口）技术、经 PICC 静脉输液技术、头颈部肿瘤患者放疗后功能锻炼指导技术
用物	基础治疗盘、治疗巾、手电筒、盆、大头棉签、漱口液、充封管液、输液器、医嘱执行单、遵医嘱备好相关药液、乙醇棉片等
专科要点	1. 口腔护理（含漱口）技术 （1）操作前：评估患者配合程度及口腔卫生状况；判断患者口腔黏膜炎为Ⅱ级；解释操作方法及配合要点，取舒适易操作的体位 （2）操作中：协助患者取坐位，予生理盐水漱口（每次含漱时间 3min 以上，同时用鼓颊和吸吮交替动作漱口）；持大头棉签行口腔护理以清除口腔分泌物；局部用药，嘱患者端坐，护士持棉签蘸康复新溶液（康复新液 50ml ＋ 100ml 温生理盐水）对患者口腔黏膜及牙齿进行轻拭，随即含漱 3 ～ 5min 后将溶液吐出，嘱患者 30min 内禁漱口、饮水 （3）操作后：再次评估口腔清洁状况、有无出血等症状 （4）健康管理：指导患者保证足够水分以保持口腔湿润、三餐后及睡前漱口、避免抽烟及进食含乙醇或刺激性食物；如可刷牙，每月更换新的软毛牙刷
	2. 经 PICC 静脉输液技术 （1）操作前：评估患者 PICC 穿刺点无红肿、疼痛及分泌物；置入侧肢体无肿胀；敷料无潮湿、松脱；导管无返血、移位 （2）操作中：排尽输液管空气，备 10ml 生理盐水冲管液 / 一次性预充液；无针接头摩擦消毒至少 15s，待干，10ml 生理盐水冲管液 / 一次性预充液脉冲冲管后连接输液器 （3）操作后：输液结束行脉冲冲管＋正压封管，在护理记录单上记录导管名称、管路状态 （4）健康管理：告知患者按期维护；每日自我观察 PICC 导管敷料有无潮湿、卷边松脱、肢体有无肿胀不适及局部有无疼痛、瘙痒、渗出、皮肤发红等不适；每日坚持肢体功能锻炼、每日饮水 2 000ml 以上，预防导管相关静脉血栓

续表

<table>
<tr><td>专科要点</td><td>3. 头颈部肿瘤患者放疗后功能锻炼指导技术
（1）操作前：观察患者放射部位皮肤有无发红、破溃、疼痛等症状，评估患者是否有颈部疾病，张口困难及颈项强直程度
（2）操作中：保持放射野标记清晰，行头颈部功能锻炼指导，每组循环 3 ～ 5min，每天练习 2 ～ 3 次（颈部运动：手臂与躯干成 15°，头部缓慢向左、右后方转动，保持 3 ～ 5s 后回正；张口锻炼：缓慢张口至最大限度，保持 3 ～ 5s，再缓慢闭合；叩齿运动：嘴唇微开，上下齿轻轻叩打，每次 100 下；鼓腮运动：屏住口唇、向外鼓气，保持 10s 还原，然后分别向左、右各漱气 10 次；弹舌运动：微微张口，让舌头在口腔内弹动，不低于 20 次；低头、仰伸运动，钟摆、旋转运动：动作轻柔、拉伸适度，以舒适为准，每天 2 ～ 4 次）
（3）操作后：评估患者的掌握情况及依从性
（4）健康管理：告知患者行头颈部功能锻炼有助于血液循环、促进炎性产物吸收、预防纤维组织粘连，从而降低张口困难及颈部活动障碍的发生率。为患者列出实际可行的功能锻炼计划表，鼓励陪护人员协助与督促</td></tr>
<tr><td rowspan="3">情景插入</td><td>1.PICC 导管相关静脉血栓</td></tr>
<tr><td>2. 肿瘤放化疗并发症</td></tr>
<tr><td>3. 放疗后口腔黏膜炎</td></tr>
</table>

（一）PICC 导管相关静脉血栓风险清单

<table>
<tr><td colspan="2">风险点：PICC 相关静脉血栓</td></tr>
<tr><td colspan="2">风险人群：PICC 带管患者</td></tr>
<tr><td>预防要点：</td><td>完成情况</td></tr>
<tr><td>1. 动态评估，根据血栓评分量表识别中高危人群，≥ 3 分悬挂警示标识</td><td>是□否□</td></tr>
<tr><td>2. 指导患者功能锻炼，包括手指伸屈运动、旋腕运动、屈肘运动、上臂旋腕运动、握弹力球运动等</td><td>是□否□</td></tr>
<tr><td>3. 责任护士每天评估穿刺局部有无红肿或硬结</td><td>是□否□</td></tr>
<tr><td>4. 指导患者多饮水，每日饮水量保持在 2 000ml 以上，清淡饮食</td><td>是□否□</td></tr>
<tr><td>识别要点：</td><td>完成情况</td></tr>
<tr><td>5.PICC 穿刺侧上肢肿胀、疼痛</td><td>是□否□</td></tr>
<tr><td>6.PICC 穿刺侧上肢静脉彩超提示静脉血栓形成</td><td>是□否□</td></tr>
<tr><td>紧急处理要点：</td><td>完成情况</td></tr>
<tr><td>7. 抬高患肢 20° ～ 30°，同时通知医生</td><td>是□否□</td></tr>
<tr><td>8. 遵医嘱使用抗凝剂</td><td>是□否□</td></tr>
<tr><td>9. 患肢制动，注意保暖，不得按摩、揉捏肿胀处</td><td>是□否□</td></tr>
<tr><td>10. 观察患者穿刺侧手臂臂围、局部硬结及皮温变化，并做好护理记录，重点交接</td><td>是□否□</td></tr>
</table>

（二）肿瘤放化疗致骨髓抑制风险清单

风险点：白细胞、血小板减少导致感染、出血
风险人群：肿瘤放化疗致骨髓抑制患者

续表

预防要点：	完成情况
1. 动态监测，行放化疗患者定期复查血常规，血象低者行升血治疗	是□否□
2. 病情观察，每日询问患者有无乏力、头晕、发热等体征，观察皮肤、牙龈、泌尿系有无出血倾向	是□否□
3. 健康指导，指导患者加强营养，不宜食生冷、刺激性食物；使用软毛牙刷、不使用牙签；注意个人卫生，避免外出及探视，病室清洁通风	是□否□
识别要点：	完成情况
4. 0 度：血红蛋白 ≥ 110g/L，白细胞 ≥ 4.0×10^9/L，中性粒细胞 ≥ 2.0×10^9/L，血小板 ≥ 100×10^9/L，无出血	是□否□
5. Ⅰ度：血红蛋白在 95 ～ 109g/L，白细胞在（3.0 ～ 3.9）$\times10^9$/L，中性粒细胞在（1.5 ～ 1.9）$\times10^9$/L，血小板在（75 ～ 99）$\times10^9$/L，皮肤瘀斑	是□否□
6. Ⅱ度：血红蛋白在 80 ～ 94g/L，白细胞在（2.0 ～ 2.9）$\times10^9$/L，中性粒细胞在（1.0 ～ 1.4）$\times10^9$/L，血小板在（50 ～ 74）$\times10^9$/L，轻度失血	是□否□
7. Ⅲ度：血红蛋白在 65 ～ 79g/L，白细胞在（1.0 ～ 1.9）$\times10^9$/L，中性粒细胞在（0.5 ～ 0.9）$\times10^9$/L，血小板在（25 ～ 49）$\times10^9$/L，中度失血	是□否□
8. Ⅳ度：血红蛋白在 65g/L，白细胞在 1.0×10^9/L，中性粒细胞在 0.5×10^9/L，血小板在 25×10^9/L，重度失血危及生命	是□否□
紧急处理要点：	完成情况
9. 遵医嘱行升血治疗；白细胞 < 0.5×10^9 / L 实施保护性隔离，使用层流床、空气消毒机，遵医嘱予升血、抗感染治疗	是□否□
10. 血小板低者绝对卧床休息，减少刺激，遵医嘱正确使用升血药物，必要时输注血小板	是□否□
11. 观察：每班观察并交接患者神志、体温、皮肤黏膜、大小便颜色	是□否□
12. 有大出血（消化道出血、颅内出血）时积极配合医生抢救，并做好护理记录	是□否□

（三）放疗后口腔黏膜炎风险清单

风险点：口腔黏膜炎、营养不良、放疗中断	
风险人群：头颈部放疗的患者	
预防要点：	完成情况
1. 放疗宣教：告知患者放疗注意事项、可能出现的反应及应对方法等	是□否□
2. 卫生及运动指导：告知患者养成进食后漱口、早晚刷牙、多次饮水的习惯，指导患者进行张口叩齿运动，确保口腔黏膜皱襞处能够完成气体交换，改善厌氧菌生存环境，防止口腔感染	是□否□
3. 饮食指导：指导患者应以富含维生素、高蛋白及高热量的清淡饮食为主，避免辛辣刺激性、过硬、过热、过冷等食物	是□否□
4. 每次放疗后及时评估患者口腔黏膜情况	是□否□
识别要点：	完成情况
5. 口腔黏膜变红、肿胀、糜烂、溃疡、淡黄色或白色假膜形成、黏膜出血	是□否□
6. 0 级：无症状	是□否□

续表

7. Ⅰ级：口腔黏膜出现红斑，伴有疼痛，但不影响进食	是□否□
8. Ⅱ级：口腔黏膜出现红斑、溃疡，但能进食固体食物	是□否□
9. Ⅲ级：口腔黏膜出现严重红斑和溃疡，不能进食固体食物	是□否□
10. Ⅳ级：溃疡融合合成片，有坏死，不能进食	是□否□
紧急处理要点：	完成情况
11. 口腔干燥的患者：指导其多饮水（小口多次饮用）、进食刺激唾液分泌的新鲜水果；出血患者及时清洁	是□否□
12. 根据患者症状选择合适漱口液行口腔护理	是□否□
13. 遵医嘱行止痛、止血、抗感染、营养支持治疗	是□否□
14. 每日评估口腔黏膜情况和张口情况并记录	是□否□

九、颌面部软组伤、颌骨骨折相关护理技能案例

【情景案例】

病例	张某，男，46 岁，因“从高处坠落致头面部外伤 1h”入院。既往健康状况一般，受伤时有一过性昏迷史。查体：体温 36.5℃，脉搏 98 次 /min，呼吸 24 次 /min，血压 110/70mmHg。神志清楚，双侧瞳孔等大等圆，直径 3mm，瞳孔对光反射灵敏；无恶心、呕吐，口腔及颌面部出血伴剧烈疼痛。颌面部软组织肿胀，口内可见明显渗血，张口中度受限，张口度约 2cm，下颌骨体部压痛（+），触诊有台阶状，咬合错乱，口内黏膜裂伤，可见骨折断端，44 ～ 46 牙齿脱位，32 ～ 33 牙齿松动。右侧外耳道有少许淡红色液体溢出。入院诊断：颌面部软组伤、颌骨骨折、牙脱位、脑脊液漏。医生立即行颌面部软组织及口内伤口清创缝合，骨折断端择期行坚固内固定。NRS 数字疼痛评分为 8 分，Caprini 评分 5 分
分析	【护理诊断】 1. 存在的护理诊断 （1）急性疼痛：疼痛评分 8 分，与外伤骨折有关 （2）营养失调：低于机体需要量，与骨折致咬合错乱、张口困难有关 （3）语言沟通障碍：与张口受限、骨折内固定有关 2. 潜在的护理诊断 （1）有窒息的危险：与骨折后软腭下榻、舌后坠、异物阻塞咽喉部、口腔组织水肿有关 （2）有深静脉血栓的风险：Caprini5 分，与全身多发伤有关 【涉及操作】 经口吸痰技术、心电监测技术、张口度测量技术
用物准备	负压吸引装置 1 套、吸痰管、治疗碗、听诊器、纱布、心电监护仪、电极片、纱布、生理盐水、圆规或卡尺等

续表

专科要点	1. 经口吸痰技术 （1）操作前：评估患者病情、呼吸情况，听诊有无痰鸣音，检查口腔渗血情况及负压吸引装置是否完好 （2）操作中：连接吸痰管是否通畅，阻断负压，左右旋转，向上提拉吸痰（时间小于 15s）询问患者感受，憋气感有无得到改善。观察痰液颜色、性状、量 （3）操作后：评估患者的面色、呼吸以及生命体征变化 （4）健康管理：指导患者进冷流质饮食，24h 内不要刷牙和漱口，防止再次出血
	2. 心电监测技术 （1）操作前：评估仪器状态，查看时间是否与北京时间一致，评估患者胸前皮肤是否完好，有无安装心脏起搏器 （2）操作中：放置电极片时应避开伤口、瘢痕、中心静脉插管、起搏器及电除颤部位，血压袖带避开动静脉置管。查看波形并调整好导联；评估患者生命体征，正确设置报警界限；勿在同一侧肢体监测血压及血氧饱和度 （3）操作后：按分级护理及病情查看患者，动态评估患者心率、血压、呼吸、血氧饱和度，异常情况及时告知医生处理。勿关闭报警提示音 （4）健康管理：告知患者及家属在监护仪附近避免使用手机，翻身时避免导联线打折、缠绕，告知患者及家属若患者出现胸闷、胸痛及心慌等情况，随时告知医护人员
	3. 张口度测量技术 （1）操作前：评估患者口内软组织有无移位、牙齿有无脱落或松动 （2）操作中：卡尺测量上、下切牙间距离，或用手指宽度表示。轻度张口受限为上、下切牙缘间距离可置入两横指，为 2 ～ 3cm；中度张口受限为上、下切牙切缘间距可置入一横指，为 1 ～ 2cm；重度张口受限为上、下切牙缘间距离不足一横指。完全性张口受限为完全不能张口，也称牙关紧闭 （3）操作后：观察上下牙咬合情况 （4）健康管理：指导患者进流质饮食，24h 后用温凉水漱口，保持口腔清洁
情景插入	1. 口内软组织损伤出血
	2. 肺栓塞

【情景处置护理风险清单】

（一）口内软组织损伤出血风险清单

风险点：出血造成误吸、窒息	
风险人群：颌面外伤、口内软组织出血患者	
预防要点：	完成情况
1. 颌面部损伤患者入院时立即检查全身及口内软组织有无出血情况	是□否□
2. 颌面部给予冰敷 24h，进温凉饮食	是□否□
3. 及时吸出呼吸道分泌物，负压吸引时避开软组织损伤部位	是□否□
识别要点：	完成情况
4. 患者出现剧烈咳嗽、呼吸困难、面色及口唇发绀	是□否□
紧急处理要点：	完成情况

续表

5. 观察出血点及出血量，有明显出血点的，立即通知医生，建静脉通路，监测生命体征	是□否□
6. 早期进行压迫止血，出血量较多时协助医生行缝合止血，吸出口内血液	是□否□
7. 出现呼吸困难、窒息立即呼叫团队合作，报告医生并实施急救，如吸痰、给氧、协助气管切开等	是□否□
8. 遵医嘱处理，做好护理记录	是□否□

（二）肺栓塞风险防范及处置清单

风险点：血栓脱落导致患者肺栓塞、窒息、心搏骤停	
风险人群：长期制动、卧床、创伤（多发伤、骨折）、肿瘤、高龄、凝血功能障碍、下肢深静脉血栓、手术等患者	
预防要点：	完成情况
1. 改善生活方式：减肥、戒烟，低脂高纤维素饮食，多饮水，保持大便通畅	□是□否
2. 入院行血栓风险评估，住院期间动态评估，筛选 DVT（深静脉血栓形成）中高危患者，做好健康宣教。行四肢静脉彩超，确诊有无血栓形成	□是□否
3. 无血栓形成遵医嘱予以弹力抗栓袜、关节松动训练及运动疗法、气压治疗	□是□否
4. 中高危患者行健康宣教，积极采取 DVT 预防措施，遵医嘱予药物预防，行床边动静脉彩超，复查患者 D– 二聚体	□是□否
5. 若血栓已形成，立即指导患者患肢制动，避免按摩及热敷，严格卧床休息，抬高患肢 20 ～ 30cm，床上大小便，避免排便用力，防止血栓脱落。遵医嘱予以抗凝治疗	□是□否
6. 每日评估肢体周径、肿胀情况，加强对患肢皮肤温度、色泽、动脉搏动等情况的观察并及时记录	□是□否
识别要点：	完成情况
7. 突发呼吸困难，血氧饱和度下降，胸痛，濒死感，大汗淋漓，心动过速、咯血晕厥等	□是□否
紧急处置要点：	完成情况
8. 体位：绝对卧床休息，保持大便通畅，避免用力	□是□否
9. 给氧：立即取半卧位，面罩氧气吸入，必要时机械通气，并立即通知医生	□是□否
10. 给予心电监护，建立静脉通道 2 ～ 3 条，进行血流动力学监测，遵医嘱用药	□是□否
11. 用药：及时正确给予溶栓和抗凝治疗	□是□否
12. 观察：用药后每 5 ～ 10min 观察心率、呼吸、血压、神志，至呼吸困难症状缓解后改为每 30min 测量 1 次，做好记录，监测尿量	□是□否
13. 病情持续不缓解并加重，必要时转 ICU 继续治疗	□是□否

十、腮腺肿瘤相关护理技能案例

【情景案例】

病例	江某，女，70岁，因“左耳下无痛性包块1个月”入院。既往有高血压病史，长期口服阿司匹林、阿托伐他汀钙片、利血平、氨苯蝶啶。查体：体温36.8℃，脉搏88次/min，呼吸18次/min，血压140/85mmHg。入院诊断：腮腺良性肿瘤。患者在停止服用阿司匹林1周后在全麻下行“腮腺病损切除＋腮腺部分切除＋面神经解剖术”，术后带入左颈部负压引流管一根，负压引流球处于负压状态，引流物为暗红色血性分泌物。术后患者呕吐1次，呕吐出淡黄色胃液；术后遵医嘱给予心电监护及氧气吸入，患者神志清楚，患者体温36.2℃，心电监护示心率78次/min，呼吸23次/min，血压138/88mmHg，血氧饱和度98%，疼痛评分6分，术后第2天可见左眼睑闭合不全，口角向右侧偏斜
分析	【护理诊断】 1. 存在的护理诊断 （1）疼痛：疼痛评分6分，与手术有关 （2）自我形象紊乱：左眼睑闭合不全，口角向右侧偏斜，与术中牵拉面神经有关 （3）焦虑：与患者或家属担心手术效果和术后面神经受损有关 2. 潜在的护理诊断 （1）有面瘫的危险：与术中面神经损伤有关 （2）有误吸的危险：与呼吸肌麻痹、术后呕吐有关 【涉及操作】 心电监测技术、氧气吸入技术、倾倒负压引流球技术
用物准备	心电监护仪、电极片、纱布、生理盐水、电筒、止血钳、碘附、治疗碗、手套、3M粘胶、吸氧装置等
专科要点	1. 心电监测技术 （1）操作前：评估仪器状态，查看时间是否与北京时间一致，评估患者胸前皮肤是否完好，有无安装心脏起搏器 （2）操作中：放置电极片时应避开伤口、瘢痕、中心静脉插管、起搏器及电除颤部位，血压袖带避开动静脉置管。查看波形并调整好导联；评估患者生命体征，正确设置报警界限；勿在同一侧肢体监测血压及血氧饱和度 （3）操作后：按分级护理及病情查看患者，动态评估患者心率、血压、呼吸、血氧饱和度，异常情况及时告知医生处理。勿关闭报警提示音 （4）健康管理：告知患者及家属避免在监护仪附近使用手机，翻身时避免导联线打折、缠绕，告知患者及家属若患者出现胸闷、胸痛及心慌等情况，随时告知医护人员

续表

<table>
<tr><td rowspan="2">专科要点</td><td>2. 氧气吸入技术
（1）操作前：评估患者鼻腔、舌体后坠、配合度及用氧环境是否安全等
（2）操作中：安装和检查氧气装置，打开流量开关，遵医嘱调节氧流量，润湿鼻氧管前端，插入鼻腔内，并固定
（3）操作后：观察患者有无不适，缺氧情况有无改善
（4）健康管理：告知患者勿自行摘除鼻氧管或者随意调节氧流量；若感到鼻咽部干燥不适或胸闷憋气时，应及时告知医护人员，指导患者防震、防火、防油、防热</td></tr>
<tr><td>3. 倾倒负压引流球技术
（1）操作前：评估引流管通畅、二次固定、标识、负压状态、伤口敷料等
（2）操作中：取合适体位，充分暴露引流管，在距引流球上方 10cm 处夹止血钳，戴手套；碘附消毒负压引流球口 2 遍后倾倒于治疗碗内，注射器抽吸，再次用碘附消毒负压引流球口 2 遍后，取下止血钳，处理用物、脱手套，妥善固定引流管
（3）操作后：观察患者有无不适，评估患者及健康宣教
（4）健康管理：告知患者防止负压引流管受压、扭曲、堵塞、漏气，有以上情况及时通知护士</td></tr>
<tr><td rowspan="2">情景插入</td><td>1. 面瘫</td></tr>
<tr><td>2. 负压引流管的使用</td></tr>
</table>

【情景处置护理风险清单】

（一）腮腺肿瘤术后风险防范及处置清单

<table>
<tr><td colspan="2">风险点：面瘫、涎瘘</td></tr>
<tr><td colspan="2">风险人群：腮腺肿瘤的患者</td></tr>
<tr><td>预防要点：</td><td>完成情况</td></tr>
<tr><td>1. 行颈淋巴结清扫者，术后同侧上肢外展，早期进行面神经功能锻炼及肩关节功能锻炼</td><td>是□否□</td></tr>
<tr><td>2. 每班观察引流管及引流球，确保无脱管及引流管扭曲、打折</td><td>是□否□</td></tr>
<tr><td>3. 术后 1 个月内禁食酸、辣、刺激性食物</td><td>是□否□</td></tr>
<tr><td>4. 引流管拔除后局部区域性弹力绷带加压包扎，防止加压过紧影响呼吸</td><td>是□否□</td></tr>
<tr><td>识别要点：</td><td>完成情况</td></tr>
<tr><td>5. 额纹及鼻唇沟变浅或消失，眼睛闭合不良，口角歪向患侧，鼓腮漏气，饮水漏水，患侧眼角流泪</td><td>是□否□</td></tr>
<tr><td>6. 术区肿胀疼痛</td><td>是□否□</td></tr>
<tr><td>紧急处理要点：</td><td>完成情况</td></tr>
<tr><td>7. 观察患者面部表情：引导患者闭眼、皱眉、噘嘴、鼓气和饮水，以判断患者有无眼闭合不全、额纹及鼻唇沟变浅、口唇不能闭合或歪斜、鼓气漏气等异常情况</td><td>是□否□</td></tr>
<tr><td>8. 术后第 2 天开始行面神经功能锻炼，术后 1 周面部热敷，局部按摩</td><td>是□否□</td></tr>
<tr><td>9. 禁食任何酸、辣、刺激性食物，补充 B 族维生素</td><td>是□否□</td></tr>
<tr><td>10. 口服阿托品减少唾液分泌，局部采取弹力绷带加压包扎</td><td>是□否□</td></tr>
</table>

（二）负压引流管使用风险清单

风险点：引流管不畅、引流装置漏气	
风险人群：置入负压引流管患者	
预防要点：	完成情况
1. 先检查负压引流管的数量及位置、保持负压状态、保持引流管通畅，维持有效负压引流	是□否□
2. 避免负压引流管受压、扭曲、堵塞	是□否□
3. 妥善固定负压引流管，防止其脱落	是□否□
4. 观察引流液的量、颜色、性质，做好记录并交班	是□否□
5. 保持负压引流管无菌密闭，确定管道连接紧密，防止漏气或脱落造成逆行感染	是□否□
6. 防脱管宣教（避免牵拉、压迫、折叠、压迫）	是□否□
7. 每日评估负压引流管	是□否□
识别要点：	完成情况
8. 负压引流球鼓起，未处于瘪的负压状态	是□否□
9. 引流球内未见分泌物引流出	是□否□
紧急处理要点：	完成情况
10. 检查引流管是否堵塞、打折、漏气。（护士站在患者术侧，双手握住距插管处 10 ～ 15cm 的排液管，挤压时两手相接，后面的手用力捏住引流管，使引流管闭塞，用前面的食指、中指、无名指、小指指腹用力、快速挤压引流管，使挤压与手掌的反作用力恰好与引流管的直径重叠）	是□否□
11. 当引流管堵塞时，可用手挤压胶管或用注射器冲洗，若引流管漏气，立即通知医生检查是否存在引流管缝合不密闭	是□否□
12. 若为引流球问题，无菌操作下更换负压球	是□否□

第十章　妇产科疾病临床护理技能案例

一、妊娠期高血压相关护理技能案例

【情景案例】

病例	李某，女，30岁，孕2产0孕35周，在门诊常规产检，上午9：00测血压150/100mmHg，急诊入院。既往体健，体重75kg，身高155cm，查体：脉搏85次/min，呼吸21次/min，血压160/110mmHg，头痛（疼痛评分4分），无眼花、心慌、胸闷等不适，双下肢水肿（+++）。专科检查：宫颈管未消退，胎先露高浮，宫口未开，阴道少许流血，行胎心监测，遵医嘱持续氧气吸入3～4L/min，急查血及备血，地塞米松6mg肌内注射，加床栏，保持病房安静，将子痫包置于床头柜上，行急诊剖宫产准备
分析	【护理诊断】 1. 存在的护理诊断 （1）疼痛：疼痛评分4分，与血压高有关 （2）体液过多：双下肢水肿（+++），与高血压引起肾功能受损、蛋白丢失过多有关 （3）焦虑：与本病危险性大、担心胎儿预后有关 2. 潜在的护理诊断 （1）有受伤的危险：与妊娠期高血压导致抽搐有关 （2）有皮肤完整性受损的危险：与双下肢水肿有关 【涉及操作】 胎心监测技术、氧气吸入技术、肌内注射技术
用物准备	急救车、氧气装置1套、治疗盘、三联瓶架、弯盘、碘附、棉签、地塞米松6mg、5ml注射器、手电筒、输氧卡、四防卡、小杯内盛清水、子痫应急包、锐器盒、胎心监测仪、腹带、耦合剂、卫生纸、消毒湿巾等
专科要点	1. 胎心监测技术 （1）操作前：保护患者隐私，抬高床头15º～30º，平卧，检查胎心监测仪日期、时间与当前时间一致 （2）操作中：行四部触诊，将胎心探头置于胎背，宫压探头置于宫底部，腹带固定探头；宫压调零，观察胎心监测波形，发现异常，立即改变体位 （3）操作后：打印胎心监测记录，评分＜7分，报告医生，遵医嘱采取宫内复苏措施或终止妊娠 （4）健康管理：告知孕妇身心放松，尽量不要空腹，积极配合，减少孕妇及家属焦虑与恐惧

续表

专科要点	2. 氧气吸入技术 （1）操作前：解释目的、取得配合；评估患者病情、呼吸状况、缺氧情况、意识状态及合作程度、鼻腔情况等；评估环境（安全用氧等）及设备 （2）操作中：核对患者信息，取合适体位；安装和检查氧气装置；开流量表开关，检查氧气装置有无漏气，连接鼻导管，检查鼻导管是否通畅、有无漏气；根据医嘱调节氧流量；将鼻导管前端湿润后轻轻插入鼻腔内，妥善固定；记录开氧时间、流量并签名，挂输氧卡及“四防卡”于适当处 （3）操作后：观察孕妇有无不适，持续胎心监测，判断胎儿缺氧状态有无改善，胎心监测结果评分≥ 8 分 （4）健康管理：安慰患者，避免紧张；指导患者有效用氧，勿自行摘除鼻导管或调节氧流量；告知有关用氧安全的知识；若感到鼻咽部干燥不适或者胸闷、憋气以及胎动较平时明显增多或减少时，及时告知医务人员
	3. 肌内注射技术 （1）操作前：保护隐私，评估孕妇臀部皮肤是否完好；告知肌注地塞米可促进胎儿肺部发育及用药频次 （2）操作中：正确定位肌注部位，采取无痛技术（两快一慢） （3）操作后：适当按压至无出血，观察孕妇有无不适 （4）健康管理：告知患者若出现局部红肿，及时告知医务人员
情景插入	1. 胎心异常
	2. 孕产妇子痫

【情景处置护理风险清单】

（一）胎心异常风险清单

风险点：胎心异常（胎心< 110 次 /min 或胎心> 160 次 /min；胎动< 6 次 /2h）	
风险人群：孕周≥ 28 周患者	
预防要点：	完成情况
1. 嘱孕妇每日早、中、晚自测胎动，胎动计数≥ 6 次 /2h 为正常，< 6 次 /2h 或减少 50%，建议就诊	是□否□
2. 孕期规律产检，住院待产时按医嘱听胎心或胎心监测	是□否□
识别要点：	完成情况
3. 胎动计数< 6 次 /2h 或减少 50%	是□否□
4. 听诊胎心< 110 次 /min 或胎心> 160 次 /min；或胎心监测曲线图显示异常减速	是□否□
紧急处理要点：	完成情况
5. 改变体位，常规取左侧卧位，氧气吸入（3 ～ 4L/min），行胎心监测，同时报告医生	是□否□
6. 若正在使用缩宫素，立即停止输液，更换生理盐水，遵医嘱使用宫缩抑制剂	是□否□
7. 监测生命体征，遵医嘱行术前准备	是□否□

（二）孕产妇子痫风险清单

风险点：抽搐、舌咬伤、坠床、窒息致胎死宫内	
风险人群：妊娠高血压患者	
预防要点：	完成情况
1. 病房保持安静，避免声、光刺激，操作集中，加床栏	是□否□
2. 遵医嘱监测血压、尿量；备子痫抢救包置床头柜（子痫应急包内备开口器、舌垫、舌钳、口咽通道）	是□否□
识别要点：	完成情况
3. 妊娠≥ 20 周，血压≥ 140/90mmHg，伴有尿蛋白≥ 0.3g/24h 或随机尿蛋白（+）、血小板减少、肝肾功能损害、肺水肿等任一症状	是□否□
4. 患者牙关紧闭、肌肉紧张、口吐白沫等	是□否□
紧急处理要点：	完成情况
5. 一旦发生抽搐，立即去枕平卧，头偏向一侧，置开口器防止舌咬伤，保持呼吸道通畅	是□否□
6. 氧气吸入（4 ～ 6L/min），拉起床栏，听胎心，及时报告医生	是□否□
7. 建立静脉通道，遵医嘱用药	是□否□
8. 行心电监测及胎心监测，留置导尿，遵医嘱行术前准备	是□否□

二、妊娠合并糖尿病相关护理技能案例

【情景案例】

病例	李某，女，30 岁，孕 3 产 1 孕 39 周，瘢痕子宫。在门诊常规产检，自诉下腹部疼痛，胎心监测提示有不规律宫缩，急诊入院。既往有糖尿病史，体重 80kg，身高 155cm，随机血糖 7.6mmol/L，查体：脉搏 85 次 /min，呼吸 21 次 /min，血压 100/70mmHg，疼痛评分 4 分。专科检查：宫颈管未消退，胎先露 -2，宫口未开，阴道少许流血，行胎心监测，遵医嘱持续氧气吸入 2 ～ 3L/min，急查血及备血，行急诊剖宫产准备
分析	【护理诊断】 1. 存在的护理诊断 （1）疼痛：疼痛评分 4 分，与宫缩有关 （2）有血糖不稳定的危险：与血糖代谢异常有关 （3）知识缺乏：缺乏血糖监测、妊娠合并糖尿病自我管理等的相关知识 2. 潜在的护理诊断 有感染的风险：与孕妇患糖尿病导致抵抗力下降有关 【涉及操作】 胎心监测技术、手指血糖测定技术、氧气吸入技术

续表

用物准备	急救车、氧气装置1套、治疗盘、三联瓶架、弯盘、碘附、棉签、止血带、血糖仪、血糖试纸、针头、75%乙醇、输氧卡、四防卡、小杯内盛清水、锐器盒、胎心监测仪、腹带、耦合剂、卫生纸、消毒湿巾等
专科要点	1. 胎心监测技术 （1）操作前：保护患者隐私，抬高床头15° ～30°，平卧，检查胎心监测仪日期、时间与当前时间一致 （2）操作中：行四部触诊，将胎心探头置于胎背，宫压探头置于宫底部，腹带固定探头；宫压调零，观察胎心监测波形，发现异常，立即改变体位 （3）操作后：打印胎心监测记录，评分＜7分，报告医生，遵医嘱采取宫内复苏措施或终止妊娠 （4）健康管理：告知孕妇身心放松，尽量不要空腹，积极配合，减少孕妇及家属焦虑与恐惧
	2. 手指血糖测定技术 （1）操作前：评估患者（如病情、意识、呼吸、手指及双上肢情况等）；评估仪器是否完好（性能、校对时间和试纸效期、型号） （2）操作中：核对患者信息，解释目的，取得配合；取舒适体位；75%乙醇棉签消毒预检测手指（首选无名指，其次是中指和小指），待干；血糖试纸插入血糖仪内，在消毒手指的指腹一侧扎针；将血糖试纸吸附区与血液充分接触，等待结果 （3）操作后：棉签按压穿刺点至无出血；读取结果并告知患者，如有异常，及时通知医生 （4）健康管理：告知患者及家属妊娠期合并糖尿病相关知识，指导患者及家属正确预防、识别低血糖的发生
	3. 氧气吸入技术 （1）操作前：解释目的、取得配合；评估患者病情、呼吸状况、缺氧情况、意识状态及合作程度、鼻腔情况等；评估环境（安全用氧等）及设备 （2）操作中：核对患者信息，取合适体位；安装和检查氧气装置；开流量表开关，检查氧气装置有无漏气，连接鼻导管，检查鼻导管是否通畅、有无漏气；根据医嘱调节氧流量；将鼻导管前端湿润后轻轻插入鼻腔内，妥善固定；记录开氧时间、流量并签名，挂输氧卡及“四防卡”于适当处 （3）操作后：观察孕妇有无不适，持续胎心监测，判断胎儿缺氧状态有无改善，胎心监测结果评分≥8分 （4）健康管理：安慰患者，避免紧张；指导患者及家属有效用氧，勿自行摘除鼻导管或调节氧流量；告知有关用氧安全的知识；若感到鼻咽部干燥不适或者胸闷憋气以及胎动较平时明显增多或减少时，及时告知医务人员
情景插入	1. 胎心异常
	2. 孕产妇低血糖

【情景处置护理风险清单】

（一）胎心异常风险清单

风险点：胎心异常（胎心＜ 110 次 /min 或胎心＞ 160 次 /min；胎动＜ 6 次 /2h）	
风险人群：孕周≥ 28 周患者	
预防要点：	完成情况
1. 嘱孕妇每日早、中、晚自测胎动，胎动计数≥ 6 次 /2h 为正常，＜ 6 次 /2h 或减少 50%，建议就诊	是□否□
2. 孕期规律产检，住院待产时按医嘱听胎心或胎心监测	是□否□
识别要点：	完成情况
3. 胎动计数＜ 6 次 /2h 或减少 50%	是□否□
4. 听诊胎心＜ 110 次 /min 或胎心＞ 160 次 /min；或胎心监测曲线图显示异常减速	是□否□
紧急处理要点：	完成情况
5. 改变体位，常规取左侧卧位，氧气吸入（3 ～ 4L/min），行胎心监测，同时报告医生	是□否□
6. 若正在使用缩宫素，立即停止输液，更换生理盐水，遵医嘱使用宫缩抑制剂	是□否□
7. 监测生命体征，遵医嘱行术前准备	是□否□

（二）孕产妇低血糖风险清单

风险点：晕厥、意识丧失	
风险人群：妊娠合并糖尿病患者	
预防要点：	完成情况
1. 行糖尿病饮食指导，饭后适量活动	是□否□
2. 遵医嘱每日监测血糖，嘱孕妇自备糖果	是□否□
识别要点：	完成情况
3. 妊娠期糖耐量试验：空腹血糖≥ 5.1mmol/L；1h 血糖≥ 10mmol/L；2h 血糖≥ 8.5mmol/L 等任一症状	是□否□
4. 患者心悸、头晕、冷汗、意识丧失等	是□否□
紧急处理要点：	完成情况
5. 一旦发生晕厥，立即去枕平卧，头偏向一侧，保持呼吸道通畅	是□否□
6. 氧气吸入（4 ～ 6L/min），拉起床栏，听胎心，及时报告医生	是□否□
7. 建立静脉通道，遵医嘱给予 5% 葡萄糖静滴或食用糖果等	是□否□
8. 行心电监测及胎心监测	是□否□

三、羊水栓塞相关护理技能案例

【情景案例】

病例	李某，女，29岁，孕2产2孕40周，于9∶30经阴道顺娩一活婴，胎盘胎膜自娩完整，会阴完整，子宫收缩好，阴道出血量少于月经量。9∶50产妇呛咳、面色发绀、诉胸闷，血压86/42mmHg，脉搏110次/min，呼吸22次/min，血氧饱和度90%，立即面罩吸氧4～8L/min，血氧饱和度上升至93%，取半坐位同时报告医生，请求团队支援，遵医嘱急查血，建立静脉通道，给予留置导尿。10∶10产妇未诉不适，血压110/80mmHg，脉搏90次/min，呼吸19次/min，血氧饱和度98%，于11∶30安返病房
分析	【护理诊断】 1. 存在的护理诊断 （1）气体交换受损：与肺动脉高压至肺血管助力增加及肺水肿有关 （2）外周组织灌注无效：与心肺功能衰竭、弥散性血管内凝血及失血有关 （3）恐惧：与病情危重、生命受到威胁有关 2. 潜在的护理诊断 （1）有窒息的危险：与羊水栓塞、母体呼吸循环功能衰竭有关 （2）有急性肾衰竭的危险：与循环功能衰竭引起肾缺血缺氧有关 【涉及操作】 氧气吸入技术、静脉留置针输液技术、留置导尿技术
用物准备	急救车、持续心电监测仪、治疗盘、三联瓶架、弯盘、碘附、棉签、止血带、胶布、一次性手套、静脉留置针、透明贴膜、一次性输液器、止血带、采血针、采血试管、一次性治疗巾、执行单、导尿包、锐器盒等
专科要点	1. 氧气吸入技术 （1）操作前：解释目的、取得配合；评估患者病情、呼吸状况、缺氧情况、意识状态及合作程度、鼻腔、面部情况等；评估环境（安全用氧等）及设备 （2）操作中：核对患者信息，取合适体位；安装和检查氧气装置；开流量表开关，检查氧气装置有无漏气，连接导管与面罩，检查鼻导管是否通畅、面罩有无漏气；根据医嘱调节氧流量；将面罩妥善固定；记录开氧时间、流量并签名，挂输氧卡及“四防卡”于适当处 （3）操作后：观察患者有无不适，检查面部、耳郭皮肤受压情况 （4）健康管理：安慰患者，避免紧张；指导患者及家属有效用氧，勿自行摘除鼻导管或调节氧流量；告知有关用氧安全的知识；告知患者若出现头痛、头晕、憋气等不适，及时告知医务人员

续表

<table>
<tr><td rowspan="2">专科要点</td><td>2. 静脉留置针输液技术
（1）操作前：告知产妇留置针的目的是便于抢救给药，取得配合，评估患者输液部位皮肤、血管情况，药物配置是否正确
（2）操作中：核对患者信息；选择适宜的静脉，在穿刺点上方 10cm 处扎止血带，碘附消毒皮肤 2 次，范围＞ 8cm，15°～30° 进针，见回血后再平行进入少许，液体点滴通畅后妥善固定穿刺部位并调节滴速
（3）操作后：评估患者反应，观察穿刺部位情况
（4）健康管理：告知患者穿刺部位的肢体避免用力过度或剧烈活动，观察输液处有无红肿胀痛及全身不适等情况，出现异常时，及时告知医护人员</td></tr>
<tr><td>3. 留置导尿技术
（1）操作前：告知产妇留置导尿目的，取得配合；协助产妇取膀胱截石位
（2）操作中：拉围帘、保护隐私；按规范消毒会阴；轻轻插入导尿管，见尿后再次插入 7～10cm；妥善固定导尿管
（3）操作后：观察尿液颜色、量、性质等，做好记录
（4）健康管理：告知产妇尿管留置有不适感，留置期间尿管不可受压、打折及牵拉，保证会阴部清洁，以防尿路感染</td></tr>
<tr><td rowspan="2">情景插入</td><td>1. 急性呼吸衰竭</td></tr>
<tr><td>2. 孕产妇无尿或少尿</td></tr>
</table>

【情景处置护理风险清单】

（一）急性呼吸衰竭风险防范及处置清单

<table>
<tr><td colspan="2">风险点：呼吸困难、呼吸衰竭</td></tr>
<tr><td colspan="2">风险人群：肺部慢性疾病患者，肺部感染、呼吸道梗阻患者</td></tr>
<tr><td>预防要点：</td><td>完成情况</td></tr>
<tr><td>1. 积极治疗原发疾病，改善呼吸功能</td><td>是□否□</td></tr>
<tr><td>2. 劝告戒烟，并避免二手烟，规律作息，避免熬夜，均衡饮食，加强营养，提高能量和蛋白质的摄入</td><td>是□否□</td></tr>
<tr><td>3. 指导患者有效呼吸和胸部物理治疗技术，如缩唇、腹式呼吸、体位引流、叩背等</td><td>是□否□</td></tr>
<tr><td>识别要点：</td><td>完成情况</td></tr>
<tr><td>4. 呼吸困难，伴呼吸频率、深度与节律的改变，发绀，烦躁，谵妄等</td><td>是□否□</td></tr>
<tr><td>紧急处置要点：</td><td>完成情况</td></tr>
<tr><td>5. 抬高床头，取半坐卧位</td><td>是□否□</td></tr>
<tr><td>6. 保持呼吸道通畅：清除呼吸道分泌物及异物、防止窒息</td><td>是□否□</td></tr>
<tr><td>7. 吸氧：Ⅰ型呼衰给予较高浓度（≥ 35%）吸氧；Ⅱ型呼衰给予低浓度（＜ 35%）吸氧</td><td>是□否□</td></tr>
<tr><td>8. 用药：遵医嘱给予呼吸兴奋药</td><td>是□否□</td></tr>
<tr><td>9. 监测：心电监护、血氧饱和度、血压、呼吸、血气分析，若血氧饱和度下降、呛咳、烦躁，遵医嘱使用无创或有创呼吸机的准备</td><td>是□否□</td></tr>
<tr><td>10. 记录出入量</td><td>是□否□</td></tr>
</table>

（二）孕产妇无尿或少尿风险清单

风险点：肾功能衰竭	
风险人群：妊娠高血压疾病患者、产后大出血患者、肾功能异常患者等	
预防要点：	完成情况
1. 准确记录每小时尿量或 24h 尿量	是□否□
识别要点：	完成情况
2. 每小时尿量少于 17ml 或 24h 尿量少于 400ml	是□否□
紧急处理要点：	完成情况
3. 立即检查尿管，排除夹闭、折叠、脱（堵）管等故障，保持导尿管位置正确	是□否□
4. 剖宫产术后常规观察 6h 内尿量，并每 2h 记录 1 次，发现异常，报告医生	是□否□
5. 查看患者 24h 出入量正常	是□否□
6. 确定少尿或无尿，监测生命体征，遵医嘱用药	是□否□

四、子宫破裂相关护理技能案例

【情景案例】

病例	王某，女，28 岁，孕 2 产 0 孕 40 周，无宫缩，宫口未开，于 8 : 30 进入产房催产，遵医嘱给予 2.5U 缩宫素加入 0.9% 氯化钠 500ml 静脉泵入。9 : 25 孕妇疼痛剧烈，疼痛评分 8 分，难以忍受，大喊大叫，突然孕妇停止喊叫，大汗淋漓，继而出现脸色苍白，持续胎心监测显示胎心音消失，立即停止缩宫素泵入，更换液体，留置尿管于平车推孕妇入手术室行急诊手术
分析	【护理诊断】 1. 存在的护理诊断 （1）急性疼痛：疼痛评分 8 分，与强直性子宫收缩或子宫破裂、血液刺激腹膜有关 （2）有心排出量减少的危险：与子宫破裂后大出血有关 （3）有感染的危险：与多次阴道检查、子宫完整性受损、大量出血等有关 2. 潜在的护理诊断 有新生儿窒息的危险：与子宫破裂影响新生儿供血、供氧有关 【涉及操作】 胎心监测技术、缩宫素静脉泵入技术、留置导尿技术
用物准备	静脉输液泵、治疗盘、三联瓶架、弯盘、碘附、棉签、止血带、胶布、一次性手套、静脉留置针、透明贴膜、一次性输液器、止血带、一次性治疗巾、执行单、导尿包、锐器盒、胎心监测仪、腹带、耦合剂、卫生纸、消毒湿巾等

续表

专科要点	1. 胎心监测技术 （1）操作前：保护患者隐私，抬高床头 15° ～ 30°，平卧，检查胎心监测仪日期、时间与当前时间一致 （2）操作中：行四部触诊，将胎心探头置于胎背，宫压探头置于宫底部，腹带固定探头；宫压调零，观察胎心监测波形，发现异常，立即改变体位 （3）操作后：打印胎心监测记录，评分 < 7 分，报告医生，遵医嘱采取宫内复苏措施或终止妊娠 （4）健康管理：告知孕妇身心放松，尽量不要空腹，积极配合，减少孕妇及家属焦虑与恐惧
	2. 缩宫素静脉泵入技术 （1）操作前：核对执行单，按医嘱配药；告知孕妇使用缩宫素的目的，取得配合 （2）操作中：核对孕妇信息；连接输液泵，调节滴速为 8 滴 /min，每 15 ～ 30min 调整滴速为 16 滴 /min、32 滴 /min、60 滴 /min（最高）；缩宫素滴注期间，用手触摸孕妇腹部，监测宫缩的节律性、对称性、强度及频率的变化 （3）操作后：调整为规律宫缩，每 2 ～ 3min1 次、每次持续 40 ～ 60s，行胎心监测 （4）健康管理：告知孕妇缩宫素泵入后的目的，宫缩规律后的呼吸方法，如有胎膜早破、流水流液、肛门坠胀，需告知助产士
专科要点	3. 留置导尿技术 （1）操作前：告知产妇留置导尿目的，取得配合；协助产妇取膀胱截石位 （2）操作中：拉围帘、保护隐私；按规范消毒会阴；轻轻插入导尿管，见尿后再次插入 7 ～ 10cm；妥善固定导尿管 （3）操作后：观察尿液颜色、量、性质等，做好记录 （4）健康管理：告知产妇尿管留置有不适感，留置期间尿管不可受压、打折及牵拉，保证会阴部清洁，以防尿路感染
情景插入	1. 催引产缩宫素使用风险清单
	2. 胎心异常

【情景处置护理风险清单】

（一）催引产缩宫素使用风险清单

风险点：宫缩过频、过强甚至强直性宫缩、过度刺激综合征	
风险人群：分娩前使用缩宫素的孕妇	
临床表现：10min 内宫缩≥ 6 次、单次宫缩持续 2min 或以上，伴有或不伴有胎心变化、宫缩过频且伴有胎心异常	
操作要点：	完成情况
1. 严格把握用药指征	是□否□
2. 静脉点滴缩宫素推荐使用低剂量，最好使用输液泵，由低浓度（0.5%）开始，即 500ml 晶体液中加入缩宫素 2.5U，从每分钟 8 滴（32ml/h）开始，根据子宫收缩、胎心情况调整滴速，一般每隔 15 ～ 20min 调整 1 次。最大滴数不超过 60 滴 /min，宫缩每 10min 不能超过 5 次。应用等差法，为安全起见也可从每分钟 8 滴开始，每次增加 4 滴，直至出现有效宫缩。若仍无宫缩，缩宫素浓度可加倍，将滴速减半，再根据宫缩情况进行调整。24h 内总量应控制在 60U	是□否□

续表

3. 催引产期间专人守候、观察产程，一旦发现宫缩异常，应减慢点滴速度或停止点滴，必要时给硫酸镁缓解子宫收缩；注意监测血压、心率及电解质情况	是□否□
4. 出现恶心、呕吐甚至药物过敏反应；严重低血压、甚至心搏骤停等，立即停缩宫素并报告医生	是□否□

（二）胎心异常风险清单

风险点：胎心异常（胎心＜110 次 /min 或胎心＞160 次 /min；胎动＜6 次 /2h）	
风险人群：孕周≥28 周患者	
预防要点：	完成情况
1. 嘱孕妇每日早、中、晚自测胎动，胎动计数≥6 次 /2h 为正常，＜6 次 /2h 或减少 50%，建议就诊	是□否□
2. 孕期规律产检，住院待产时按医嘱听胎心或胎心监测	是□否□
识别要点：	完成情况
3. 胎动计数＜6 次 /2h 或减少 50%	是□否□
4. 听诊胎心＜110 次 /min 或胎心＞160 次 /min；或胎心监测曲线图显示异常减速	是□否□
紧急处理要点：	完成情况
5. 改变卧位，常规取左侧卧位，氧气吸入（3 ～ 4L/min），行胎心监测，同时报告医生	是□否□
6. 若正在使用缩宫素，立即停止输液，更换生理盐水，遵医嘱使用宫缩抑制剂	是□否□
7. 监测生命体征，遵医嘱行术前准备	是□否□

五、产后出血相关护理技能案例

【情景案例】

病例	王某，女，30 岁，孕 2 产 0 孕 40 周，于凌晨 1：00 临产进入产房待产，并于 11：00 经阴道顺娩一活男婴，11：10 胎盘自然娩出，胎盘两小叶欠缺，胎膜不全，11：20 阴道大量出血约 800ml，子宫大且轮廓触之不清，立即按摩子宫，报告医生，持续心电监测，中流量吸氧，血压 80/50mmHg，脉搏 110 次 /min，呼吸 22 次 /min，血氧饱和度 96%。遵医嘱急查血，建立两条静脉通道，静滴缩宫素 10U 促宫缩及复方氯化钠补充血容量，检查软产道，行留置导尿，记录每小时尿量

续表

<table>
<tr><td>分析</td><td>【护理诊断】
1. 存在的护理诊断
（1）出血性休克：血压 80/50mmHg、阴道大量出血约 800ml，与血容量不足有关
（2）恐惧：与阴道大量出血、担心预后有关
2. 潜在的护理诊断
有感染的危险：与失血后抵抗力降低及手术操作有关
【涉及操作】
子宫按摩技术、心电监测技术、静脉采血技术</td></tr>
<tr><td>用物准备</td><td>急救车、心电监测仪、电极片、治疗盘、三联瓶架、弯盘、碘附、棉签、止血带、胶布、一次性手套、静脉留置针、透明贴膜、一次性输液器、止血带、一次性治疗巾、执行单、导尿包、锐器盒等</td></tr>
<tr><td rowspan="3">专科要点</td><td>1. 子宫按摩技术
（1）操作前：拉隔帘，保护隐私，取平卧位，评估患者意识状态；立即查明原因，同时请求多人协助急救、通知医生及相关人员
（2）操作中：按摩子宫，观察阴道出血情况；注意排空膀胱，必要时导尿，观察尿量及性质；子宫轮廓清，宫底下降、质硬，出血减少，更换护理垫；收集渗有血迹的护理垫
（3）操作后：称重法估算出血量；继续关注患者阴道出血情况
（4）健康管理：指导患者及家属关注阴道出血情况，及时告知护士</td></tr>
<tr><td>2. 心电监测技术
（1）操作前：解释目的、取得配合；评估患者（如病情、意识、有无安装起搏器、胸部皮肤、指甲及双上肢情况等）；评估环境（室温、有无电磁波干扰等）；评估仪器是否完好、用物是否齐全（如监护仪功能、导线连接等）
（2）操作中：核对患者信息；酌情关门窗、拉围帘，注意隐私保护；用生理盐水或 75% 乙醇纱布清洁患者皮肤；粘贴电极片于患者胸部合适位置，避开伤口和除颤部位；选择合适的肢体绑血压袖带，测量血压；夹血氧饱和度夹，测血氧饱和度，避免与血压袖带置于同侧肢体。若需长期监测血压患者，血氧饱和度传感器与袖带不得安放于同侧肢体
（3）操作后：导线固定妥当，拉起床挡，预防跌倒；记录并告知患者或家属各项生命体征值，如有异常，及时通知医生并协助处理；输入患者信息，根据患者情况设置合理的报警界限，勿关闭报警声音
（4）健康管理：消除患者紧张情绪；告知患者及家属不要自行移动或摘除电极片及传感器，避免在监护仪附近使用手机，以免干扰监测波形，翻身时避免导联线打折、缠绕，指导患者及家属学会观察电极片周围皮肤情况，如有痒感或不适以及仪器发出报警，及时告诉医务人员</td></tr>
<tr><td>3. 静脉采血技术
（1）操作前：告知患者及家属采血目的，核对患者信息；评估血管，紧急情况下宜在输液的对侧肢体或同侧肢体输液点的远端采血
（2）操作中：选择适宜的静脉，在穿刺点上方 5 ～ 10cm 处扎止血带，消毒皮肤 2 遍，直径 5cm 以上，待干；采血完成后采血针弃置锐器盒
（3）操作后：再次核对患者及试管条形码，协助患者取舒适卧位，按要求及时送检标本
（4）健康管理：指导患者或家属正确按压采血部位</td></tr>
<tr><td rowspan="2">情景插入</td><td>1. 产后阴道大出血</td></tr>
<tr><td>2. 孕产妇无尿或少尿</td></tr>
</table>

【情景处置护理风险清单】

（一）产后阴道大出血风险防范与处置清单

风险点：出血性休克	
风险人群：前置胎盘术后患者、产后子宫收缩乏力患者、有阴道大出血患者	
预防要点：	完成情况
1. 临产后使用 22G 留置针建立一条静脉通道	是□否□
2. 胎儿肩部娩出时立即遵医嘱使用宫缩剂	是□否□
3. 胎儿顺娩后立即按摩子宫，检查软产道	是□否□
识别要点：	完成情况
4. 子宫轮廓触之不清，短时间内阴道流血量 500ml 及以上，或 24h 内出血量达到 50ml 及以上	是□否□
5. 血压降低，心率增快，面色苍白，口渴等	是□否□
紧急处理要点：	完成情况
6. 去枕平卧，保暖、吸氧，迅速建立第二条静脉通道（22G 留置针），报告医生	是□否□
7. 监测生命体征，按摩宫底，遵医嘱用药	是□否□
8. 遵医嘱采集静脉血标本（血常规、凝血四项、生化、血气、备血等）、留置导尿	是□否□
9. 查找出血原因针对原因采取止血措施	是□否□

（二）孕产妇无尿或少尿风险清单

风险点：肾功能衰竭	
风险人群：妊娠高血压患者、产后大出血患者、肾功能异常患者等	
预防要点：	完成情况
1. 准确记录每小时尿量或 24h 尿量	是□否□
识别要点：	完成情况
2. 每小时尿量少于 17ml 或 24h 尿量少于 400ml	是□否□
紧急处理要点：	完成情况
3. 立即检查尿管，排除夹闭、折叠、脱（堵）管等故障，保持导尿管位置正确	是□否□
4. 剖宫产术后常规观察 6h 内尿量，并每 2h 记录 1 次，发现异常，报告医生	是□否□
5. 查看患者 24h 出入量正常	是□否□
6. 确定少尿或无尿，监测生命体征，遵医嘱用药	是□否□

六、宫腔镜检查＋息肉切除术相关护理技能案例

【情景案例】

<table>
<tr><td>病例</td><td>周某，女，36 岁，患者平素月经规律，经期 5d，周期 25～27d，经量可。末次月经 2022 年 9 月 10 日（前次月经 2022 年 8 月 15 日），量同平素月经量，持续 5d 干净，伴轻微痛经，可忍受，疼痛评分 3 分。9 月 14 日行阴道三维彩超示：宫腔内中强回声光团，性质待定（可疑息肉），遂门诊拟“宫腔占位性质待查”收入院，行宫腔镜检查。护士遵医嘱行术前准备。9 月 16 日行宫腔镜检查＋息肉切除术，术后疼痛评分 5 分</td></tr>
<tr><td>分析</td><td>【护理诊断】
1. 存在的护理诊断
（1）疼痛：术后疼痛评分 5 分，与宫腔操作有关
（2）焦虑：与疾病知识缺乏有关
2. 潜在的护理诊断
（1）有感染的危险：与宫腔内操作有关
（2）有出血的危险：与宫腔内操作不当有关
（3）有水中毒的危险：与长时间宫腔内操作有关
（4）有子宫粘连、穿孔的危险：与宫腔内操作不当有关
【涉及操作】
氧气吸入技术、心电监测技术、阴道灌洗上药技术</td></tr>
<tr><td>用物准备</td><td>心电监测仪、电极片、生理盐水或 75% 乙醇、纱布、记录单，手电筒、一次性氧气装置（含鼻氧管）、四防卡、输氧卡，一次性大头棉签、治疗巾、0.5% 碘附、窥阴器、一次性治疗碗、一次性治疗巾、无菌手套等</td></tr>
<tr><td rowspan="2">专科要点</td><td>1. 氧气吸入技术
（1）操作前：评估患者鼻腔情况并清洁鼻腔
（2）操作中：安装氧气装置，检查有无漏气，根据医嘱调节氧流量，轻轻插入鼻腔，妥善固定
（3）操作后：记录用氧时间、流量、签名
（4）健康管理：告知患者用氧安全，做好“四防”，保持氧管通畅、无打折，及时评估用氧效果，如有不适，及时告知医护人员</td></tr>
<tr><td>2. 心电监测技术
（1）操作前：评估仪器状态，查看时间是否与北京时间一致，评估患者胸前皮肤是否完好，有无安装心脏起搏器
（2）操作中：放置电极片时应避开伤口、瘢痕、中心静脉插管、起搏器及电除颤部位，血压袖带避开动静脉置管。查看波形并调整好导联；评估患者生命体征，正确设置报警界限；勿在同一侧肢体监测血压及血氧饱和度
（3）操作后：按分级护理及病情查看患者，动态评估患者心率、血压、呼吸、血氧饱和度，异常情况及时告知医生处理。勿关闭报警提示音
（4）健康管理：告知患者及家属避免使用手机，翻身时避免导联线打折、缠绕，告知患者及家属若患者出现胸闷、胸痛及心慌等情况，随时告知医护人员</td></tr>
</table>

续表

专科要点	3. 阴道灌洗上药技术 （1）操作前：核对患者信息；解释目的、取得配合；评估患者身体情况；询问患者是否有性生活史 （2）操作中：保护隐私、注意保暖；协助患者取膀胱截石位，暴露会阴；打开站灯、调整光源，戴手套。用碘附棉签行会阴擦洗。擦洗2遍（第一遍是自上而下，由外到内，依次是阴阜、大阴唇、小阴唇、尿道口、阴道口、肛门；第二遍是自上而下，由内向外），待干；放置窥阴器，充分暴露宫颈，先擦净宫颈阴道内分泌物，再用碘附棉签以宫颈口为中心依次擦洗宫颈、阴道穹隆部、阴道壁 （3）操作后：询问患者有无不适；协助患者下妇检床，预防跌倒、坠床 （4）健康管理：指导患者或家属有任何不适立即告知护士
情景插入	1. 急性水中毒
	2. 子宫穿孔
	3. 宫腔内感染

【情景处置护理风险清单】

（一）急性水中毒风险清单

风险点：急性水中毒	
风险人群：宫腔镜手术患者	
预防要点：	完成情况
1. 控制手术时间，加快手术速度	是□否□
2. 合理设置膨宫压力	是□否□
3. 控制灌流液出入量	是□否□
识别要点：	完成情况
4. 心衰表现：心率缓慢，血氧饱和度下降	是□否□
5. 脑水肿：烦躁不安、恶心呕吐、头痛	是□否□
6. 肺水肿：呼吸困难，咳粉红色泡沫痰	是□否□
7. 肾水肿：少尿或无尿	是□否□
紧急处理要点：	完成情况
8. 遵医嘱静脉注射呋塞米、地塞米松	是□否□
9. 遵医嘱查血气，纠正低钠	是□否□
10. 保持呼吸道通畅，高流量吸氧	是□否□

（二）子宫穿孔风险清单

风险点：子宫穿孔	
风险人群：宫腔镜手术患者	
预防要点：	完成情况

续表

1. 协助医生准确探查子宫位置和大小，动作轻柔	是□否□
2. 正确设置膨宫压力	是□否□
3. 熟练掌握宫腔镜故障处理方法，保证视野清晰	是□否□
4. 协助医生进行超声监护	是□否□
识别要点：	完成情况
5. 术中不能保持宫腔的膨胀状态	是□否□
6. 超声监护见子宫周围出现液性暗区，灌流液大量快速涌入腹腔	是□否□
紧急处理要点：	完成情况
7. 遵医嘱行对症处理	是□否□
8. 术前准备，紧急手术	是□否□

（三）宫腔内感染风险清单

风险点：感染	
风险人群：宫腔内操作患者	
预防要点：	完成情况
1. 保证无菌操作	是□否□
2. 遵医嘱预防性使用消炎药	是□否□
3. 监测体温变化	是□否□
识别要点：	完成情况
4. 体温升高	是□否□
5. 下腹痛，阴道异常排液	是□否□
紧急处理要点：	完成情况
6. 遵医嘱行退热抗炎对症治疗	是□否□

七、创伤性外阴裂伤相关护理技能案例

【情景案例】

病例	李某，女，49 岁，因摔伤致外阴大出血，伴肿痛，急诊拟“创伤性外阴裂伤”于 9 月 1 日收入院。平素健康状况一般，否认高血压、糖尿病及心脏病史。妇检示：左侧大阴唇有 1 处裂伤，长度约 2cm，伴血肿及活动性出血。查体：患者神志清楚，体温 36.4℃，脉搏 98 次 /min，呼吸 22 次 /min，血压 92/64mmHg，疼痛评分 6 分。于 9 月 1 日医嘱给予会阴擦洗，每天 2 次，于 9 月 3 日医嘱给予 50% 硫酸镁会阴湿热敷，每天 2 次，行踝泵运动

续表

<table>
<tr><td>分析</td><td>【护理诊断】
1. 存在的护理诊断
（1）疼痛：裂伤伴血肿及活动性出血、疼痛评分 6 分，与外阴裂伤及血肿有关
（2）焦虑：与疾病相关知识缺乏、担心预后有关
2. 潜在的护理诊断
（1）有感染的危险：与外阴裂伤伴大出血有关
（2）有深静脉血栓形成的危险：与患者卧床、活动无耐力有关
【涉及操作】
会阴擦洗技术、会阴湿热敷技术、床上主 / 被动运动训练技术</td></tr>
<tr><td>用物准备</td><td>一次性垫巾 1 块，一次性手套 1 副，会阴擦洗盘 1 个，无菌镊子 2 把、碘附、大棉签若干、无菌纱布数块、治疗碗、50% 硫酸镁、棉垫等</td></tr>
<tr><td rowspan="3">专科要点</td><td>1. 会阴擦洗技术
（1）操作前：评估患者（意识、合作程度、会阴部清洁度及血肿情况等）；评估设备及用物；评估环境（室温、患者隐私保护等）
（2）操作中：患者取屈膝仰卧位，暴露外阴，臀下垫一次性治疗巾，注意保暖及保护患者隐私，用碘附棉签擦洗外阴，一般擦洗 3 遍，与患者沟通，告知有关注意事项
（3）操作后：撤去治疗巾，自然待干后协助患者穿好患服，取舒适卧位，根据患者的情况进行相关知识宣教
（4）健康管理：指导患者每次排便后均应擦洗外阴，保持外阴清洁干燥，穿棉质内裤，预防感染；告知患者若伤口出血增多，疼痛加重，及时告知医护人员；告知患者疾病相关知识及愈合过程，取得配合，消除恐惧情绪</td></tr>
<tr><td>2. 会阴湿热敷技术
（1）操作前：评估患者（意识、合作程度、会阴部清洁度及血肿情况等）；评估设备及用物；评估环境（室温、患者隐私保护等）
（2）操作中：核对患者信息，解释目的，取得配合；嘱患者排空膀胱，屈膝仰卧位，暴露外阴，臀下垫一次性治疗巾，注意保暖；轻轻敷上浸有热敷溶液的温纱布，外面盖上棉垫保温，每 3 ～ 5min 更换热敷垫 1 次，热敷时间 15 ～ 30min
（3）操作后：移去敷布，观察热敷部位皮肤，协助整理衣裤及床单位
（4）健康管理：在热敷过程中，随时评价热敷的效果；观察热敷部位皮肤；注意患者的主诉，有不适及时处理；同时为患者提供一切的生活护理</td></tr>
<tr><td>3. 床上主 / 被动运动训练指导
（1）操作前：查看双下肢静脉彩超结果及医嘱开立；挂“深静脉血栓预防运动指导单”
（2）操作中：双下肢踝泵运动，股四头肌收缩运动、直腿抬高。根据患者耐受程度决定训练频次，至少 3 次 /d；观察患者有无心率、呼吸加快等情况，询问患者主诉
（3）操作后：评估患者掌握情况
（4）健康管理：告知患者床上主 / 被动运动训练指导可预防深静脉血栓的发生，鼓励患者在疼痛耐受的状态下可适当下床活动</td></tr>
<tr><td rowspan="2">情景插入</td><td>1. 会阴感染</td></tr>
<tr><td>2. 会阴疼痛</td></tr>
</table>

【情景处置护理风险清单】

（一）会阴擦洗技术风险清单

风险点：感染	
风险人群：会阴部有伤口患者	
预防要点：	完成情况
1. 核对患者信息，评估会阴部情况，解释说明，取得配合	是□否□
2. 患者取膝仰卧位，暴露外阴，臀下垫一次性治疗巾，注意保暖及保护患者隐私	是□否□
3. 用碘附棉签擦洗外阴，一般擦洗 3 遍	是□否□
4. 与患者沟通，告知有关注意事项	是□否□
识别要点：	完成情况
5. 注意外阴擦洗原则	是□否□
紧急处理要点：	完成情况
6. 操作后查看患者阴道内有无遗留物	是□否□
7. 告知患者注意事项	是□否□

（二）会阴部疼痛风险清单

风险点：疼痛	
风险人群：外阴裂伤伴血肿患者等	
预防要点：	完成情况
1. 用疼痛评估量表准确评估患者疼痛部位、性质及程度	是□否□
2. 给予疾病相关知识宣教	是□否□
3. 转移患者注意力：听音乐、看书等措施	是□否□
4. 物理止痛效果不明显时，告知值班医生，给予药物止痛，并动态评估	是□否□
识别要点：	完成情况
5. 会阴部伤口裂伤程度	是□否□
6. 会阴部肿胀情况	是□否□
紧急处理要点：	完成情况
7. 动态监测患者疼痛情况，中度疼痛时给予物理止痛	是□否□
8. 重度以上疼痛通知医生，给予药物止痛	是□否□
9. 遵医嘱给予紧急处理，并做好护理记录	是□否□

八、宫颈恶性肿瘤术后化疗相关护理技能案例

【情景案例】

病例	赵某，女，50岁，患者因“宫颈恶性肿瘤术后四程化疗后20d”入院。遵医嘱行TC方案化疗首日（多西紫杉醇+卡铂静滴）输注15min，穿刺处肿胀、发红，面积约3cm×3cm，患者诉手背疼痛，疼痛评分4分，Morse评分60分，血栓评分3分。查体：患者神志清楚，体温36.7℃，脉搏88次/min，呼吸20次/min，血压97/65mmHg
分析	【护理诊断】 1. 存在的护理诊断 （1）疼痛：疼痛评分4分，与穿刺处液体渗漏有关 （2）有跌倒的危险：Morse评分60分，与肢体乏力、活动无耐力有关 （3）焦虑：与手背疼痛、担心预后有关 2. 潜在的护理诊断 （1）有皮肤完整性受损的危险：与化疗药物渗漏有关 （2）有感染的危险：与化疗引起白细胞减少有关 【涉及操作】 氧气吸入技术、心电监测技术、化疗药物外渗处理技术
用物准备	心电监测仪、电极片、纱布、吸氧装置、治疗盘、三联瓶架、碘附、棉签、敷贴、无菌盘、无菌治疗巾、无菌卡、利多卡因注射液、地塞米松注射液、0.9%氯化钠注射液、5ml注射器、高危药品警示牌、医疗垃圾桶、生活垃圾桶、锐器盒、快速手消毒剂等
专科要点	1. 氧气吸入技术 （1）操作前：评估患者鼻腔情况并清洁鼻腔 （2）操作中：安装氧气装置，检查有无漏气，根据医嘱调节氧流量，轻轻插入鼻腔，妥善固定 （3）操作后：记录用氧时间、流量、签名 （4）健康管理：告知患者用氧安全，做好“四防”，保持氧管通畅、无打折，及时评估用氧效果，如有不适，及时告知医护人员

续表

专科要点	2. 心电监测技术 （1）操作前：解释目的、取得配合；评估患者（如病情、意识、有无安装起搏器、胸部皮肤、指甲及双上肢情况等）；评估环境（室温、有无电磁波干扰等）；评估仪器是否完好、用物是否齐全（如监护仪功能、导线连接等） （2）操作中：核对患者信息；酌情关门窗、拉围帘，注意隐私保护；用生理盐水或 75% 乙醇纱布清洁患者皮肤；粘贴电极片于患者胸部合适位置，避开伤口和除颤部位；选择合适的肢体绑血压袖带，测量血压；夹血氧饱和度夹，测血氧饱和度，避免与血压袖带置于同侧肢体。若需长期监测血压患者，血氧饱和度传感器与袖带不得安放于同侧肢体 （3）操作后：导线固定妥当，拉起床挡，预防跌倒；记录并告知患者或家属各项生命体征值，如有异常，及时通知医生并协助处理；输入患者信息，根据患者情况设置合理的报警界限，勿关闭报警声音 （4）健康管理：消除患者紧张情绪；告知患者及家属不要自行移动或摘除电极片及传感器，避免在监护仪附近使用手机，以免干扰监测波形，翻身时避免导联线打折、缠绕，指导患者及家属学会观察电极片周围皮肤情况，如有痒感或不适以及仪器发出报警，及时告诉医务人员
	3. 化疗药物外渗处理技术 （1）操作前：评估患者（外渗的穿刺部位、面积、外渗药液的量、皮肤的颜色、温度、疼痛的性质）；核对医嘱、药品、用物等是否正确、完好 （2）操作中：立即停药，用 5ml 注射器回抽药物，减少渗出量；立即报告护士长，并做紧急处理（生理盐水 5ml ＋地塞米松 5mg ＋利多卡因 2ml 局部环形封闭，范围大于渗漏区域 2cm）；采取局部皮肤间断冰敷，15min/ 次或以患者能耐受的时间为宜；抬高患肢，避免剧烈活动 （3）操作后：再次核对患者及药物信息 （4）健康管理：观察 2 ～ 3h 无好转，立即请静疗和伤口组会诊，根据会诊意见采取处理措施；做好记录
情景插入	1. 高风险药物外渗
	2. 跌倒 / 坠床

【情景处置护理风险清单】

（一）高风险药物外渗风险清单

风险点：发生静脉炎、皮肤颜色改变或起水疱、组织坏死甚至丧失肢体功能	
风险人群：使用外周静脉输入高风险药品患者	
预防要点：	完成情况
1. 选择合适的静脉通路（PICC、CVC、输液港等）及输液部位	是□否□
2. 用生理盐水建立静脉通路，确保静脉通路末端在血管内，回血良好	是□否□
识别要点：	完成情况
3. 发生静脉炎、皮肤颜色改变或起水疱、组织坏死甚至丧失肢体功能	是□否□
紧急处理要点：	完成情况
4. 发现药物外渗立即停药，用 5ml 注射器回抽药物，减少渗出量	是□否□
5. 外渗发生在四肢，需抬高患肢，避免剧烈活动	是□否□

续表

6. 立即报告护士长，进行紧急处理：药液刺激性小、容易吸收的，采取热敷、95% 的乙醇或 50% 的硫酸镁湿敷，促进扩散吸收、肿胀消退；药液对组织有刺激性的，6h 内采取冷敷或保温，24h 后进行热敷。但长春新碱和血管收缩药物应早期采取保温、热敷，患侧肢体抬高，以利静脉回流	是□否□
7. 观察 2 ～ 3h 无好转，立即请静疗和伤口组会诊，根据会诊意见采取处理措施	是□否□

（二）跌倒 / 坠床预防与处置清单

护理风险点：外伤、骨折	
风险人群：Morse 评分≥ 45 分的患者或骨质疏松患者	
预防要点：	完成情况
1. 患者或家属在《住院患者预防跌倒告知书》签字，告知书一式两份，患者 1 份，病历存档 1 份，为患者及家属进行跌倒 / 坠床相关知识的健康宣教	是□否□
2. 在床头挂“防跌倒 / 坠床”标识卡	是□否□
3. 卧床患者拉起床栏，躁动患者使用约束带	是□否□
4. 医生开立留陪医嘱	是□否□
5. 严格交接班，患者外出及时劝归并在护理文书上做好相关记录	是□否□
识别要点：	完成情况
6. 突发晕厥、意识丧失	是□否□
紧急处理要点：	完成情况
7. 发现患者坠床，立即到现场并通知值班医生进行急救处置（第一目击者不离开患者）	是□否□
8. 评估患者意识、生命体征及肢体活动，若出现心搏骤停，立即行心肺复苏	是□否□
9. 对病情危重患者，遵医嘱行心电监护、吸氧，建立静脉通道，安置患者到病床，观察病情变化	是□否□
10. 无明显受伤者，安置患者到病床，做好心理安慰，指导患者或家属防坠床注意事项，检查防坠床措施	是□否□
11. 由医生向家属做好病情告知	是□否□
12. 做好护理记录，请跌倒项目组会诊，上报不良事件，必要时上报到护理部	是□否□

九、乳腺癌术后化疗相关护理技能案例

【情景案例】

病例	张某，女，54 岁，因“右乳癌术后 1 月余，拟行第 2 次化疗”入院。入院后完善相关检查，查体：体温 36.4℃，脉搏 72 次 /min，呼吸 20 次 /min，血压 115/70mmHg。既往无高血压、糖尿病及心脏病史。于 2022 年 9 月 22 日植入输液港（PORT），行 AC 方案化疗，患者在滴注多柔比星脂质体 5min 后，突发面色潮红，气促，喉头发紧，伴头痛。立即通知医生，遵医嘱给予心电监测、低流量吸氧、静脉推注地塞米松

续表

<table>
<tr><td>分析</td><td>【护理诊断】
1. 存在的护理诊断
（1）气体交换受损：与化疗药过敏致喉头水肿有关
（2）恐惧：与现存的症状有关
2. 潜在的护理诊断
（1）有休克的危险：与化疗药致敏有关
（2）营养失调：低于机体需要量，与化疗后食欲不振、恶心呕吐有关
（3）有便秘的危险：与化疗药导致胃肠功能紊乱有关
【涉及操作】
心电监测技术、氧气吸入技术、经 PORT 静脉推注技术</td></tr>
<tr><td>用物准备</td><td>氧气装置、吸氧管、棉签、电筒放口袋、带生理盐水的一次性治疗碗、监护仪、一次性换药碗内放入湿润的纱布、电极片、手消、生理盐水、输液器、一次性注射器、PDA、纱布、乙醇、执行标签、手消、医疗垃圾桶、生活垃圾桶、锐器盒等</td></tr>
<tr><td rowspan="3">专科要点</td><td>1. 心电监测技术
（1）操作前：评估仪器状态，查看时间是否与北京时间一致，评估患者胸前皮肤是否完好，有无安装心脏起搏器
（2）操作中：放置电极片时应避开伤口、瘢痕、中心静脉插管、起搏器及电除颤部位，血压袖带避开动静脉置管。查看波形并调整好导联；评估患者生命体征，正确设置报警界限；勿在同一侧肢体监测血压及血氧饱和度
（3）操作后：按分级护理及病情查看患者，动态评估患者心率、血压、呼吸、血氧饱和度，异常情况及时告知医生处理。勿关闭报警提示音
（4）健康管理：告知患者及家属在监护仪附近避免使用手机，翻身时避免导联线打折、缠绕，告知患者及家属若患者出现胸闷、胸痛及心慌等情况，随时告知医护人员</td></tr>
<tr><td>2. 氧气吸入技术
（1）操作前：评估患者鼻腔情况并清洁鼻腔
（2）操作中：安装氧气装置，检查有无漏气，根据医嘱调节氧流量，轻轻插入鼻腔，妥善固定
（3）操作后：记录用氧时间、流量、签名
（4）健康管理：告知患者用氧安全，做好“四防”，保持氧管通畅、无打折，及时评估用氧效果，如有不适，及时告知医护人员</td></tr>
<tr><td>3. 经 PORT 静脉推注技术
（1）操作前：①停止药物输注，更换液体及输液装置；②双人核对药品及医嘱
（2）操作中：①回抽 PORT 有无回血；②再次核对患者及药物；③分离输液器，缓慢静脉推注药物；④询问患者有无不适
（3）操作后：核对患者及药物，用药后 5 ～ 10min 观察患者症状有无缓解
（4）健康管理：指导患者若出现胸闷、气促、呼吸困难、面色苍白等不适，要及时告知医护人员</td></tr>
<tr><td rowspan="3">情景插入</td><td>1. 急性过敏性休克</td></tr>
<tr><td>2. 盐酸多柔比星脂质体注射液风险</td></tr>
<tr><td>3. 输液港回抽无回血</td></tr>
</table>

【情景处置护理风险清单】

（一）急性过敏性休克风险清单

风险点：休克、呼吸心搏骤停	
风险人群：过敏性体质者、药物过敏患者、严重哮喘患者	
预防要点：	完成情况
1. 询问既往药物过敏史，备药物过敏急救盒	是□否□
2. 告知患者用药过程中出现胸闷、气促、呼吸困难、面色苍白，要及时告知医护人员	是□否□
识别要点：	完成情况
3. 皮肤瘙痒、皮疹、胸闷、气促、呼吸困难、血压低于 80/50mmHg	是□否□
紧急处置要点：	完成情况
4. 立即取平卧位，夹闭输液管路，更换生理盐水及输液器，同时立即通知医生	是□否□
5. 给予心电监测、氧气吸入 3L/min，每 15 ～ 30 min 测量生命体征变化，备齐抢救用品	是□否□
6. 遵医嘱使用肾上腺素等药物，积极配合做好液体复苏等紧急处理，做好护理记录	是□否□

（二）盐酸多柔比星脂质体注射液风险清单

风险点：过敏反应	
风险人群：使用多柔比星脂质体患者	
临床表现：潮红、气短、面部水肿、头痛、寒战、背痛、胸部和喉部收窄感、低血压等	
操作要点：	完成情况
1. 禁用于肌内和皮下注射	是□否□
2. 用 250ml 或 500ml 5% 葡萄糖注射液稀释后使用，静脉滴注 30min 以上	是□否□
禁止使用精密过滤输液器	是□否□
3. 输注起始速率 5 ～ 10 滴 /min，如无反应可增加滴速，于 60min 内滴完。如有滴注反应者， 4. 遵医嘱缓慢滴注，总滴注时间 90min	是□否□
5. 经外周静脉输注时出现局部刺痛、红斑等外渗迹象，立即终止滴注，进行外渗处理	是□否□

（三）输液港回抽无回血风险清单

风险点：输液港堵塞、血栓形成	
风险人群：植入输液港患者	
预防要点：	完成情况
1. 每次输液前后正确冲封管	是□否□
2. 每 28d 由专业人员维护 1 次	是□否□
3. 指导患者治疗间歇期避免置管部位受压	是□否□
识别要点：	完成情况
4. 左右旋转无损伤穿刺针针头，动作轻柔，或嘱患者调整体位，再次回抽确认无回血	是□否□

续表

紧急处置要点：	完成情况
5. 指导患者制动，立即通知医生，报告护士长	是□否□
6. 遵医嘱电话联系床边彩超、床边胸片	是□否□
7. 排除导管移位、脱落或断裂后，遵医嘱采取溶栓处理	是□否□
8. 安抚患者，卧床休息	是□否□
9. 采取其他方式（留置针）完成静脉治疗	是□否□

十、乳腺癌改良根治术相关护理技能案例

【情景案例】

病例	李某，女，40 岁，因乳腺癌术后第 2 次化疗入院，患侧肢体无疼痛、有沉重感，既往健康状况一般，无高血压、心脏病、糖尿病史，于 2022 年 9 月 12 日行右侧乳腺癌改良根治术，带入腋下引流球一根，查体：体温 36.2℃，脉搏 62 次 /min，呼吸 18 次 /min，血压 120/70mmHg，入院诊断：手术后恶性肿瘤化学治疗，入院后行彩超提示：右上肢无血栓
分析	【护理诊断】 1. 存在的护理诊断 （1）有组织完整性受损的危险：与留置引流管、患肢轻度淋巴水肿及引流不畅有关 （2）体象紊乱：与乳腺癌切除术后造成乳房缺失和术后瘢痕形成有关 （3）知识缺乏：与缺乏术后患肢功能锻炼的知识有关 2. 潜在的护理诊断 有深静脉血栓形成的危险：与患肢肿胀有关 【涉及操作】 引流球更换技术、淋巴水肿评估技术、穿戴弹力袖套指导技术
用物	止血钳、手套、引流球、一次性换药碗、治疗巾、碘附、棉签、标签、无菌纱布、软尺、弹力袖套等
专科要点	1. 引流球更换技术 （1）操作前：观察切口敷料有无渗血渗液、引流液有无异常 （2）操作中：询问患者有无不适；避免牵拉引流管；遵循无菌操作原则 （3）操作后：记录引流球更换时间、引流液情况 （4）健康管理：指导患者妥善固定引流球，翻身时避免牵拉，负压引流球无压力时，及时告知护士

续表

<table>
<tr><td rowspan="2">专科要点</td><td>2. 淋巴水肿评估技术
（1）操作前：评估患者的患者皮肤有无角化、真菌感染、淋巴液漏、溃疡、淋巴管炎等并发症，查看彩超结果有无血栓
（2）操作中：用非弹性软尺测量双侧肢体周径，测量点取虎口、上肢腕横纹、腕横纹上10cm、肘窝和肘窝上10cm、腋下顶部，在测量时对每一个点的臂围均测2次，取平均值
（3）操作后：判断患肢水肿程度（轻度水肿：患侧－健侧＝2～4cm；中度水肿：患侧－健侧＝4～6cm；重度水肿：患侧－健侧＞6cm）
（4）健康管理：保持皮肤清洁；避免患肢任何外伤；不在患肢进行治疗性操作，避免患肢过度活动、负重；患肢出现肿胀、疼痛、发红、无力等不适感，立即告知医护人员；告知患者坚持进行患肢功能锻炼，指导患者穿戴弹力袖套</td></tr>
<tr><td>3. 穿戴弹力袖套指导技术
（1）操作前：根据患肢肢体周径选择弹力袖套的大小
（2）操作中：检查手臂套外观有无破损，检查双手指甲是否过长；将袖套由内向外翻出对折；将患肢手臂伸入袖套中；穿戴完整，调整细节，平整伏贴无褶皱
（3）操作后：询问患者是否舒适
（4）健康管理：穿脱袖套时勿让指甲、饰品刮擦袖套；每天起床后戴上，睡觉时脱掉，每天佩戴时间不少于8h；采用中性洗涤剂在水温30℃以下手洗，不能用力，不能拧干，于阴凉处晒干</td></tr>
<tr><td rowspan="2">情景插入</td><td>1. 淋巴水肿</td></tr>
<tr><td>2. 引流管非计划性拔管</td></tr>
</table>

【情景处置护理风险清单】

（一）患肢淋巴水肿风险清单

<table>
<tr><td colspan="2">风险点：患肢淋巴水肿</td></tr>
<tr><td colspan="2">风险人群：乳腺癌根治术后患者</td></tr>
<tr><td>预防要点：</td><td>完成情况</td></tr>
<tr><td>1. 出院前应对所有乳腺癌术后患者进行淋巴水肿风险筛查</td><td>是□否□</td></tr>
<tr><td>2. 保持皮肤清洁，避免患肢外伤，不在患肢进行治疗性操作</td><td>是□否□</td></tr>
<tr><td>3. 适宜的功能锻炼</td><td>是□否□</td></tr>
<tr><td>识别要点：</td><td>完成情况</td></tr>
<tr><td>4. 识别患肢臂围大小变化，有无肩部、肘部、手臂、腕部活动受限，有无上肢、乳房、胸壁肿胀，有无患肢沉重、僵硬、紧绷感、麻木、酸痛、发红、皮温升高、患肢无力、患肢疲乏等淋巴水肿早期症状</td><td>是□否□</td></tr>
<tr><td>紧急处置要点：</td><td>完成情况</td></tr>
<tr><td>5. 选用无弹性，可弯曲的卷尺进行周径测量，判定水肿程度</td><td>是□否□</td></tr>
<tr><td>6. 根据水肿程度采取消肿措施，如穿戴弹力袖套</td><td>是□否□</td></tr>
<tr><td>7. 指导患者进行患肢功能锻炼及保持良好的生活方式</td><td>是□否□</td></tr>
</table>

（二）引流管非计划拔管风险清单

风险点：引流管意外滑脱	
风险人群：留置引流管患者	
预防要点：	完成情况
1. 床头挂“防脱管”标识，按规范进行管道二次固定	是□否□
2. 告知患者及家属脱管的相关风险，家属 24h 留陪	是□否□
3. 意识障碍及躁动患者进行保护性约束，家属需签署约束同意书，严密观察约束肢体血液循环情况，必要时遵医嘱使用镇静剂	是□否□
4. 每班重点交接班，按照分级护理原则巡视病房，检查管道二次固定及引流液情况，有异常及时处理	是□否□
识别要点：	完成情况
5. 引流管部分或完全脱出	是□否□
紧急处理要点：	完成情况
6. 引流管部分脱落，先稍做固定，引流管完全脱出，用无菌纱布覆盖伤口，同时通知医生查看患者	是□否□
7. 观察伤口有无渗血、渗液、肿胀等情况；指导患者卧床休息，安抚患者情绪	是□否□
8. 遵医嘱配合换药处理，必要时配合重新置管或者拔管	是□否□

第十一章　儿科疾病临床护理技能案例

一、早产儿相关护理技能案例

【情景案例】

病例	患儿（杨某之子），胎龄 35 周，因“胎膜早破，临产”于产科行剖宫产娩出。阿氏评分：1min 评分 7 分（呼吸减 1 分，张力减 1 分，颜色减 1 分），5min 评分 9 分（颜色减 1 分），羊水清亮，胎盘正常，脐带无扭转，以“早产儿”收治入院。查体：体温 35. 5℃，心率 156 次 /min，呼吸 53 次 /min，体重 2.2kg，呼吸不规则、无呻吟吐沫、无气促，四肢末梢发绀、四肢稍凉。医嘱给予心电监护、鼻导管给氧 2L/min，使用新生儿暖箱
分析	【护理诊断】 1. 存在的护理诊断 （1）体温过低：体温 35.5℃，与体温调节中枢发育不完善有关 （2）自主呼吸受损：与呼吸中枢不成熟、肺发育不良、呼吸肌无力有关 2. 潜在的护理诊断 有感染的危险：与免疫功能不足及皮肤黏膜屏障功能差有关 【涉及操作】 交接与评估技术、新生儿暖箱技术、氧气吸入技术
用物准备	新生儿暖箱、温湿度表、灭菌注射用水、清洁床单、医嘱单、心电监护仪、电极片、生理盐水、纱布、记录单、手电筒、一次性氧气装置（含鼻氧管）、四防卡、输氧卡、一次性治疗碗内盛清水、棉签、笔、弯盘等
专科要点	1. 交接与评估技术 （1）操作前：核对患儿身份信息，做好腕带标识，从心率、呼吸、体温、精神反应、哭声、反射、面色、皮肤颜色、肢体末梢温度及循环、用药等进行交接 （2）操作中：监测患儿心率、呼吸、体温是否在正常范围 （3）操作后：进行心率、呼吸、体温监测，注意观察患儿的进奶情况、精神反应、哭声、反射、面色、皮肤颜色、肢体末梢的温度及循环等 （4）健康管理：向患儿父母讲解早产儿的一些相关知识，耐心解答父母提出的一些问题，鼓励父母尽早探视，并且参与照顾宝宝的过程中

续表

专科要点	2. 新生儿暖箱技术 （1）操作前：评估仪器状态，查看温箱性能，温度是否在正常范围；评估患儿体温，了解患儿胎龄、出生体重、日龄 （2）操作中：温箱水槽内加水，将暖箱放于合适位置妥善固定，接通电源，预热温箱至34℃，核对患儿信息，将患儿置入预热好的暖箱内。观察患儿使用效果，定时监测患儿体温，在最初2h，应每30～60min测量体温1次，体温稳定后，每1～4h测体温1次，根据体温的变化调节箱温，记录箱温和患儿体温，各种操作集中进行，接触患儿前必须洗手，勤巡视 （3）操作后：出箱后进行终末清洁消毒处理 （4）健康管理：暖箱遮光布遮盖，营造子宫幽暗且安静的环境；保持温箱的清洁，每天清洁温箱，并更换蒸馏水，每周更换温箱1次，彻底清洁、消毒，定期进行细菌监测
	3. 氧气吸入技术 （1）操作前：检查周围环境有无做好“四防”，评估患儿（鼻腔有无出血、鼻中隔偏曲、破损，注鼻腔通畅情况、患儿配合情况等） （2）操作中：检查氧气装置有无漏气，检查鼻氧管有无漏气，根据医嘱调节给氧参数 （3）操作后：观察患儿反应，有无不适 （4）健康管理：指导患儿家属用氧安全相关知识，如有不适，及时告知医务人员
情景插入	1. 早产儿呼吸暂停
	2. 呛奶、呕吐引起窒息

【情景处置护理风险清单】

（一）早产儿呼吸暂停风险清单

护理风险点：呼吸暂停	
风险人群：胎龄＜37周的患儿	
预防要点：	完成情况
1. 病情允许，给予俯卧位或抬高头位	是□否□
2. 避免诱发异常反射：插鼻氧管或胃管动作轻柔，鼻饲缓慢滴注，避免过强刺激咽喉引起反射性呼吸暂停	是□否□
3. 保持体温在36.5～37℃，相对湿度55%～65%	是□否□
识别要点：	完成情况
4. 呼吸停止时间达15～20s，或虽不到15s，但伴有心率减慢（＜100次/min）并出现发绀及四肢肌张力的下降	是□否□
紧急处理要点：	完成情况
5. 立即给予刺激：如托背、弹足底，必要时给予氧气吸入	是□否□
6. 遵医嘱给予兴奋呼吸中枢的药物	是□否□
7. 使颈部处于鼻吸气位，避免颈部过度屈伸和伸展，保持呼吸道通畅	是□否□
8. 观察生命体征、反应、肤色、血氧饱和度的变化，有异常及时通知医生处理	是□否□

（二）呛奶、呕吐引起窒息风险清单

护理风险点：呛奶、呕吐引起窒息	
风险人群：所有新生儿	
预防要点：	完成情况
1. 喂奶时抬高上半身，头偏向一侧，喂奶后取头高右侧卧位	是□否□
识别要点：	完成情况
2. 轻度：皮肤发绀、呼吸浅而不规则、心音慢而有力、肌张力正常或增强	是□否□
3. 重度：皮肤苍白、呼吸无或微弱、心音慢而无力、肌张力松弛及消失	是□否□
紧急处理要点：	完成情况
4. 立即清理呼吸道，吸净口、咽、鼻分泌物	是□否□
5. 畅通呼吸道，给予鼻吸气体位	是□否□
6. 建立呼吸：托背、弹足底，必要时给予正压通气	是□否□
7. 观察患儿的反应、肤色、呼吸、心率、血氧饱和度的变化，尤其在进奶后半小时内，观察有无呕吐	是□否□

二、新生儿高胆红素血症相关护理技能案例

【情景案例】

病例	患儿（赵某之女），3d，胎龄 38 + 6w，因“皮肤黄染 2d”入院，患儿生后第 2 天出现皮肤黄染，逐渐加重。查体：体温 36.2℃，心率 132 次 /min，呼吸 40 次 /min，血压 78/41mmHg，体重 3.0kg，呼吸平稳，无发绀，全身皮肤中度黄染，无呕吐及抽搐，肌张力正常，今晨经皮测胆红素 17.2mg/dL。入院诊断：新生儿高胆红素血症。医嘱给予心电监护，监测胆红素，光照疗法技术
分析	【护理诊断】 1. 存在的护理诊断 知识缺乏：患儿家属缺乏新生儿黄疸护理的相关知识 2. 潜在的护理诊断 潜在并发症：胆红素脑病 【涉及操作】 交接与评估技术、经皮胆红素测定技术、新生儿光照疗法技术
用物准备	新生儿蓝光箱、温湿度表、灭菌注射用水、清洁床单、遮光眼罩、医嘱单、心电监护仪、电极片、生理盐水、纱布、记录单、新生儿经皮胆红素测定仪，消毒湿纸巾等

续表

<table>
<tr><td rowspan="3">专科要点</td><td>1. 交接与评估技术
（1）操作前：核对患儿身份信息，做好腕带标识，从反应、精神状态、吸吮力、肌张力、皮肤黏膜、巩膜的色泽、皮肤黄染的部位和范围等进行交接
（2）操作中：观察患儿生命体征、反应、精神状态、肌张力、皮肤黏膜、巩膜的色泽、皮肤黄染的部位和范围，用药用量、给药速度、通路情况；观察大小便次数、量、性质，如存在胎粪延迟排出，应予灌肠处理；蓝光光源的工作状态。眼罩及尿不湿对患儿眼及会阴的保护情况
（3）操作后：监测患儿生命体征、反应、精神状态、肌张力、皮肤黏膜、巩膜的色泽、皮肤黄染的部位和范围，密切关注黄疸进展情况
（4）健康管理：向患儿父母讲解新生儿黄疸的相关知识，耐心解答父母提出的一些问题。指导家属观察患儿黄疸的范围、程度；有无拒食、嗜睡、肌张力减退等胆红素脑病的表现；提倡母乳喂养，保证患儿充足的营养供给</td></tr>
<tr><td>2. 经皮胆红素测定技术
（1）操作前：评估患儿皮肤黄疸情况，评估测量皮肤有无破损，检查经皮黄疸测试仪性能是否完好
（2）操作中：机器探头是否与皮肤紧密接触，轻压黄疸仪待测试仪闪光。测量 3 个部位：前额部（额眉弓连线中点上 1cm 皮肤）、脸颊、胸部（胸骨平第 2 肋间水平皮肤），取均值并记录，操作时保护患儿眼睛
（3）操作后：观察患儿反应，有无不适；观察患儿皮肤黄染变化
（4）健康管理：指导患儿父母合理喂养，促进肠蠕动，注意保暖</td></tr>
<tr><td>3. 新生儿光照疗法技术
（1）操作前：评估患儿精神状况、全身皮肤是否完整，有无感染、破损等，清洁患儿皮肤，测量体温，检查光照仪性能是否完好
（2）操作中：将患儿全身裸露，用光疗专用尿布遮盖会阴部，男婴注意保护阴囊；佩戴遮光眼罩；每小时巡视患儿，观察患儿精神反应、体温、呼吸、脉搏、皮肤颜色和完整性、大小便、四肢肌张力有无变化、黄疸进展程度并记录，每 4h 监测体温 1 次，维持体温稳定；每 2h 更换体位 1 次，仰卧、俯卧交替；若患儿出现烦躁、嗜睡、高热、皮疹、呕吐、腹泻、脱水等症状，及时告知医生处理
（3）操作后：记录光疗后皮肤黄染消退情况，记录出光疗箱时间和灯管使用时间
（4）健康管理：光疗前清洁皮肤，禁忌在皮肤上涂抹粉剂及油类；光疗时随时观察患儿眼罩、尿布有无脱落；注意观察患儿在光疗箱中的位置，及时纠正不良体位</td></tr>
<tr><td rowspan="2">情景插入</td><td>1. 蓝光光疗风险</td></tr>
<tr><td>2. 胆红素脑病</td></tr>
</table>

【情景处置护理风险清单】

（一）新生儿蓝光光疗风险清单

<table>
<tr><td colspan="2">护理风险点：体温过高</td></tr>
<tr><td colspan="2">风险人群：蓝光光疗的患儿</td></tr>
<tr><td>预防要点：</td><td>完成情况</td></tr>
<tr><td>1. 调整灯管与患儿的距离：上方灯管与玻璃板之间距离以 40cm 左右为宜，下方灯管与玻璃板之间距离以 20 ～ 25cm 为宜</td><td>是□否□</td></tr>
</table>

续表

2. 定时监测体温，观察箱温，维持患儿体温在 36.5 ～ 37.2℃，箱温保持在 30 ～ 33℃	是□否□
识别要点：	完成情况
3. 体温超过 37.5℃，有时达 39℃以上，出汗、烦躁、哭闹、周身皮肤潮红、尿少	是□否□
紧急处理要点：	完成情况
4. 体温超过 37.8℃，应暂时停止光疗	是□否□
5. 体温超过 38℃时可多喂温水，必要时可给予温水浴或温水擦浴等物理降温措施。忌用乙醇擦浴，慎用退热药	是□否□
6. 每 4h 监测体温变化并记录，如有烦躁、哭闹、尿少等症状，及时上报医生处理	是□否□

（二）胆红素脑病风险清单

护理风险点：胆红素脑病	
风险人群：新生儿溶血病的患儿	
预防要点：	完成情况
1. 根据病情及时采取换血、光疗、输注白蛋白等各种措施	是□否□
2. 控制感染，碱化血液，纠正酸中毒，改善缺氧状态，切忌快速输入高渗药物，以免血脑屏障暂时开放	是□否□
3. 不使用引起溶血或抑制肝酶的药物	是□否□
4. 保暖，维持体温稳定，供给足够的营养	是□否□
识别要点：	完成情况
5. 反应低下、肌张力下降、吸吮力弱（警告期）	是□否□
6. 肌张力增高，发热、抽搐、呼吸不规则（痉挛期）	是□否□
紧急处理要点：	完成情况
7. 出现拒食、嗜睡、肌张力减退等早期表现及时报告医生，遵医嘱对症处理	是□否□
8. 定期做好黄疸监测，判断其发展速度	是□否□
9. 严密观察患儿皮肤黏膜、巩膜色泽，黄疸的范围、部位、程度，有异常及时报告医生	是□否□

三、新生儿窒息相关护理技能案例

【情景案例】

病例	李某，女，30 岁，孕 1 产 0 孕 38 周＋ 6d，胎方位为枕前位。上午 9∶00 宫口开全，先露＋ 2，9∶27 胎心音 94 次 /min，立即行面罩吸氧，加大氧流量至 8L/min，于 9∶30 经阴道顺娩一活女婴（3kg）。查体：外观无畸形，羊水清亮，脐带呈麻花状，新生儿全身皮肤发绀，心率 90 次 /min，哭声、呼吸微弱，不规则，肌张力弱，喉反射存在。入院诊断：新生儿窒息。医嘱立即心肺复苏，给予胸外按压、呼吸气囊正压通气

续表

<table>
<tr><td>分析</td><td>【护理诊断】
1. 存在的护理诊断
自主呼吸受损：呼吸微弱，不规则，与羊水、气道分泌物吸入导致低氧血症和高碳酸血症有关
2. 潜在的护理诊断
（1）有感染的风险：与免疫力下降有关
（2）体温过低：与缺氧以及抢救时过分暴露有关
【涉及操作】
新生儿初步复苏技术、气囊面罩正压通气技术、新生儿胸外按压技术</td></tr>
<tr><td>用物准备</td><td>预热的辐射台、浴巾、肩垫、新生儿心电监护仪、新生儿气管插管包、胶布、剪刀、氧气管、氧源、吸引器（含吸引管和连接管）、小儿复苏气囊及面罩、听诊器等</td></tr>
<tr><td rowspan="3">专科要点</td><td>1. 新生儿初步复苏技术
（1）操作前：了解产妇孕周及合并症情况；复苏设备及氧源是否备用状态；快速、准确评估 Apgar 评分（肌张力、脉搏、反射、肤色、呼吸）
（2）操作中：保暖、摆好体位、清理呼吸道（10s 内）、触觉刺激、正压通气等，30s 内完成
（3）操作后：评估新生儿心率＞ 100 次 /min，出现自主呼吸可予以观察；如无规律呼吸或心率＜ 100 次 /min，须进行气管插管正压通气
（4）健康管理：快速评估、注意保暖；随时将病情告知家属，争取家属的理解，取得配合</td></tr>
<tr><td>2. 气囊面罩正压通气技术
（1）操作前：检查气囊是否处于备用状态；是否选择合适的面罩；气道是否通畅
（2）操作中：操作是否规范，注意通气量及频率，防止过分通气或通气不足。通气同时观察患儿胸部起伏，持续监测心率、呼吸、血氧饱和度、血压等
（3）操作后：新生儿自主呼吸是否恢复，氧饱和度是否恢复正常
（4）健康管理：注意保暖；面罩不可压在面部，不可将手指或手掌置于新生儿眼部，正压通气 30s 后评估呼吸和心率，正压通气时间超过 2min 需插胃管</td></tr>
<tr><td>3. 新生儿胸外按压技术
1）操作前：摆正体位，正压通气 30s 后心率＜ 60 次 /min 或介于 60 ～ 80 次 /min 且无上升趋势，在气管插管下行胸外按压（由医生完成按压）
2）操作中
（1）按压部位：胸骨体下 1/3 处
（2）按压频率：90 次 /min，胸外按压与人工呼吸比为 3 ： 1，双人配合
（3）按压深度：前后胸直径 1/3，按压同时观察心电波形，持续监测心率、呼吸、血氧饱和度、血压等
3）操作后：新生儿自主心率是否恢复，面色是否转红润。通过复苏操作，新生儿出生 5min 后 Apgar 评分为 10 分，新生儿按常规处理
4）健康管理：注意保暖；复苏后密切观察呼吸、心率、血压、末梢循环、神经反射、吮吸力、肌张力、颅内压及大小便情况；预防感染；保证营养、合理喂养</td></tr>
<tr><td rowspan="3">情景插入</td><td>1. 新生儿初步复苏</td></tr>
<tr><td>2. 气囊面罩正压通气</td></tr>
<tr><td>3. 新生儿胸外按压</td></tr>
</table>

【情景处置护理风险清单】

（一）新生儿初步复苏风险清单

护理风险点：保暖	
风险人群：所有新生儿	
预防要点：	完成情况
1. 评估孕周、胎心、羊水情况，是否提前通知产科医生及新生儿科	是□否□
2. 备辐射台、呼吸气囊、氧源、吸痰装置、气管插管装置、肾上腺素等	是□否□
识别要点：	完成情况
3. 是否足月，羊水、肌张力、呼吸情况，如任一项指标结果是NO，立即转辐射台开始初步复苏	是□否□
紧急处理要点：	完成情况
4. 置辐射台保暖	是□否□
5. 摆正体位	是□否□
6. 必要时清理呼吸道	是□否□
7. 擦干全身，触觉刺激	是□否□

（二）新生儿复苏气囊和面罩的使用风险清单

护理风险点：有效通气	
风险人群：需要正压通气的新生儿	
预防要点：	完成情况
1. 评估是否有喘息样呼吸，有无呼吸困难或持续发绀	是□否□
2. 评估心率是否＜100次/min	是□否□
识别要点：	完成情况
3. 吸暂停或喘息样呼吸或心率＜100次/min	是□否□
紧急处理要点：	完成情况
4. 立即给予复苏气囊加压给氧	是□否□
5. 复苏30s后再次评估，心率＜100次/min，矫正通气，再次正压通气	是□否□
6. 复苏30s后再次评估，心率＜60次/min，调节氧浓度为100%，配合医生行气管插管	是□否□
7. 复苏30s后再次评估，心率＞100次/min，停止复苏气囊加压给氧，改为鼻导管给药	是□否□
8. 肤色红润，能自主呼吸，氧饱和度恢复正常后常规护理	是□否□

（三）新生儿胸外按压风险清单

护理风险点：胸外按压前的评估和按压规范	
风险人群：需要胸外按压的新生儿	
预防要点：	完成情况
1. 评估心率是否在60～80次/min且无上升趋势	是□否□

续表

2. 30s 有效降压通气后，评估心率是否＜ 60 次 /min	是□否□
识别要点：	完成情况
3. 心率＜ 60 次 /min 或介于 60 ～ 80 次 /min 且无上升趋势	是□否□
紧急处理要点：	完成情况
4. 复苏 30s 后再次评估，心率＜ 60 次 /min，行胸外按压	是□否□
5. 摆正体位：仰卧于硬垫上，颈部适度仰伸	是□否□
6. 胸外按压	是□否□
7. 60s 胸外按压后心率＜ 60 次 /min，继续胸外按压（并使用药物和气管插管）	是□否□
8. 复苏 60s 后再次评估，心率＞ 60 次 /min，停止胸外按压，继续正压通气	是□否□

四、小儿急性支气管炎相关护理技能案例

【情景案例】

病例	李某，女，4 岁，因咳嗽、咳痰 5d 来院就诊。既往健康状况良好。查体：患儿神志清楚，脉搏细速，呼吸急促，口唇微绀，间断咳嗽，体温 37.2℃，肺部听诊双肺呼吸音粗，未闻及湿啰音。入院诊断：急性支气管炎。医嘱予以采血查血常规、生化，解痉平喘、抗感染治疗，予以鼻导管吸氧 2L/min
分析	【护理诊断】 1. 存在的护理诊断 （1）组织灌注量改变：脉搏细速，与循环血量不足有关 （2）气体交换受损：呼吸急促，口唇微绀，与气道水肿、分泌物增加有关 2. 潜在的护理诊断 （1）有过敏性休克的风险：与药物过敏、血容量不足有关 （2）有呼吸衰竭的风险：与患儿感染、气道阻塞有关 【涉及操作】 交接与评估技术、心电监测技术、静脉留置针输液技术
用物	急救车、氧气装置 1 套、一次性鼻氧管、小杯内盛清水、棉签、剪刀、手电筒、输氧卡、心电监护仪、电极片、治疗盘（三联瓶架、碘附、棉签、一次治疗巾、止血带、弯盘）、生理盐水 100ml、输液器、留置针、透明贴膜、胶布等
专科要点	1. 交接与评估技术 （1）操作前：从意识、精神状态、心率、呼吸、体温、皮温、末梢循环、用药等进行交接 （2）操作中：监测患者心率、呼吸是否在正常范围；用药用量、给药速度、通路情况 （3）操作后：进行心率、呼吸、体温监测 （4）健康管理：向患儿父母讲解过敏迟发反应的相关知识，耐心解答父母提出的一些问题，告知父母患儿以后避免使用头孢类药品，并要做好过敏反复发作的预防，患儿再次就医时一定告知医生头孢过敏史

续表

<table>
<tr><td rowspan="2">专科要点</td><td>2. 心电监测技术
（1）操作前：评估仪器状态，查看时间是否与北京时间一致；检查仪器功能及导线连接是否正常。评估患儿皮肤是否完整、无破损
（2）操作中：粘贴电极片于合适位置（避开除颤区域），根据患儿不同年龄和上臂围的情况选择不同宽度的袖带，查看波形并调整好导联；观察心电波形有无异常情况；评估患儿生命体征，设置报警界限
（3）操作后：按分级护理及病情查看患儿，动态评估患儿心率、血压、呼吸、血氧饱和度。4～7岁患儿生命体征正常值：呼吸 20～25 次 /min，脉搏 80～100 次 /min，收缩压（mmHg）= 80 +（年龄 ×2），舒张压为收缩压的 2/3，异常情况及时告知医生处理。勿关闭报警提示音
（4）健康管理：告知患儿及家属避免在监护仪附近使用手机，以免干扰监测波形，翻身时避免导联线打折、缠绕，指导家属学会观察电极片周围皮肤情况，患儿如有痒感或不适以及仪器发出报警，及时告诉医务人员</td></tr>
<tr><td>3. 静脉留置针输液技术
（1）操作前：评估患儿输液部位皮肤、血管情况，药物配置是否正确
（2）操作中：选择粗、直、弹性好的静脉，在满足治疗前提下使用最小型号、最短的留置针穿刺，根据患儿的年龄、病情和药物性质调节滴速，评估患儿反应。定时巡视，观察有无输液反应，观察穿刺部位有无红、肿、热、痛、渗出等表现
（3）操作后：观察用药后有无外渗及皮肤发白等静脉炎情况；留置针 72～96h 拔出
（4）健康管理：告知患儿及家长注意不要抓挠留置针，告知家属不要随意调节滴数，穿刺部位的肢体避免用力过度或剧烈活动，观察输液处有无红肿胀痛及全身不适等情况，出现异常、及时告知医护人员</td></tr>
<tr><td rowspan="2">情景插入</td><td>1. 过敏性休克</td></tr>
<tr><td>2. 儿童呼吸衰竭</td></tr>
</table>

【情景处置护理风险清单】

（一）过敏性休克风险清单

<table>
<tr><td colspan="2">护理风险点：过敏引起的休克、呼吸心搏骤停</td></tr>
<tr><td colspan="2">风险人群：过敏性体质者、药物过敏患者、严重哮喘患者</td></tr>
<tr><td>预防要点：</td><td>完成情况</td></tr>
<tr><td>1. 严格掌握用药原则</td><td>是□否□</td></tr>
<tr><td>2. 仔细询问过敏史</td><td>是□否□</td></tr>
<tr><td>3. 按要求进行药物皮肤过敏实验，做好观察</td><td>是□否□</td></tr>
<tr><td>4. 随时备好抢救药物及设备，快速识别过敏性休克的发生</td><td>是□否□</td></tr>
<tr><td>识别要点：</td><td>完成情况</td></tr>
<tr><td>5. 皮肤瘙痒、皮疹、呼吸困难、胸闷气促、面色苍白、大汗淋漓、脉搏细弱，严重时出现意识丧失、抽搐、大小便失禁等</td><td>是□否□</td></tr>
<tr><td>紧急处理要点：</td><td>完成情况</td></tr>
<tr><td>6. 迅速通知医师，就地平卧抢救，输液者更换药液及输液管</td><td>是□否□</td></tr>
</table>

续表

7. 吸氧，清理呼吸道分泌物，备好气管插管用物	是□否□
8. 建立两条静脉通路，遵医嘱用药，首选药物为 0.1% 盐酸肾上腺素、糖皮质激素、升压药、抗组胺药物	是□否□
9. 如出现心搏骤停，配合医生进行心肺复苏	是□否□
10. 随时观察并记录生命体征、病情变化及用药情况	是□否□

（二）儿童发生呼吸衰竭风险防范及处置清单

护理风险点：呼吸衰竭、多器官功能衰竭、死亡	
风险人群：肺部感染、呼吸道梗阻患者	
预防要点：	完成情况
1. 抬高床头，或抬高患儿上半身，取半坐卧位	是□否□
2. 保持呼吸道通畅	是□否□
3. 各项护理操作集中进行，降低机体耗氧量	是□否□
4. 告知家属如患儿出现面色发绀，气促、呼吸困难，抽搐等异常，及时报告医生	是□否□
识别要点：	完成情况
5. 发绀、烦躁、意识模糊、昏迷、惊厥、呼吸节律、频率改变、呼吸困难	是□否□
紧急处理要点：	完成情况
6. 立即清理呼吸道，保持呼吸道通畅，防止窒息，通知医生	是□否□
7. 遵医嘱给予氧气吸入、心电监护、用药，必要时机械通气	是□否□
8. 必要时转 PICU 治疗	是□否□

五、小儿肺炎相关护理技能案例

【情景案例】

病例	王某，男，4 岁，患儿因发热、咳嗽 4d，气促 1d 入院。既往身体健康。查体：体温 38.3℃，脉搏 136 次 /min，呼吸 35 次 /min，经皮测脉氧饱和度 90%，体重：20kg。入院诊断：支气管肺炎。今晨，患儿咳嗽渐加重，伴有喘憋，咳嗽时有痰液咳出，痰液黏稠色黄。患儿面色略苍白，精神萎靡，鼻翼扇动，有轻度三凹征，通知医生，医嘱予以布地奈德、复方异丙托溴铵雾化吸入 1 次，予以持续心电监护，鼻导管吸氧 2L/min，吸痰 1 次

续表

<table>
<tr><td>分析</td><td>【护理诊断】
1. 存在的护理诊断
（1）气体交换受损：呼吸 35 次 /min，与肺部炎症有关
（2）清理呼吸道无效：咳嗽时有痰液咳出，痰液黏稠色黄，与痰液黏稠、患儿体弱、无力排痰有关
（3）体温过高：体温 38.3℃，与肺部感染有关
2. 潜在的护理诊断
有心力衰竭的危险：患儿面色苍白，精神萎靡，脉搏 136 次 /min
【涉及操作】
氧气吸入技术、心电监测技术、空气压缩雾化吸入技术</td></tr>
<tr><td>用物准备</td><td>吸引器、吸痰管、手套、生理盐水或无菌注射用水、手电筒、听诊器、空气压缩雾化机、雾化器一套、纱布、治疗卡、笔、雾化药、一次性氧气装置（含鼻氧管）、四防卡、输氧卡</td></tr>
<tr><td rowspan="3">专科要点</td><td>1. 氧气吸入技术
（1）操作前：检查周围环境有无做好“四防”，评估患儿（鼻腔有无出血、鼻中隔偏曲、破损，注鼻腔通畅情况、患儿配合情况等）
（2）操作中：检查氧气装置有无漏气，检查鼻氧管有无漏气，根据医嘱调节氧流量，儿童氧流量为 1 ～ 2L/min
（3）操作后：观察患儿反应，有无不适
（4）健康管理：指导患儿家属用氧安全相关知识，如有不适及时告知医务人员</td></tr>
<tr><td>2. 心电监测技术
（1）操作前：评估仪器状态，查看时间是否与北京时间一致；检查仪器功能及导线连接是否正常。评估患儿皮肤是否完整、无破损
（2）操作中：粘贴电极片于合适位置（避开除颤区域），根据患儿不同年龄和上臂围的情况选择不同宽度的袖带，查看波形并调整好导联；观察心电波形有无异常情况；评估患儿生命体征，设置报警界限
（3）操作后：按分级护理及病情查看患儿，动态评估患儿心率、血压、呼吸、血氧饱和度。4 ～ 7 岁患儿生命体征正常值：呼吸 20 ～ 25 次 /min，脉搏 80 ～ 100 次 /min，收缩压（mmHg）= 80 +（年龄 ×2），舒张压为收缩压的 2/3，异常情况及时告知医生处理。勿关闭报警提示音
（4）健康管理：告知患儿及家属避免在监护仪附近使用手机，以免干扰监测波形，翻身时避免导联线打折、缠绕，指导家属学会观察电极片周围皮肤情况，如患儿有痒感或不适以及仪器发出报警，及时告诉医务人员</td></tr>
<tr><td>3. 空气压缩雾化吸入技术
（1）操作前：评估患儿（用药史、过敏史、呼吸道是否通畅、面部及口腔有无溃疡、破损等，半小时内是否进食）
（2）操作中：协助患儿取半坐卧位，连接雾化器进气口与雾化装置出口，开机，必要时进行翻身、叩背，协助排痰
（3）操作后：观察患儿反应，是否有呼吸改善
（4）健康管理：告知家属雾化后要清洁口鼻及面部，指导家属拍背，清洁雾化器，定期消毒更换雾化面罩</td></tr>
<tr><td rowspan="2">情景插入</td><td>1. 小儿心力衰竭</td></tr>
<tr><td>2. 洋地黄类药物使用风险</td></tr>
</table>

【情景处置护理风险清单】

（一）小儿心力衰竭风险清单

护理风险点：心力衰竭导致心搏骤停	
风险人群：肺部感染、心脏疾病患者	
预防要点：	完成情况
1. 保持安静，避免患儿烦躁、哭闹，抬高床头 30° ～ 45°	是□否□
2. 合理喂养，少量多餐，防止过饱，婴儿吸吮困难者采用鼻饲	是□否□
3. 遵医嘱调节输液速度	是□否□
识别要点：	完成情况
4. 患儿呼吸困难加重，婴儿＞ 60 次 /min，幼儿＞ 50 次 /min，儿童＞ 30 次 /min	是□否□
5. 心率加快，婴儿＞ 160 次 /min，幼儿＞ 140 次 /min，儿童＞ 120 次 /min，不能用发热或缺氧解释	是□否□
6. 患儿烦躁、喂养困难、尿少、多汗、发绀、呛咳、阵发性呼吸困难	是□否□
紧急处理要点：	完成情况
7. 卧床休息，保持呼吸道通畅，呼吸困难者予氧气吸入	是□否□
8. 控制水钠入量，每日水分摄入 50 ～ 60ml/kg。输液速度每小时不超过 5ml/kg。记录 24h 出入量	是□否□
9. 遵医嘱使用强心、镇静、利尿剂	是□否□

（二）洋地黄类药物使用风险清单

护理风险点：心律失常	
风险人群：使用洋地黄类药物的患者	
临床表现：窦性心动过缓、房室传导阻滞及阵发性心动过速	
操作要点：	完成情况
1. 符合用药指征，如心衰等	是□否□
2. 每次使用前测量脉搏，婴幼儿＜ 90 次 /min，儿童＜ 80 次 /min，年长儿＜ 60 次 /min，需暂停用药 1 次并报告医生	是□否□
3. 二人核对，剂量准确，用法准确	是□否□
4. 洋地黄中毒时应立即停用洋地黄和利尿剂，同时补充钾盐	是□否□

六、小儿热性惊厥相关护理技能案例

【情景案例】

病例	赵某，男，1 岁，患儿因发热 2h、突发惊厥 2min 来院，发作前有惊跳、抖动、发呆或烦躁不安等先兆。既往健康状况良好。查体：体温 39.5℃，已停止抽搐，喉间可闻及痰鸣音。家属描述抽搐时神志不清，牙关紧闭，头向后仰，两眼球凝视、上翻，口唇发绀，口吐白沫，面部和四肢肌肉强直性和阵挛性抽动。入院诊断：热性惊厥。立即开放气道、吸痰，遵医嘱给予心电监护，鼻导管给氧 2L/min，医嘱予以苯巴比妥 100mg 肌内注射
分析	【护理诊断】 1. 存在的护理诊断 （1）体温过高：体温 39.5℃，与感染有关 （2）恐惧：与家长担心患儿病情、无法应对惊厥发作有关 2. 潜在的护理诊断 （1）有误吸的危险：与意识障碍、咳嗽反射减弱有关 （2）有受伤的危险：与意识障碍、惊厥导致不能自主控制有关 【涉及操作】 交接与评估、肌内注射技术、经口 / 鼻吸痰技术
用物准备	急救车、氧气装置 1 套、一次性鼻氧管、小杯内盛清水、棉签、剪刀、手电筒、输氧卡、注射器、碘附、砂轮、药品、负压吸引器、吸痰管数根、手套、无菌罐内盛纱布，必要时备压舌板、口咽气道等
专科要点	1. 交接与评估 （1）操作前：从生命体征、意识、行为、瞳孔、面色等进行交接 （2）操作中：监测患者生命体征是否在正常范围；用药用量、给药速度、通路情况；氧管是否通畅固定 （3）操作后：记录惊厥发作类型及持续时间 （4）健康管理：向患儿父母讲解惊厥病因、治疗、护理、预后相关知识，告知患儿父母诱发惊厥的因素，如闪烁的灯光、睡眠不足、活动过度等。患儿惊厥发作时平卧，头偏向一侧（呕吐者可侧卧），解开衣领。专人守护，移开周围可能伤害患儿的物品，不可移动患儿或强力按压及约束肢体，不可将物品塞入患儿口中或强力撬开紧闭的牙关，保持呼吸道通畅。观察惊厥发作情况，按时给予抗惊厥口服药物，一旦出现异常，及时告知医生

续表

<table>
<tr><td rowspan="2">专科要点</td><td>2. 肌内注射技术
（1）操作前：评估患儿病情、意识状态及合作程度；评估患儿注射部位状况
（2）操作中：操作规范，注射过程中观察患儿身体反应及生命体征变化；对 2 岁以下婴幼儿不宜选用臀大肌注射，最好选用股外侧肌、臀中肌和臀小肌注射，定位方法为：①股外侧肌注射定位法。大腿中段外侧。②臀中肌、臀小肌注射定位法。以食指尖和中指尖分别置于髂前上棘和髂嵴下缘处，在髂嵴、食指、中指之间构成一个三角形区域，其食指与中指构成的内角为注射区；髂前上棘外侧三横指处（以患者的手指宽度为准）
（3）操作后：观察患儿抽搐是否缓解，观察注射部位有无红肿、疼痛、发热等症状
（4）健康管理：告知患儿家长注射药物的作用及注意事项；指导患儿发热时家庭护理</td></tr>
<tr><td>3. 经口 / 鼻吸痰技术
（1）操作前：评估患儿病情、意识状态、生命体征、合作程度、口腔及鼻腔有无损伤
（2）操作中：儿童吸引负压＜ 40kPa，吸引时间＜ 15s，观察患儿面色及生命体征变化
（3）操作后：观察患儿痰液性状、颜色、量
（4）健康管理：安抚患儿家属，消除恐惧情绪；指导家属保持患儿气道通畅，惊厥发作时平卧，呕吐时侧卧，防止误吸</td></tr>
<tr><td rowspan="2">情景插入</td><td>1. 惊厥发作</td></tr>
<tr><td>2. 误吸</td></tr>
</table>

【情景处置护理风险清单】

（一）惊厥发作风险清单

<table>
<tr><td colspan="2">护理风险点：惊厥引起误吸、受伤和呼吸抑制</td></tr>
<tr><td colspan="2">风险人群：婴幼儿</td></tr>
<tr><td>预防要点：</td><td>完成情况</td></tr>
<tr><td>1. 有惊厥史的患儿积极治疗惊厥病因，预防惊厥复发</td><td>是□否□</td></tr>
<tr><td>2. 告知患儿父母诱发惊厥的因素，如闪烁的灯光、睡眠不足、活动过度等</td><td>是□否□</td></tr>
<tr><td>3. 告知家属如出现患儿双眼凝视、口角面肌抽动、四肢踩踏板或划船样运动，呼之不应等异常，及时报告医生</td><td>是□否□</td></tr>
<tr><td>识别要点：</td><td>完成情况</td></tr>
<tr><td>4. 全身性或者局部肌群出现强直或阵挛性抽动，伴意识障碍；凝视、斜视、眨眼运动；面肌抽动似咀嚼，吸吮动作；单一肢体震颤、固定；四肢踩踏板或划船样运动；失神或呼吸暂停发作</td><td>是□否□</td></tr>
<tr><td>紧急处理要点：</td><td>完成情况</td></tr>
<tr><td>5. 发作时就地抢救，平卧，头偏向一侧（呕吐者可侧卧），解开衣领，及时清除口鼻腔分泌物及呕吐物，立即通知医生，遵医嘱给氧。惊厥停止后自主呼吸无恢复，应实施人工呼吸，备好吸痰器、气管插管等急救物品</td><td>是□否□</td></tr>
<tr><td>6. 用药：惊厥超过 5min 遵医嘱给予止惊药物，静脉注射地西泮，每次 0.3 ～ 0.5mg/kg，注射不超过每分钟 2mg，注射地西泮时医生必须在场</td><td>是□否□</td></tr>
<tr><td>7. 专人守护，使用床档，移开周围可能伤害患儿的物品，防意外伤害</td><td>是□否□</td></tr>
</table>

（二）误吸风险清单

护理风险点：误吸、窒息	
风险人群：吞咽障碍、婴幼儿	
预防要点：	完成情况
1. 抬高床头，或抬高患儿上半身	是□否□
2. 少量多餐，勿过饱	是□否□
3. 告知家属如患儿出现呛咳、面色发绀，气促等症状，立即告知医护人员	是□否□
识别要点：	完成情况
4. 剧烈呛咳、面色发绀、烦躁、气道梗阻、呼吸困难、心搏骤停	是□否□
紧急处理要点：	完成情况
5. 立即将头偏向一侧，保持呼吸道通畅，通知医生	是□否□
6. 清理呼吸道，必要时负压吸引	是□否□
7. 遵医嘱给予氧气吸入	是□否□
8. 遵医嘱协助医生给予气管插管等紧急处理，并做好护理记录	是□否□

七、小儿过敏性休克相关护理技能案例

【情景案例】

病例	患儿，男，1 岁 8 个月，患儿因发现肛周脓肿半个月入院，既往患儿家属诉健康状况良好，无过敏史。给予头孢唑啉钠（巴利康）抗感染治疗，入院当日皮试，双人查看皮试结果为阴性，输液过程中护士巡视病房发现患儿呼吸急促，面色苍白，意识不清，查体：脉搏 165 次 /min，呼吸 35 次 /min，血压 74/51mmHg，血氧饱和度 90%。诊断：过敏性休克。医嘱予以心电监测，面罩吸氧 2L/min 及抗过敏治疗
分析	【护理诊断】 1. 存在的护理诊断 （1）组织灌注量改变：面色苍白，脉搏 165 次 /min，血压 74/51mmHg，与微循环障碍、有效循环血量不足有关 （2）气体交换受损：呼吸 35 次 /min，血氧饱和度 90%，与患儿呼吸急促有关 2. 潜在的护理诊断 （1）有呼吸心搏骤停的危险：与过敏反应有关 （2）有窒息的危险：与过敏所致喉头水肿有关 【涉及操作】 过敏性休克应急处置技术、心电监测技术、面罩吸氧技术
用物准备	急救车、治疗盘、止血带、一次性注射器 2 个、输液器、皮试盒、无菌治疗碗（浸有生理盐水的纱布），电极片、心电监护、医嘱单、输液卡、氧压表、输氧面罩、氧气装置、弯盘、输氧卡、手电筒、快速手消毒剂、PDA、医用垃圾桶、生活垃圾桶等

续表

<table>
<tr><td rowspan="3">专科要点</td><td>1. 过敏性休克应急处置技术
（1）操作前：快速评估用药史、病情
（2）操作中：立即去枕平卧位，头偏向一侧，就地抢救；夹闭输液管路，更换生理盐水及输液器，同时通知医生，保留原液体及输液器抢救完毕封存送检；建立第二组静脉通路，遵医嘱给予扩容药物，心搏骤停者予以心肺复苏治疗
（3）操作后：监测生命体征并记录</td></tr>
<tr><td>2. 心电监测技术
（1）操作前：评估仪器状态，查看时间是否与北京时间一致；检查仪器功能及导线连接是否正常。评估患儿皮肤是否完整、无破损
（2）操作中：粘贴电极片于合适位置（避开除颤区域），根据患儿不同年龄和上臂围的情况选择不同宽度的袖带，查看波形并调整好导联；观察心电波形有无异常情况；评估患儿生命体征，设置报警界限
（3）操作后：按分级护理及病情查看患儿，动态评估患儿心率、血压、呼吸、血氧饱和度。1 ～ 3 岁患儿生命体征正常值：呼吸 25 ～ 30 次 /min，脉搏 100 ～ 120 次 /min，收缩压（mmHg）＝ 80 ＋（年龄 ×2），舒张压为收缩压的 2/3，异常情况及时告知医生处理。勿关闭报警提示音
（4）健康管理：告知患儿家属避免在监护仪附近使用手机，以免干扰监测波形，翻身时避免导联线打折、缠绕，指导家属学会观察电极片周围皮肤情况，如患儿有痒感或不适以及仪器发出报警，及时告诉医务人员</td></tr>
<tr><td>3. 面罩吸氧技术
（1）操作前：检查周围环境有无做好“四防”，评估患儿（鼻腔有无出血、鼻中隔偏曲、破损，注鼻腔通畅情况、患儿配合情况等）
（2）操作中：根据医嘱调节氧流量，儿童氧流量为 3 ～ 5L/min，婴幼儿 2 ～ 4L/min
（3）操作后：观察患儿反应，有无不适
（4）健康管理：指导患儿家属用氧安全相关知识，如有不适，及时告知医务人员</td></tr>
<tr><td rowspan="2">情景插入</td><td>1. 过敏性休克</td></tr>
<tr><td>2. 误吸</td></tr>
</table>

【情景处置护理风险清单】

（一）急性过敏性休克风险清单

<table>
<tr><td colspan="2">护理风险点：休克、呼吸心搏骤停</td></tr>
<tr><td colspan="2">风险人群：过敏性体质者、药物过敏患者、严重哮喘患者</td></tr>
<tr><td>预防要点：</td><td>完成情况</td></tr>
<tr><td>1. 询问既往药物过敏史，备药物过敏急救盒</td><td>是□否□</td></tr>
<tr><td>2. 告知家属若患儿用药过程中出现胸闷、气促、呼吸困难、面色苍白，及时告知医护人员</td><td>是□否□</td></tr>
<tr><td>识别要点：</td><td>完成情况</td></tr>
<tr><td>3. 皮肤瘙痒、皮疹、胸闷、气促、呼吸困难、血压低于 80/50mmHg</td><td>是□否□</td></tr>
<tr><td>紧急处理要点：</td><td>完成情况</td></tr>
<tr><td>4. 立即取平卧位，夹闭输液管路，更换生理盐水及输液器。同时立即通知医生</td><td>是□否□</td></tr>
<tr><td>5. 每 15 ～ 30 min 监测 1 次生命体征变化</td><td>是□否□</td></tr>
<tr><td>6. 遵医嘱使用肾上腺素等药物，积极配合做好液体复苏等紧急处理，做好护理记录</td><td>是□否□</td></tr>
</table>

（二）小儿外科误吸防范与处置清单

风险点：小儿喉头水肿、气道痉挛、痰堵	
风险人群：呼吸道堵塞风险儿童，如过敏性休克、全麻术后、吞咽异常、口鼻及呼吸道分泌物多的小儿	
临床表现：双肺闻及痰鸣音及哮鸣音、呼吸困难、面色发绀、三凹征明显、大汗淋漓	
预防要点：	完成情况
1. 头偏向一侧，平卧或抬高床头 15° ～ 30°	是□否□
2. 若有气道分泌物，立即清理，保持呼吸道通畅	是□否□
3. 出现呼吸不畅等症状时，应立即告知医护人员	是□否□
4. 按等级护理要求巡视病房并观察病情变化	是□否□
5. 遵医嘱给予雾化吸入及治疗	是□否□
识别要点：	完成情况
6. 剧烈呛咳、发绀、喘鸣、三凹征明显、气道梗阻、呼吸困难、大汗淋漓、血氧饱和度下降，心率明显增快或者心搏骤停	是□否□
处理要点：	完成情况
7. 发现异常立即通知医生和其他护士，并带急救车	是□否□
8. 电动负压吸引，清除呼吸道分泌物，高流量面罩吸氧	是□否□
9. 出现呼吸心搏骤停配合医生心肺复苏，并通知麻醉科进行气管插管	是□否□
10. 严密观察生命体征、神志及瞳孔，随时记录	是□否□

八、小儿气道异物相关护理技能案例

【情景案例】

病例	杨某，男，1 岁 9 个月，患儿因呛入花生 3h 入院。既往健康状况良好。查体：测体温 36.9℃，脉搏 126 次 /min，呼吸 35 次 /min，血压 90/54mmHg，伴剧烈咳嗽，气促。入院诊断：气道异物。医嘱予以心电监测，鼻导管给氧 2L/min
分析	【护理诊断】 1. 存在的护理诊断 气体交换受损：剧烈咳嗽、气促，与气道异物有关 2. 潜在的护理诊断 （1）有窒息的风险：与气道异物有关 （2）有呼吸衰竭的危险：与气道梗阻有关 【涉及操作】 心电监测技术、氧气吸入技术、海姆立克急救技术

续表

<table>
<tr><td>用物准备</td><td>心电监护仪、电极片、生理盐水或 75% 乙醇、纱布、记录单、小杯内盛清水、一次性氧气装置（含鼻氧管）、四防卡、输氧卡、医嘱单、输液卡、遵医嘱准备药液、输液器、止血带、留置针、基础治疗盘等</td></tr>
<tr><td rowspan="3">专科要点</td><td>1. 心电监测技术
（1）操作前：评估仪器状态，查看时间是否与北京时间一致；检查仪器功能及导线连接是否正常。评估患儿皮肤是否完整、无破损
（2）操作中：粘贴电极片于合适位置（避开除颤区域），根据患儿不同年龄和上臂围的情况选择不同宽度的袖带，查看波形并调整好导联；观察心电波形有无异常情况；评估患儿生命体征，设置报警界限
（3）操作后：按分级护理及病情查看患儿，动态评估患儿心率、血压、呼吸、血氧饱和度。1 ～ 3 岁患儿生命体征正常值：呼吸 25 ～ 30 次 /min，脉搏 100 ～ 120 次 /min，收缩压（mmHg）= 80 +（年龄 ×2），舒张压为收缩压的 2/3，异常情况及时告知医生处理。勿关闭报警提示音
（4）健康管理：告知患儿及家属避免在监护仪附近使用手机，以免干扰监测波形，翻身时避免导联线打折、缠绕，指导家属学会观察电极片周围皮肤情况，如患儿有痒感或不适以及仪器发出报警，及时告诉医务人员</td></tr>
<tr><td>2. 氧气吸入技术
（1）操作前：检查周围环境有无做好“四防”，评估患儿（鼻腔有无出血、鼻中隔偏曲、破损，注鼻腔通畅情况、患儿配合情况等）
（2）操作中：检查氧气装置有无漏气，检查鼻氧管有无漏气，根据医嘱调节氧流量，儿童氧流量为 1 ～ 2L/min
（3）操作后：观察患儿反应，有无不适
（4）健康管理：指导患儿家属用氧安全相关知识，如有不适，及时告知医务人员</td></tr>
<tr><td>3. 海姆立克急救技术
（1）操作前：评估患儿突然无法呼吸、咳嗽或说话，或者脸色发青，判断是否属于呼吸道异物梗死
（2）操作中：＜ 1 岁患儿不可使用海姆立克急救法，应改为拍背压胸法，将患儿趴在大人前臂，倚靠操作者的大腿上，头部稍向下前倾，用掌根在其背部两肩胛骨间拍背 5 次，再将患儿翻正，在两乳头连线下一拇指处，用食指和中指快速按压 4 ～ 5 次，重复以上动作直到异物吐出；≥ 1 岁患儿可使用海姆立克急救法，站立位时从背后抱住患儿腹部，使患儿处于前倾位，头部略低，在肚脐眼上两横指处一手握拳，另一手包住拳头，快速向后上方冲击 5 次，直到异物吐出
（3）操作后：观察异物是否吐出，患儿呼吸、面色是否恢复
（4）健康管理：切忌将婴幼儿双脚抓起倒吊从背部拍打，以免引起颈椎损伤；告知患儿家属避免食物和异物卡喉的方法：①将食物切成细块；②充分咀嚼；③口中含有食物时避免大笑、哭闹、讲话或跑跳；④不允许儿童将小的玩具放入口中</td></tr>
<tr><td rowspan="2">情景插入</td><td>1. 气道梗阻</td></tr>
<tr><td>2. 呼吸衰竭</td></tr>
</table>

【情景处置护理风险清单】

（一）儿童气道梗阻风险防范及处置清单

护理风险点：气道梗阻	
风险人群：婴幼儿	
预防要点：	完成情况
1. 避免儿童口内含物的习惯	是□否□
2. 小于 3 岁儿童应尽量少吃干果、豆类	是□否□
识别要点：	完成情况
3. 用力咳嗽，用拇指和手指抓住自己的喉部、重度患者无法说话或哭喊、微弱、无力的咳嗽或者完全没有咳嗽，呼吸困难加重、面色发绀	是□否□
4. 咳嗽时可能有哮鸣音，重度患者吸气时出现尖锐的噪音或者完全没有噪音	是□否□
紧急处理要点：	完成情况
5. 轻者鼓励患儿继续咳嗽，不干扰患儿自行解除梗阻，但要监测患儿情况	是□否□
6. 梗阻持续加重立即采取腹部快速冲击（海姆立克）法解除窒息，通知医生	是□否□
7. 失去反应立即心肺复苏，胸外按压后开放气道，查找异物，能看见用手取出；未发现异物，继续心肺复苏	是□否□
8. 进行 5 个循环或 2min 心肺复苏后，如无反应，协助医生给予抢救处理	是□否□

（二）儿童发生呼吸衰竭风险防范及处置清单

护理风险点：呼吸衰竭、多器官功能衰竭、死亡	
风险人群：肺部感染、呼吸道梗阻患者	
预防要点：	完成情况
1. 抬高床头，或抬高患儿上半身，取半坐卧位	是□否□
2. 保持呼吸道通畅	是□否□
3. 各项护理操作集中进行，降低机体耗氧量	是□否□
4. 告知家属如出现患儿面色发绀，气促、呼吸困难，抽搐等异常，及时报告医生	是□否□
识别要点：	完成情况
5. 发绀、烦躁、意识模糊、昏迷、惊厥、呼吸节律、频率改变、呼吸困难	是□否□
紧急处理要点：	完成情况
6. 立即清理呼吸道，保持呼吸道通畅，防止窒息，通知医生	是□否□
7. 遵医嘱给予氧气吸入、心电监测、用药，必要时机械通气	是□否□
8. 必要时转 PICU 治疗	是□否□

九、小儿糖尿病相关护理技能案例

【情景案例】

病例	李某，女，12岁，因呕吐、腹痛3d，嗜睡半小时急诊入院。既往身体健康，患儿入院前2d出现呕吐、腹痛，呕吐为非喷射性，呕吐物为所进饮食。患儿自发病以来食欲减退、尿频、消瘦，无发热、咳嗽症状。查体：体温36.8℃，心率68次/min，呼吸36次/min，体重32kg。患儿可唤醒，呼吸深快，呼气有烂苹果味，皮肤黏膜干燥，弹性差。小便常规示：尿糖（＋＋＋＋）、尿酮体（＋）；血常规示：血糖22.1mmol/L。入院诊断：糖尿病，医嘱予测手指血糖、采血气。建立双静脉通路，0.9%氯化钠500ml静脉泵入500ml/h，1h监测血糖1次，持续心电监护，留取尿标本
分析	【护理诊断】 1. 存在的护理诊断 （1）营养失调：低于机体需要量，食欲减退，消瘦，与胰岛素缺乏所致代谢紊乱有关 （2）体液不足：皮肤黏膜干燥、弹性差，与血糖升高、尿渗透压增高、呕吐有关 （3）知识缺乏：患儿及家长缺乏糖尿病控制的有关知识和技能 2. 潜在的护理诊断 （1）有感染的危险：与蛋白质代谢紊乱所致抵抗力低下有关 （2）有低血糖的危险：与注射胰岛素过量有关 【涉及操作】 动脉血标本采集技术、静脉留置针输液技术、心电监测技术
用物准备	动脉采血针、化验条码、75%乙醇、棉签、锐器盒、心电监护仪、电极片、输液器、生理盐水500ml、留置针、透明敷贴、胶布、止血带、碘附、橡胶塞、头皮针等
专科要点	1. 动脉血标本采集技术 （1）操作前：评估患儿有无血液性疾病或服用抗凝药物，评估皮肤情况有无破损，桡动脉穿刺前Allen实验评估 （2）操作中：动脉采血过程中密切观察生命体征，观察患儿是否有面色苍白、头晕、心悸等不良反应；观察采血量是否符合要求，标本质量是否无溶血、无污染，确保检验结果准确性 （3）操作后：观察采血部位有无出血、淤青、血肿等情况，是否有动脉损伤等并发症 （4）健康管理：拔针后针眼的按压一定要准确、力量有效、时间充足，至穿刺点无渗血为止，告知家属注意观察患儿穿刺手掌颜色无苍白、感觉及运动障碍情况
	2. 静脉留置针输液技术 （1）操作前：评估患儿输液部位皮肤、血管情况，药物配置是否正确 （2）操作中：选择粗、直、弹性好的静脉，在满足治疗前提下使用最小型号、最短的留置针穿刺，根据患儿的年龄、病情和药物性质调节滴速，评估患儿反应。定时巡视，观察有无输液反应，观察穿刺部位有无红、肿、热、痛、渗出等表现 （3）操作后：观察用药后有无外渗及皮肤发白等静脉炎情况；留置针72～96h拔出 （4）健康管理：告知患儿及家长注意不要抓挠留置针，告知家属不要随意调节滴数，穿刺部位的肢体避免用力过度或剧烈活动，观察输液处有无红肿胀痛及全身不适等情况，出现异常，及时告知医护人员

续表

专科要点	3. 心电监测技术 （1）操作前：评估仪器状态，查看时间是否与北京时间一致；检查仪器功能及导线连接是否正常。评估患儿皮肤是否完整、无破损 （2）操作中：粘贴电极片于合适位置（避开除颤区域），根据患儿不同年龄和上臂围的情况选择不同宽度的袖带，查看波形并调整好导联；观察心电波形有无异常情况；评估患儿生命体征，设置报警界限 （3）操作后：按分级护理及病情查看患儿，动态评估患儿心率、血压、呼吸、血氧饱和度。8～14岁患儿生命体征正常值：呼吸18～20次/min，脉搏70～90次/min，收缩压（mmHg）=80+（年龄×2），舒张压为收缩压的2/3，异常情况及时告知医生处理。勿关闭报警提示音 （4）健康管理：告知患儿及家属儿童糖尿病相关知识，消除紧张情绪，避免在监护仪附近使用手机，以免干扰监测波形，翻身时避免导联线打折、缠绕，指导家属学会观察电极片周围皮肤情况，患儿如有痒感或不适以及仪器发出报警，及时告诉医务人员
情景插入	1. 酮症酸中毒
	2. 低血糖
	3. 皮下血肿

【情景处置护理风险清单】

（一）酮症酸中毒的防范及处置清单

护理风险点：脑水肿、脑疝、低血钾	
风险人群：糖尿病患者、婴幼儿	
预防要点：	完成情况
1. 幼儿预防急性感染、过食	是□否□
2. 糖尿病患儿避免突然中断胰岛素治疗	是□否□
3. 随身携带糖块	是□否□
识别要点：	完成情况
4. 多饮、多尿、多食和体重下降	是□否□
5. 恶心、呕吐、腹痛、食欲不振，关节或肌肉疼痛	是□否□
6. 皮肤黏膜干燥、呼吸深长，呼气中有酮味，口唇樱红，脉细速，血压下降，患儿神志改变	是□否□
紧急处理要点：	完成情况
7. 保持呼吸道通畅，及时吸出呕吐物，必要时氧气吸入	是□否□
8. 迅速建立静脉通路，遵医嘱快速补液及胰岛素泵入治疗	是□否□
9. 遵医嘱监测血糖变化和其他化验室检查（尿常规、血气分析），及时汇报	是□否□
10. 观察患者神志、瞳孔、生命体征，准确记录出入液量，并做好记录	是□否□

（二）低血糖风险清单

护理风险点：惊厥、昏迷、休克或死亡	
风险人群：糖尿病患者	
预防要点：	完成情况
1. 准确注射胰岛素的量和种类	是□否□
2. 注射胰岛素后避免进食过少	是□否□
识别要点：	完成情况
3. 患儿突发饥饿感、心慌、软弱、脉速、多汗	是□否□
4. 怀疑低血糖时，立即测血糖，确认血糖值≤ 2.8mmol/L（糖尿病患者血糖值≤ 3.9mmol/L），立即通知医生处理	是□否□
紧急处理要点：	完成情况
5. 神志清醒者，平卧，立即口服 15 ～ 20g 糖类食品（葡萄糖为佳）	是□否□
6. 意识障碍者，遵医嘱予 10% 葡萄糖液静脉推注，患者取平卧位，建立静脉通路	是□否□
7. 每 15min 监测血糖 1 次至症状消失或血糖正常，做好护理记录	是□否□

（三）采动脉血气后皮下血肿风险清单

护理风险点：血栓形成	
风险人群：采动脉血气患者	
预防要点：	完成情况
1. 合理选择穿刺点，避免在同一部位反复穿刺	是□否□
2. 不反复进退，以免造成血管损伤	是□否□
3. 穿刺后按压一定要准确、力量有效、时间充足，全穿刺点无渗血为止，严重凝血机制障碍者应避免行动脉穿刺	是□否□
识别要点：	完成情况
4. 穿刺点周围皮肤苍白、毛孔增大，皮下肿胀、边界清楚。可发展至穿刺点周围皮肤发绀，肿块边界不清，水肿加剧	是□否□
5. 局部疼痛、灼热、活动受限	是□否□
紧急处理要点：	完成情况
6. 血肿轻微，可暂不行特殊处理	是□否□
7. 若肿胀加剧或血流小于 100ml/min，应立即按压穿刺点并同时用 50% 硫酸镁湿敷	是□否□
8. 发生 48h 内采取冷敷有利于止血，48h 后采取热敷有利于血肿吸收	是□否□

十、小儿白血病相关护理技能案例

【情景案例】

病例	患儿，男，7岁，因发热、乏力、全身散在出血点3d入院。患儿近2周来贫血伴周身出血点，浅表淋巴结不肿大，胸骨压痛（+），肝脏右肋下4cm。既往发育正常。查体：体温38.6℃，脉搏100次/min，呼吸25次/min，精神差，面色苍白。全身散在瘀点、瘀斑。实验室检查：白细胞55×10^9/L，血小板20×10^9/L，血红蛋白50g/L。确诊“急性淋巴细胞白血病”2年5个月，入院行抗感染，化疗对症治疗
分析	【护理诊断】 1. 存在的护理诊断 （1）体温过高：与大量白血病细胞浸润坏死和/或感染有关 （2）活动无耐力：与贫血致组织缺氧有关 （3）营养失调：低于机体需要量，与疾病过程中消耗增加、抗肿瘤治疗致恶心、呕吐、食欲下降以及摄入不足有关 （4）疼痛：与白血病细胞浸润有关 （5）恐惧：与病情重、侵入性治疗及护理技术操作多、预后不良等有关 （6）悲伤：与白血病久治不愈有关 2. 潜在的护理诊断 （1）有感染的危险：与机体免疫功能低下有关 （2）潜在并发症：出血 【涉及操作】 PICC维护技术、皮下注射技术、输血泵操作技术
用物准备	维护包、0.9%生理盐水、干纱布、75%乙醇或碘附、输液器、治疗盘、液体及药物、1ml注射器、20ml注射器、无菌棉签、输血泵、输血器
专科要点	1.PICC维护技术 （1）操作前：评估患儿置管日期、维护日期、敷料粘贴状态。检查穿刺点及周围皮肤、血管情况、置管侧肢体感觉及活动状况，触摸是否有触痛、硬结、条索，测量臂围，观察导管外露长度与PICC维护手册是否相符 （2）操作中：注意撕贴膜顺序以及无菌原则，消毒方法和范围，导管摆位置后无张力粘贴，注意查看穿刺点有无发红、肿胀或渗出物，妥善固定，记录维护时间，导管置入长度、外露长度及操作者姓名 （3）操作后：填写PICC维护手册 （4）健康管理：指导家属观察穿刺点有无渗血，贴膜是否出现潮湿、卷边、脱落等，导管内是否有回血

续表

<table>
<tr><td rowspan="2">专科要点</td><td>2. 皮下注射技术
（1）操作前：评估患儿的病情、治疗情况、用药史及药物过敏史；对用药的认知及合作程度；评估注射部位的皮肤情况
（2）操作中：注意药物的浓度、剂量、有效期、质量，注意进针的角度
（3）操作后：再次核对，安置合适体位
（4）健康管理：观察药物不良反应，指导患儿及家属勿按揉局部，以免影响局部药物吸收或者皮肤发绀</td></tr>
<tr><td>3. 输血泵操作技术
（1）操作前：评估患儿病情、意识、过敏史、自理能力、合作程度等，患者输血部位的皮肤及血管情况，输血泵的功能状态
（2）操作中：用生理盐水给专用输血器排气，注意莫菲氏壶内液面不要超过白色环形圈固定，正确安装输血器处于可控状态，据医嘱设定输注血液的剂量及速度，启动输血泵，注意正常运行
（3）操作后：加强巡视，做好记录
（4）健康管理：护士加强巡视，若输血泵报警，应查找可能发生的原因，如有气泡、堵塞等报警时，及时处理</td></tr>
<tr><td rowspan="3">情景插入</td><td>1. 化疗药物外渗</td></tr>
<tr><td>2.PICC 脱管</td></tr>
<tr><td>3. 化疗后毒副作用</td></tr>
</table>

【情景处置护理风险清单】

（一）化疗药物外渗的防范及处置清单

<table>
<tr><td colspan="2">护理风险点：皮肤溃疡甚至坏死</td></tr>
<tr><td colspan="2">风险人群：化疗患儿</td></tr>
<tr><td>预防要点：</td><td>完成情况</td></tr>
<tr><td>1. 宜用中心静脉导管</td><td>是□否□</td></tr>
<tr><td>2. 如用外周静脉输液，宜选择合适的血管</td><td>是□否□</td></tr>
<tr><td>3. 熟练掌握静脉注射技术，避免因穿刺失败而造成药物外渗，同时加强巡视</td><td>是□否□</td></tr>
<tr><td>识别要点：</td><td>完成情况</td></tr>
<tr><td>4. 注射部位出现局部肿胀、疼痛，皮肤温度低</td><td>是□否□</td></tr>
<tr><td>紧急处理要点：</td><td>完成情况</td></tr>
<tr><td>5. 立即停止该药液的输注，保留原针头接注射器尽力回抽漏于皮下的药液，拔除针头，立即通知医生及护士长</td><td>是□否□</td></tr>
<tr><td>6. 评估外渗药液的性质、量，以及患者局部皮肤的颜色、温度、有无疼痛等</td><td>是□否□</td></tr>
<tr><td>7. 若为腐蚀性药物外渗，立即用 0.9% 氯化钠 2ml ＋ 2%利多卡因 2ml ＋地塞米松 5mg 作局部环形封闭，酌情使用拮抗剂</td><td>是□否□</td></tr>
<tr><td>8. 根据药物性质酌情使用局部间断冷敷（长春新碱及奥沙利铂不能冷敷），同时预防冻伤</td><td>是□否□</td></tr>
<tr><td>9. 酌情选用喜疗妥、如意金黄散、湿润烧伤膏、止痛消炎膏等药物进行局部涂擦，减轻疼痛以及组织损伤，抬高患肢 48h，避免局部受压或揉搓</td><td>是□否□</td></tr>
<tr><td>10. 如上述处理无效，组织发生坏死，则由小儿外科处理，预防感染</td><td>是□否□</td></tr>
</table>

（二）PICC 脱管风险清单

护理风险点：脱管	
风险人群：PICC 带管患儿	
预防要点：	完成情况
1. 住院 PICC 带管患者建立《管道滑脱高危因素评估单》，高风险者每周评估 2 次	是□否□
2. 使用无菌透明敷料覆盖穿刺局部、固定导管。若出汗多、穿刺点出血或渗液，可选用纱布敷料	是□否□
3. 无菌透明敷料常规每 7d 更换 1 次，纱布敷料每 2d 更换 1 次，注明更换时间	是□否□
4. 更换敷料时应注意逆导管方向拆除原有敷料，避免带出导管	是□否□
5. 粘贴敷料时应注意无张力覆盖并塑形，使导管、皮肤、贴膜有效黏合，且应待消毒液充分干燥	是□否□
6. 每日观察敷料功能。穿刺部位出现渗液、渗血，敷料出现潮湿、松动、卷曲、完整性受损时，应及时更换	是□否□
7. 每日观察导管外露长度	是□否□
8. 若出现中、重度脱管（≥ 5cm），应及时报告医生，填写上报表传至肿瘤项目组	是□否□
识别要点：	完成情况
9.PICC 导管外露长度变长	是□否□
10. 导管贴膜严重卷边、松脱，导致导管打折或脱出	是□否□
紧急处理要点：	完成情况
11. 发生导管脱出后，先查看脱出刻度。若 PICC 导管脱出 3cm 以上，即需要在 X 线下重新定位导管位置后方可使用。原则上脱出的导管不可以推送回静脉内	是□否□
12. 根据导管尖端位置决定导管的使用药物范围及期限 （1）轻度脱出：导管尖端仍在上腔静脉内，回血畅。对头端闭合式、三向瓣膜 PICC 导管，应在无菌技术下，垂直修剪脱出体外多余的导管，重新安装连接器；对头端开口式导管，应将脱出部分盘曲，并在敷料下固定。 （2）中度脱出：导管尖端脱出在锁骨下静脉，即转变为中等长度导管使用。处理方法同轻度脱出，但不适宜长期输注腐蚀性较大的化疗药物；加强观察，及时发现并发症。 （3）重度脱出：导管脱出尖端位于肩关节以下部位静脉，易引起穿刺侧上肢疼痛、肿胀、穿刺部位渗液、静脉炎等，应及时拔出导管	是□否□

（三）化疗后毒副作用风险清单

护理风险点：化疗后毒副作用	
风险人群：化疗患儿	
预防要点：	完成情况
1. 骨髓抑制：监测血象，及时防治感染，观察有无出血倾向和贫血表现	是□否□
2. 恶心、呕吐：用药前半小时可给予止吐药	是□否□
3. 口腔溃疡：加强口腔护理，给予清淡、易消化的流质或半流质饮食，疼痛明显者，进食前可给予局麻药或敷以溃疡膜、溃疡糊剂等	是□否□

续表

4. 脱发：应用化疗药物前告知年长患儿及家长备好假发、帽子或围巾	是□否□
5. 出血性膀胱炎：鼓励患儿尤其是应用环磷酰胺者多饮水，遵医嘱水化和碱化尿液	是□否□
6. 库欣面容及情绪改变：多关心患儿，给予信心和鼓励，告知年长患儿及家长糖皮质激素停药后会消失	是□否□
7. 其他：如心脏毒性、神经毒性等	是□否□
识别要点：	完成情况
8. 贫血貌、发热、呕吐、皮肤黏膜出血、血尿、脱发	是□否□
紧急处理要点：	完成情况
9. 出现严重骨髓抑制时需注射升白针或输注红细胞或血小板	是□否□
10. 治疗期间以高热量、高蛋白、低脂、富含维生素、易消化的流质或半流质饮食为主，少食多餐，缓解恶心、呕吐等不适	是□否□
11. 呕吐严重时给予止吐药物	是□否□

十一、小儿误食中毒相关护理技能案例

【情景案例】

病例	患儿陈某，男，3 岁，因误食樟脑丸来院就诊。查体：患儿神志清楚，精神欠佳，腹部疼痛、恶心、呕吐，胸闷、气促等。入院诊断：误食药物。医嘱立即予以洗胃、抗毒物治疗
分析	【护理诊断】 1. 存在的护理诊断 （1）有误吸的危险：与误食樟脑丸、呕吐有关 （2）有窒息的危险：与误食樟脑丸、患儿胸闷有关 2. 潜在的护理诊断 有中毒的危险：与食入有害物质有关 【涉及操作】 心电监测技术、手卫生及无菌操作技术、洗胃技术
用物	急救车、棉签、剪刀、手电筒、心电监护仪、电极片、胃包（治疗碗、弯盘、止血钳、纱布数块、治疗巾、液状石蜡油棉球）、合适型号胃管、注射器 50ml、手套、生理盐水 250ml 数袋、听诊器、污物桶、治疗盘（三联瓶架、碘附、棉签、一次治疗巾、止血带、弯盘）、输液器、留置针、透明贴膜、胶布等，必要时备压舌板、口咽气道

续表

<table>
<tr><td rowspan="3">专科要点</td><td>1. 心电监测技术
（1）操作前：评估仪器状态，查看时间是否与北京时间一致；检查仪器功能及导线连接是否正常。评估患儿皮肤是否完整、无破损
（2）操作中：粘贴电极片于合适位置（避开除颤区域），根据患儿不同年龄和上臂围的情况选择不同宽度的袖带，查看波形并调整好导联；观察心电波形有无异常情况；评估患儿生命体征，设置报警界限
（3）操作后：按分级护理及病情查看患儿，动态评估患儿心率、血压、呼吸、血氧饱和度。4～7岁患儿生命体征正常值：呼吸20～25次/min，脉搏80～100次/min，收缩压（mmHg）=80+（年龄×2），舒张压为收缩压的2/3，异常情况及时告知医生处理。勿关闭报警提示音
（4）健康管理：告知家属避免在监护仪附近使用手机，以免干扰监测波形，翻身时避免导联线打折、缠绕，指导家属学会观察电极片周围皮肤情况，患儿如有痒感或不适以及仪器发出报警，及时告诉医务人员</td></tr>
<tr><td>2. 手卫生及无菌操作技术
（1）操作前：评估周围环境，评估工作人员仪表
（2）操作中：七步洗手法（内、外、夹、弓、大、立、腕），评估无菌洗胃包，按无菌操作打开外包装，评估无菌手套，撕掉外包装，取出内包装按无菌操作戴手套，戴无菌手套过程中双手不可触及周围物品，按无菌操作打开洗胃包
（3）操作后：脱手套，按无菌操作脱去手套，双手不能接触手套外侧面，处理用物，七步洗手法洗手
（4）健康管理：评估用物效期及灭菌期，戴手套时注意不可触及手套外面，已戴手套的手不可触及另一手的内面，如手套破裂，及时更换，脱手套不可触及外侧面</td></tr>
<tr><td>3. 洗胃技术
（1）操作前：评估患儿一般情况、中毒情况、合作程度；解释洗胃目的、注意事项、询问检查鼻腔疾患；评估物品
（2）操作中：取合适体位，测量插管长度，自鼻腔或口腔插入咽部嘱患者做吞咽动作，迅速将管插入，检查胃管是否在胃内，固定；用注射器抽取洗胃液洗净胃内容物，反复冲洗至干净。洗胃过程中密切观察患儿病情，生命体征，注意洗胃液出入量的平衡、颜色及气味。洗胃完毕，拔出胃管，清理患儿口鼻，取舒适体位
（3）操作后：密切观察生命指征，记录洗胃过程、灌洗液名称、洗胃量及洗出液的颜色、气味
（4）健康管理：安抚患儿，告知家属患儿暂禁食，密切观察患儿神志、呼吸和循环状态，监测生命体征。出现异常或不适立即告知医务人员</td></tr>
<tr><td rowspan="2">情景插入</td><td>1. 误吸、窒息</td></tr>
<tr><td>2. 突发抽搐</td></tr>
</table>

【情景处置护理风险清单】

（一）误吸风险清单

<table>
<tr><td colspan="2">护理风险点：误吸、窒息</td></tr>
<tr><td colspan="2">风险人群：吞咽障碍、婴幼儿</td></tr>
<tr><td>预防要点：</td><td>完成情况</td></tr>
</table>

续表

1. 取侧卧位，头偏向一侧或抬高床头	是□否□
识别要点：	完成情况
2. 剧烈呛咳、面色发绀、烦躁、气道梗阻、呼吸困难、心搏骤停	是□否□
紧急处理要点：	完成情况
3. 立即将头偏向一侧，保持呼吸道通畅，通知医生	是□否□
4. 清理呼吸道，必要时负压吸引	是□否□
5. 遵医嘱给予氧气吸入	是□否□
6. 遵医嘱协助医生给予气管插管等紧急处理，并做好护理记录	是□否□

（二）儿童发生抽搐风险防范及处置清单

护理风险点：误吸、受伤、毒副作用	
风险人群：惊厥、癫痫	
预防要点：	完成情况
1. 加强巡视及病情观察	是□否□
2. 指导用药及基础护理	是□否□
3. 随时备好抢救药物及设备	是□否□
4. 做好健康宣教及家庭指导	是□否□
识别要点：	完成情况
5. 窒息、呼吸困难、颜面口唇发绀、四肢抽动僵硬、大小便失禁、口吐分泌物、双眼凝视或上翻 、牙关紧闭	是□否□
紧急处理要点：	完成情况
6. 迅速通知医师，就地平卧抢救，头偏向一侧，解开衣领	是□否□
7. 吸氧，备好吸引器清理呼吸道分泌物，备好气管插管用物	是□否□
8. 遵医嘱给予止惊药物	是□否□
9. 保护患儿，勿强行撬开紧闭的牙关，防止舌咬伤	是□否□
10. 随时观察并记录生命体征、病情变化及用药情况	是□否□

十二、小儿支气管哮喘急性发作相关护理技能案例

【情景案例】

病例	李某，男，4 岁，因咳嗽、流涕、打喷嚏、胸闷、气促来院就诊。查体：患儿神志清楚，大汗淋漓、呼吸困难、三凹征，肺部听诊哮鸣音。入院诊断：急性支气管哮喘。医嘱予以雾化、吸氧、抗感染治疗

续表

分析	【护理诊断】 1. 存在的护理诊断 （1）气体交换受损：与气道高反应致气道痉挛、狭窄有关 （2）清理呼吸道无效：与支气管黏膜水肿、分泌物有关 2. 潜在的护理诊断 有心肌组织灌注减少的危险：与患儿感染、气道阻塞缺氧有关 【涉及操作】 氧气吸入技术、心电监测技术、雾化吸入技术
用物	急救车、氧气装置1套、一次性鼻氧管、小杯内盛清水、棉签、剪刀、手电筒、输氧卡、心电监护仪、电极片、治疗盘（三联瓶架、碘附、棉签、弯盘）雾化器、注射器、胶布等
专科要点	1. 氧气吸入技术 （1）操作前：评估用物，评估患儿呼吸状况、缺氧状况、意识状态、合作程度；评估患儿鼻腔有无鼻痂、鼻中隔偏曲、损伤和出血 （2）操作中：连接中心氧气装置，开流量表开关，检查有无漏气；连接一次性氧管，检查有无漏气；根据医院调节氧流量；检查氧气是否通畅 （3）操作后：妥善固定，记录时间和流量、挂输氧卡于适当处 （4）健康管理：做好“四防”；指导患儿家属用氧安全和有效呼吸；勿自行摘除鼻导管或调节氧流量；若氧管脱落或感到鼻咽部干燥不适或胸闷憋气，及时通知医护人员
	2. 心电监测技术 （1）操作前：评估仪器状态，查看时间是否与北京时间一致；检查仪器功能及导线连接是否正常。评估患儿皮肤是否完整、无破损 （2）操作中：粘贴电极片于合适位置（避开除颤区域），根据患儿不同年龄和上臂围的情况选择不同宽度的袖带，查看波形并调整好导联；观察心电波形有无异常情况；评估患儿生命体征，设置报警界限 （3）操作后：按分级护理及病情查看患儿，动态评估患儿心率、血压、呼吸、血氧饱和度。4～7岁患儿生命体征正常值：呼吸20～25次/min，脉搏80～100次/min，收缩压（mmHg）=80＋（年龄×2），舒张压为收缩压的2/3，异常情况及时告知医生处理。勿关闭报警提示音 （4）健康管理：告知家属避免在监护仪附近使用手机，以免干扰监测波形，翻身时避免导联线打折、缠绕，指导家属学会观察电极片周围皮肤情况，如患儿有痒感或不适以及仪器发出报警，及时告诉医务人员
	3. 雾化吸入技术 （1）操作前：评估物品；评估患儿生命体征、意识及呼吸形态，核对信息、病历、药物 （2）操作中：患儿选择坐位或抬高头部并与胸部呈30°，连接雾化器，遵医嘱正确配取药物，嘱患儿正常呼吸，治疗过程中观察患儿反应，如过敏、呼吸异常，立即停止就医 （3）操作后：雾化后患儿洗脸漱口，避免药物残留，嘱家长清洗消毒保管雾化器备用 （4）健康管理：告知患儿家长，雾化后可轻叩击背部以利于痰液排出，保持良好的生活环境，避免诱发因素，观察生命体征、呼吸、血氧饱和度，有任何不适或异常，立即通知医务人员
情景插入	1. 呼吸心搏骤停
	2. 儿童呼吸衰竭

【情景处置护理风险清单】

（一）呼吸心搏骤停风险清单

护理风险点：呼吸心搏骤停	
风险人群：严重哮喘患者	
预防要点：	完成情况
1. 快速识别支气管哮喘急性发作	是□否□
2. 密切观察病情及生命体征，监测呼吸、血氧饱和度	是□否□
3. 随时备好抢救药物及设备	是□否□
识别要点：	完成情况
4. 呼吸困难、胸闷气促、面色苍白、大汗淋漓、脉搏细弱，严重时出现意识丧失、抽搐、大小便失禁等	是□否□
紧急处理要点：	完成情况
5. 迅速通知医师，就地平卧抢救	是□否□
6. 吸氧，清理呼吸道分泌物，备好气管插管用物	是□否□
7. 建立两条静脉通路，遵医嘱用药，首选 0.1% 盐酸肾上腺素、糖皮质激素	是□否□
8. 如出现心搏骤停，配合医生进行心肺复苏	是□否□
9 随时观察并记录生命体征、病情变化及用药情况	是□否□

（二）儿童发生呼吸衰竭风险防范及处置清单

护理风险点：呼吸衰竭、多器官功能衰竭、死亡	
风险人群：肺部感染、呼吸道梗阻患者	
预防要点：	完成情况
1. 抬高床头，或抬高患儿上半身，取半坐卧位	是□否□
2. 保持呼吸道通畅	是□否□
3. 各项护理操作集中进行，降低机体耗氧量	是□否□
4. 告知家属如患儿出现面色发绀，气促、呼吸困难、抽搐等异常，及时报告医生	是□否□
识别要点：	完成情况
5. 发绀、烦躁、意识模糊、昏迷、惊厥、呼吸节律、频率改变、呼吸困难	是□否□
紧急处理要点：	完成情况
6. 立即清理呼吸道，保持呼吸道通畅，防止窒息，通知医生	是□否□
7. 遵医嘱给予氧气吸入、心电监护、用药，必要时机械通气	是□否□
8. 必要时转 PICU 治疗	是□否□

第十二章　急危重症疾病临床护理技能案例

一、猝死患者相关护理技能案例

【情景案例】

病例	刘某，男，45 岁，因突发胸前区不适 30min，自行口服硝酸甘油无缓解，伴心悸、呼吸困难，急来就诊。既往有高血压病 3 年，吸烟 25 年。查体：患者神志清楚，皮肤出汗较多，双肺（—），体温 36.4℃，脉搏 92 次 /min，呼吸 20 次 /min，血压 153/89mmHg，血氧饱和度 93%。就诊过程中突发倒地、呼之不应。入院诊断：心搏骤停。立即予以心肺复苏、气管插管、双相波 200J 电除颤
分析	【护理诊断】 1. 存在的护理诊断 （1）急性意识障碍：与脑组织突发缺血、缺氧有关 （2）气体交换受损：血氧饱和度 93%，与气道分泌物堵塞气道有关 2. 潜在的护理诊断 （1）有猝死的危险：与心脏灌注不足有关 （2）有室颤的危险：与突发心搏骤停有关 【涉及操作】 徒手心肺复苏技术、体外非同步电除颤技术、安全转运技术
用物准备	除颤仪、导电糊、电极片、75% 乙醇、手电筒、弯盘、纱布、记录单等
专科要点	1. 徒手心肺复苏术 （1）操作前：评估患者意识、呼吸及大动脉搏动，呼救、计时并摆放体位 （2）操作中：胸外按压（胸骨体中下 1/3 交界处；按压频率：100 ～ 120 次 /min；按压深度：5 ～ 6cm；按压通气比为 30 ∶ 2）；开放气道（采用仰头抬颏法开放气道）；人工呼吸［（以“EC”手法将面罩紧扣于患者口鼻部，挤压气囊（潮气量 400 ～ 600ml），给气时间 1s 以上）］ （3）操作后：判断复苏效果，如未恢复则继续 5 个循环后，直至高级生命支持人员及设备仪器的到达 （4）健康管理：向患者家属交代病情，安抚情绪，保护患者隐私

续表

<table>
<tr><td rowspan="2">专科要点</td><td>2. 体外非同步电除颤技术
（1）操作前：评估心电示波为电除颤指征；查看皮肤及有无起搏器
（2）操作中：根据心电图类型选择“非同步”；选择能量：成人双相波 200J；“C”字形均匀涂抹导电糊，充电；左手电极板（心底）位于患者胸骨右缘第 2 肋间，右手电极板（心尖）位于患者左腋中线第 5 肋间；再次确认为室颤波，提醒旁人离开床边，断开氧源，双手拇指同时按放电键，持续观察 3s
（3）操作后：观察除颤仪的波形变化是否转为窦性，皮肤有无灼伤
（4）健康管理：向患者（患者意识转清）及家属交代病情，告知需持续心电监护，观察病情变化，行心理护理</td></tr>
<tr><td>3. 安全转运技术
（1）操作前：评估后确定转运分级为 I 级，转运方式为平车；告知患者及家属转运风险，签署风险告知书
（2）操作中：转运人员（医、护、工）、设备、药物均到位；患者安置合适体位，头尽量偏向一侧，各管道（留置针、鼻胃管、尿管等）固定妥当且引流通畅，生命支持类仪器运转正常；医护人员始终位于患者头侧，监测生命体征及病情变化，避免意外伤害，确保患者安全；患者如突发病情变化立即再次评估，根据评估分级确定是否就地抢救、继续转运或返回科室
（3）操作后：用药、管道及皮肤交接，双方签字确认
（4）健康管理：转运途中时时询问患者有无心慌、胸闷等不适，并根据路况调整平车头侧位置，关注患者体验</td></tr>
<tr><td rowspan="2">情景插入</td><td>1. 急诊危重症患者院内转运</td></tr>
<tr><td>2. 人工气道非计划拔管后处理</td></tr>
</table>

【情景处置护理风险清单】

（一）急诊危重症患者院内转运风险清单

<table>
<tr><td colspan="2">护理风险点：转运过程突发病情变化</td></tr>
<tr><td colspan="2">风险人群：急诊危重患者</td></tr>
<tr><td>预防要点：</td><td>完成情况</td></tr>
<tr><td>1. 转运前护士掌握患者生命体征、用药治疗、管路管道是否通畅固定、需吸痰患者先吸痰</td><td>是□否□</td></tr>
<tr><td>2. 转运前检查转运设备是否正常使用、电源充沛</td><td>是□否□</td></tr>
<tr><td>3. 联系好相关科室并通知做好准备（仪器设备、治疗用物、床单位）</td><td>是□否□</td></tr>
<tr><td>4. 转运中观察患者病情变化、仪器设备正常使用、管路稳妥固定</td><td>是□否□</td></tr>
<tr><td>识别要点：</td><td>完成情况</td></tr>
<tr><td>5. 患者生命体征不平稳，发生病情变化</td><td>是□否□</td></tr>
<tr><td>紧急处理要点：</td><td>完成情况</td></tr>
<tr><td>6. 立即现场抢救或转送至就近科室抢救，同时通知医生，并拨打 6486120</td><td>是□否□</td></tr>
<tr><td>7. 畅通气道，行心电监护，遵医嘱用药，必要时心肺复苏</td><td>是□否□</td></tr>
<tr><td>8. 做好护理记录</td><td>是□否□</td></tr>
</table>

（二）发生人工气道非计划拔管后处理风险清单

标准化：	完成情况
1. 一旦发生人工气道脱出，立即呼叫其他医务人员。评估患者自主呼吸情况，有自主呼吸的患者给予氧气吸入，监测血氧饱和度，由医生评估是否需要再次置管	□是□否
2. 无自主呼吸患者，立刻打开呼吸机给予面罩通气，密切观察患者的生命体征和血氧饱和度变化。通知其他护理人员进行插管用物准备	□是□否
3 心搏骤停者立即行心肺复苏，配合医生进行床边气管插管	□是□否
4. 做好管道的固定，遵医嘱进行镇痛、镇静，RASS 评分在 0 ～ -3 分	□是□否
5. 根据镇静评分选择合适的约束工具，躁动患者行保护性约束	□是□否
6. 查床边血气，提醒医生根据血气结果调节呼吸机参数	□是□否
7. 分析脱管的原因并上报不良事件，做好记录	□是□否

二、发热相关护理技能案例

【情景案例】

病例	姚某，男，43 岁，患者因 1 个月前无明显诱因出现发热，体温最高 42℃，伴畏寒、寒战，于当地医院住院治疗未明显好转，现为求进一步诊治来院就诊，急诊以“发热”收入院。既往健康状况良好。查体：体温 40.2℃，脉搏 117 次 /min，呼吸 27 次 /min，血压 88/55mmHg，带入去甲肾上腺素微量泵入 5ml/h。医嘱给予心电监护、鼻导管吸氧 3L/min、急查血培养及呼吸道病原体核酸 13 联检，给予双氯芬酸钠 17mg 塞肛、美罗培南 1mg 静脉滴注后，体温降至正常
分析	【护理诊断】 1. 存在的护理诊断 （1）体温过高：体温 40.2℃，与感染、毒素吸收有关 （2）周围组织灌注不足：患者血压 88/55mmHg，与高热脱水、低血压等致循环血量减少有关 （3）活动无耐力：与高热有关 2. 潜在的护理诊断 有 DIC 和多器官功能衰竭的风险：与严重感染、组织器官缺血缺氧、凝血功能障碍有关 【涉及操作】 静脉采集血培养标本技术、鼻咽拭子采集技术、动脉血标本采集技术
用物准备	PDA、心电监护仪、微量泵、电极片、治疗车、治疗盘、动脉血气针、快速手消毒剂、氧气湿化瓶、留置针等

续表

<table>
<tr><td rowspan="3">专科要点</td><td>1. 静脉采集血培养标本技术
（1）操作前：评估患者采血部位皮肤，血管情况等；检查用物是否齐全；评估环境
（2）操作中：皮肤消毒，75% 乙醇（30s）–0.5% 碘附（60s）–75% 乙醇（30s），消毒面积 ≥ 5cm × 5cm，彻底待干；培养瓶消毒：使用 75% 乙醇消毒血培养橡皮塞，作用至少 60s，消毒顺序由橡皮塞中间向四周，使其彻底待干，禁止碘附；避免同一部位采集两组血培养，避免在输液肢体采血；注射器采血时先抽厌氧瓶，再抽需氧瓶，采血针应先抽需氧瓶，再抽厌氧瓶；保证采血针活塞无菌，未被触碰；采血量成人 10 ～ 20ml，采集后轻轻颠倒混匀，以防血液凝固
（3）操作后：评估患者情况，告知按压方法及按压时间，标本在 2h 内送检
（4）健康管理：告知患者注意观察按压部位止血情况，有无血肿等情况发生</td></tr>
<tr><td>2. 鼻咽拭子采集技术
（1）操作前：评估患者病情、意识及配合度，患者近期有无外伤、手术及严重的鼻中隔偏曲；有无严重凝血功能异常等
（2）操作中：采样者着二级防护。采集鼻咽拭子：嘱患者头部后仰（约 70°），用拭子棒估测耳根到鼻孔的距离，自鼻孔垂直面部方向插入，深度最少应达耳垂部位到鼻尖长度的一半，遇到阻力后即到达后鼻咽，停留 15 ～ 30s，旋转拭子 3 ～ 5 次。采集口咽拭子：嘱患者先用生理盐水或清水漱口，头部微仰、嘴张大，并发“啊”音，用压舌板固定舌头，拭子越过舌根到咽后壁及扁桃体隐窝、侧壁等处，用拭子适度用力来回擦拭双侧咽扁桃体至少 3 次，然后咽后壁至少 3 次，取出拭子，避免触及舌头、悬垂体、口腔黏膜和唾液
（3）操作后：将拭子头浸入病毒保存液中，靠近顶端处折断无菌拭子杆，尾部弃去，旋紧管盖
（4）健康管理：避免在患者饭后 2h 内采集口咽拭子，以免发生恶心呕吐；采集鼻拭子前嘱患者先擤鼻涕，清除鼻腔分泌物，减少污染和干扰，保证标本质量</td></tr>
<tr><td>3. 动脉血标本采集技术
（1）操作前：评估患者神志及配合状态；评估穿刺部位皮肤及动脉搏动情况（Allen 试验）
（2）操作中：严格无菌操作；首选桡动脉，在搏动最明显处进针，采血器与皮肤呈 45° 进针（选择股动脉采集时，进针角度 90°）；穿刺结束后，按压穿刺点 5 ～ 10min，不能用加压包扎替代按压止血
（3）操作后：将标本隔绝空气，搓动针管 5s 或上下摇匀 5 次，充分混匀，立即送检
（4）健康管理：嘱患者采血后勿剧烈活动穿刺肢体或关节，若穿刺部位出现血肿、肿胀、肢体麻木、疼痛等症状，及时告知医护人员</td></tr>
<tr><td rowspan="3">情景插入</td><td>1. 外周静脉输入血管活性药物外渗</td></tr>
<tr><td>2. 感染性休克</td></tr>
<tr><td>3. 呼吸道职业暴露风险</td></tr>
</table>

【情景处置护理风险清单】

（一）外周静脉输入血管活性药物外渗风险清单

<table>
<tr><td colspan="2">护理风险点：血管活性药物外渗致皮下组织坏死</td></tr>
<tr><td colspan="2">风险人群：外周静脉输入血管活性药物的患者</td></tr>
<tr><td>预防要点：</td><td>完成情况</td></tr>
<tr><td>1. 评估药物性质及患者病情、血管等状况，建议采用中心静脉置管输注。特殊情况若选择外周静脉输注，须充分告知患方风险并签署《特殊药物经外周静脉输注风险告知书》</td><td>是□否□</td></tr>
</table>

续表

2. 选择粗、直、弹性好的静脉以留置针穿刺，避开关节、瘢痕、炎症等部位	是□否□
3. 用无刺激性药液建立静脉通路，输注药物前检查针头是否在血管内	是□否□
4. 每 15 ～ 30min 进行巡视，观察穿刺局部有无红、肿、痛等情况	是□否□
5. 持续输入时建议每 12h 更换穿刺部位	是□否□
识别要点：	完成情况
6. 轻者出现外渗局部肿胀、疼痛和皮肤发红、紫斑，严重者可出现组织坏死、溃疡	是□否□
紧急处理要点：	完成情况
7. 一旦发生外渗应立即停止输注，尽力回抽渗漏的药液，拔出留置针，进行应急处理，并严密观察局部情况	是□否□

（二）感染性休克风险清单

护理风险点：多器官衰竭 /DIC	
风险人群：感染性休克患者	
预防要点：	完成情况
1. 积极控制感染及原发病，选用有效、敏感的抗生素	是□否□
2. 控制体温，首选物理降温。使用药物降温后应嘱患者多喝水或遵医嘱补液	是□否□
3. 当患者发生意识改变、表情淡漠、体温突升或骤降，四肢湿冷，尿量明显减少时，家属应及时告知医护人员	是□否□
识别要点：	完成情况
4. 冷休克：体温突然降低，皮肤湿冷；躁动不安、淡漠或嗜睡；面色苍白、发绀、花斑样；脉搏细速，血压降低；尿量骤降（＜ 25ml/h）	是□否□
5. 暖休克：神志清醒；乏力；面色潮红、手足温暖；血压下降，脉率慢、搏动清楚	是□否□
紧急处理要点：	完成情况
6. 心电监护、吸氧，保持 2 条以上静脉通路，取休克卧位（头、躯干抬高 20° ～ 30°，下肢抬高 15° ～ 20°），立刻通知医生查看患者	是□否□
7. 准确记录 24h 出入量。每小时＜ 17ml 或 12h 完全无尿、24h 尿量＜ 400ml 均及时汇报医生	是□否□
8. 遵医嘱给予抗感染、扩容补液、纠酸等药物治疗，并做好记录	是□否□

（三）预防采样操作时医务人员呼吸道职业暴露风险清单

风险点：采样操作时呼吸道职业暴露	完成情况
1. 采样前，采样人员个人防护用物穿戴完整，口罩佩戴严密	□是□否
2. 做好患者宣教，取得配合。非采样时患者勿取下口罩，采样时勿触碰拉扯采样人员	□是□否
3. 采样操作时非必须勿直面患者，选择适宜的操作体位	□是□否
4. 发生呼吸道职业暴露，按照职业暴露处置流程处理。处理流程：规范手卫生后捂住松脱的口罩或紧急佩戴一个新口罩→按照流程撤离污染区→进入脱区，规范脱卸防护用品→清洁口腔和 / 鼻腔（必要情况使用清水、0.5% 碘附）→上报科室负责人和医院感染管理科	□是□否

三、感染性休克相关护理技能案例

【情景案例】

病例	万某，女，35岁，因间断腰痛半个月，突发晕倒1次入院。既往有泌尿系结石。查体：GCSE2V3M4，双侧瞳孔直径约3mm，对光反射存在，体温38.5℃，脉搏128次/min，呼吸34次/min，血压120/54mmHg，血氧饱和度89%，可闻及明显痰鸣音。入院诊断：泌尿系感染、感染性休克。床旁血气分析示：pH7.35，$PO_2$60mmHg，$PCO_2$40mmHg，lac7mmol/L，予以鼻导管吸氧（氧浓度50%）、留置导尿、PICC置管、持续静脉泵入去甲肾上腺素0.09μg/（kg · min）
分析	【护理诊断】 1. 存在的护理诊断 （1）清理呼吸道无效或低效：血氧饱和度89%，与痰液黏稠不易咳出、意识障碍有关 （2）体温过高：体温38.5℃，与感染有关 2. 潜在的护理诊断 （1）排尿异常：与泌尿系结石有关 （2）有皮肤完整性受损的危险：与输注高风险药物有关 【涉及操作】 开放式吸痰技术、尿培养标本采集技术、中心静脉导管维护技术
用物准备	中心负压吸引装置、吸痰管、无菌注射用水、听诊器，尿培养瓶、屏风、手套、5ml注射器，治疗盘（氯己定、棉签、透明敷贴、手套、胶布、可来福接头1～2个、10ml注射器2个、20ml注射器1个、无菌治疗巾）等
专科要点	1. 开放式吸痰技术 （1）操作前：评估患者呼吸频率、血氧饱和度，进行翻身叩背 （2）操作中：连接吸痰装置，调节负压＜200mmHg，放入口咽通气导管，动作轻柔，每次吸痰时间＜15s （3）操作后：评估患者血氧饱和度，听诊双肺呼吸音，对痰液性质进行观察和记录 （4）健康管理：向患者进行解释，消除患者恐惧；指导患者配合有效咳嗽，进行呼吸锻炼
	2. 尿培养标本采集技术 （1）操作前：评估患者尿管留置时间、尿道口清洁度、尿液性质 （2）操作中：留置导尿患者先夹闭尿管30s，消毒气囊导尿管分叉处待干，无菌操作，再用注射器针头刺入导尿管内抽取尿液10ml （3）操作后：观察患者尿管有无漏尿，记录送检 （4）健康管理：向患者解释尿培养标本采集的目的并取得配合；观察患者尿路有无刺激征；女性患者月经期不宜留取尿液标本；会阴部分泌物过多时，应先清洁或者冲洗后再收集，避免经血、白带、精液、粪便或其他异物混入标本；不能留取尿袋中的尿液标本送检

续表

专科要点	3. 中心静脉导管维护技术 （1）操作前：评估患者穿刺点皮肤有无局部感染，导管留置时间和置入长度 （2）操作中：从导管的远心端向近心端除去无菌透明敷料；戴手套、铺无菌巾；使用氯己定或碘附消毒穿刺点皮肤 3 次（直径＞敷料 1cm）；无张力粘贴无菌透明敷料；消毒导管口，更换接头；贴标签（注明导管维护时间、置入深度、维护人） （3）操作后：记录 （4）健康管理：告知患者预防导管感染，穿刺点不抓挠，敷料不自行揭开，沐浴时不打湿敷料，有异常随时告知护士
情景插入	1. 中心静脉导管意外脱管
	2.ARDS

【情景处置护理风险清单】

（一）中心静脉导管意外脱管风险清单

护理风险点：中心静脉导管意外脱管	
风险人群：中心静脉导管患者	
预防要点：	完成情况
1. 通过导管评估筛查高风险脱管患者，导管评分≥ 8 分，每班进行风险评估	是□否□
2. 每日医护对导管留置必要性进行评估	是□否□
3. 每班评估导管置入深度、辅料粘贴的密闭性和导管的通畅性（①抽回血确认导管是否在静脉内；②检查穿刺点局部有无外渗）	是□否□
4. 导管固定：以穿刺点为中心覆盖穿刺部位，无张力固定，并加用胶布交叉固定导管	是□否□
5. 健康教育：告知患者和家属对穿刺点出血的观察；置管侧手臂的负重要求；穿脱上衣的方法；导管如何保护，避免导管淋湿或浸入水中或贴膜松脱	是□否□
6. 对躁动、谵妄、意识不清的患者进行身体约束的评估，保证导管距离肢体 20cm 以上；必要时配合镇静镇痛剂的使用	是□否□
识别要点：	完成情况
7. 患者穿刺点出现出血、皮下血肿	是□否□
8. 导管脱出，或导管外露长度延长	是□否□
紧急处理要点：	完成情况
9. 压迫穿刺点止血 30min，观察皮下血肿情况，监测患者心率、血压等病情变化并记录	是□否□
10. 建立留置针通路	是□否□
11. 局部出现液体外渗，标注范围，请院内静脉治疗小组进行会诊，对护理记录进行记录	是□否□

（二）ARDS 风险防范及处置清单

护理风险点：ARDS 致患者缺氧、死亡	
风险人群：肺功能障碍患者	
预防要点：	完成情况
1. 积极治疗肺部原发病，如肺炎、肺栓塞、肺不张等	是□否□

续表

2. 积极处理感染、肺动脉高压、循环负荷重等诱因，减少肺外因素引起的肺部气体交换障碍，如脓毒症、休克、心力衰竭	是□否□
3. 落实预防气管插管非计划性脱管、呼吸机相关性肺炎、俯卧位通气患者皮肤压力性损伤风险防范措施	是□否□
识别要点：	完成情况
4. 患者呼吸困难加重、强迫体位、发绀、大汗、烦躁、心率快、床边血氧饱和度≤ 90% 等	是□否□
5. 床边血气结果：pH ＜ 7.35，$PaCO_2$ 正常或＞ 45mmHg，PaO_2 ＜ 60mmHg，氧合指数（PaO_2/FiO_2）≤ 300mmHg	是□否□
紧急处理要点：	完成情况
6. 体位：清醒患者取端坐位；机械通气患者根据肺实变部位进行体位引流；中重度 ARDS 患者给予俯卧位通气	是□否□
7. 吸氧：给予高流量吸氧，严重者给予呼吸机辅助通气	是□否□
8. 吸痰：根据患者痰液量给予按需密闭式吸痰，保持气道通畅	是□否□
9. 用药：开通 2 ～ 3 条留置静脉通路，遵医嘱用药。对循环稳定的 ARDS 患者使用利尿剂，每天减少液体平衡 500 ～ 1 000ml	是□否□
10. 观察：持续监测患者心率、呼吸、血压、血氧饱和度；观察患者肺功能指标，推荐小潮气量通气策略（4 ～ 8ml/kg），平台压＜ 30cmH₂O；观察动脉血气结果	是□否□

四、有机磷杀虫药中毒相关护理技能案例

【情景案例】

病例	王某，女，55 岁。因“意识不清 1h，呕吐大蒜味胃内容物约 50ml”入院。既往健康状况良好，无吸烟及饮酒史，入院前患者曾与家属吵架。查体：体温 36.5℃，脉搏 60 次 /min，呼吸 30 次 /min，血压 95/55mmHg，血氧饱和度 93%。神志不清，出汗多，皮肤湿冷，肌肉颤动，巩膜不黄，针尖样瞳孔，对光反射弱，口腔流涎，双肺散在湿啰音，心率 60 次 /min，律齐，无杂音，腹软，肝脾未触及，下肢不肿。脑膜刺激征（–），病理征（–）。入院诊断：有机磷杀虫剂中毒。医嘱予以立即清水洗胃，采血查生化及胆碱酯酶，0.9% 氯化钠 500ml 建立静脉通路、心电监护
分析	【护理诊断】 1. 存在的护理诊断 （1）急性意识障碍：与脑组织突发缺血缺氧有关 （2）清理呼吸道无效：呼吸 30 次 /min，血氧饱和度 93%，与有机磷杀虫剂导致肺毛细血管通透性增强、渗出增加有关 2. 潜在的护理诊断 （1）有猝死的危险：与有机磷杀虫剂对心脏有直接或间接毒性有关 （2）有呼吸衰竭的危险：与肺水肿、呼吸肌麻痹有关 【涉及操作】 交接与评估、血液灌流技术、心电监测技术

续表

用物准备	除颤仪、导电糊、电极片、75% 乙醇、手电筒、弯盘、纱布、记录单等
专科要点	1. 交接与评估 （1）操作前：从意识、瞳孔、心率、呼吸、体温、血压、血氧饱和度、皮肤状况、用药等进行交接 （2）操作中：监测患者意识、瞳孔、心率、呼吸、体温、血压、血氧饱和度、皮肤状况是否在正常范围；评估阿托品使用效果情况，是否达到“阿托品化”，是否出现“阿托品中毒”表现 （3）操作后：进行意识、瞳孔、心率、呼吸、体温、血压、血氧饱和度、皮肤状况监测 （4）健康管理：指导患者注意观察是否出现胸闷、流涎、出汗、言语不清、吞咽困难等情况，如有，及时告知医护人员处理
	2. 血液灌流技术 （1）操作前：评估生命体征、置管通畅、血透管路无空气 （2）操作中：监测血压，间隔 5min 测量 1 次，观察动静脉壶液面及压力高低并调节。严密观察过敏、低血压、出血、凝血及空气栓塞等并发症 （3）操作后：回血下机（流速 120～150ml/min）；保持良肢位，预防垂足；深静脉置管拔管后持续，按压半小时，以不出血为宜，再用 1kg 盐袋按压 2h；继续观察拔管处有无渗血、红肿等 （4）健康管理：卧床期间定时进行下肢的主动或被动活动，禁止腘窝及小腿下单独垫枕，预防深静脉血栓；观察病情变化，行心理护理
	3. 心电监测技术 （1）操作前：评估仪器状态，查看时间是否与北京时间一致，评估患者胸前皮肤是否完好，有无安装心脏起搏器 （2）操作中：放置电极片时应避开伤口、瘢痕、中心静脉插管、起搏器及电除颤部位，血压袖带避开动静脉置管。查看波形并调整好导联；评估患者生命体征，正确设置报警界限；勿在同一侧肢体监测血压及血氧饱和度 （3）操作后：按分级护理及病情查看患者，动态评估患者心率、血压、呼吸、血氧饱和度，异常情况及时告知医生处理。勿关闭报警提示音 （4）健康管理：告知患者及家属避免在监护仪附近使用手机，翻身时避免导联线打折、缠绕，告知患者及家属若患者出现胸闷、胸痛及心慌等情况，随时告知医护
情景插入	1. 股静脉置管
	2. 阿托品中毒
	3. 抗凝剂使用后出血

【情景处置护理风险清单】

（一）股静脉置管风险清单

护理风险点：非计划拔管、堵管	
风险人群：留置股静脉置管血液灌流的患者	
预防要点：	完成情况
1. 按分级护理原则巡视，评估评估股静脉置管穿刺点有无红肿、渗血渗液、导管长度是否正确，导管内有无回血，穿刺点缝线或思乐扣固定是否妥当，透明贴膜有无卷边、松脱	是□否□

续表

2. 按 1 ：1 配比肝素盐水溶液，进行脉冲式冲封管	是□否□
3. 告知患者及家属穿脱衣物时防止导管牵拉导致出血或脱管，咳嗽或呕吐时需按压穿刺点局部防止出血，发现导管内有回血，及时通知护士处理	是□否□
识别要点：	完成情况
4. 导管外露长度增加	是□否□
5. 回抽导管有阻力，无回血	是□否□
紧急处理要点：	完成情况
6. 制动，通知医生，遵医嘱处理并记录	是□否□

（二）阿托品风险防范清单

护理风险点：阿托品中毒	
风险人群：接受抗胆碱药物解毒治疗的患者	
预防要点：	完成情况
1. 正确、准确执行医嘱：剂量、速度、用法、时间	是□否□
2. 观察患者的意识、皮肤、瞳孔、体温、心率	是□否□
3. 当患者发生阿托品使用不足或阿托品中毒时，应及时告知医生，做好交接班和记录	是□否□
识别要点：	完成情况
4. 阿托品化：意识清楚或模糊，颜面潮红、干燥，瞳孔由小扩大后不再缩小，体温正常或轻度升高，心率≤ 120 次 /min，脉搏快而有力	是□否□
5. 阿托品中毒：神志谵妄、躁动、幻觉、双手空抓、抽搐、昏迷，皮肤紫红、干燥，瞳孔极度散大，高热、体温＞ 40℃，心动过速、甚至有室颤发生	是□否□
紧急处理要点：	完成情况
6. 早期用药，边洗胃边使用胆碱酯酶复能剂，首次应足量给药	是□否□
7. 用药时应稀释后缓慢静脉推注或静脉滴注，不宜肌内注射用约	是□否□
8. 动态观察意识、瞳孔、皮肤、体征及用药效果，记录	是□否□

（三）抗凝剂使用后出血风险清单

护理风险点：颅内出血、脏器出血	
风险人群：接受血液灌流抗凝剂患者	
预防要点：	完成情况
1. 正确、准确执行医嘱：剂量、速度、用法、时间	是□否□
2. 观察出血症状，体征，根据出血评分遵医嘱调整药物剂量和速度	是□否□
3. 血常规、凝血功能等标本及时送检，做好交接班和记录	是□否□
识别要点：	完成情况
4. 颅内出血：意识改变或进行性加重、瞳孔改变	是□否□
5. 胸腔出血：咯血、血痰、胸腔引流血色	是□否□

续表

6. 腹腔脏器出血：腹痛、腹胀、呕血、黑便（血便）	是□否□
7. 牙龈出血、鼻出血，皮肤或黏膜瘀斑紫癜，穿刺点、伤口渗血，唇甲苍白、发绀	是□否□
8. 肾脏出血：血尿，肾区或腰痛	是□否□
9. 检验：Hb 下降，血小板下降，D–2 聚体、凝血功能异常	是□否□
紧急处理要点：	完成情况
10. 评估出血严重程度，立即报告医生，调整或停止治疗	是□否□
11. 根据出血部位，遵医嘱对症处理	是□否□
12. 动态观察出血症状、体征及用药效果，记录	是□否□

五、毒蛇咬伤相关护理技能案例

【情景案例】

病例	彭某，女，70 岁，因蛇咬伤 3h 急诊入院。既往身体健康。查体：神志清楚，左手中指处已行包扎，可见渗血，左手、左前臂可见肿胀伴，桡动脉搏动可，末梢血循环可，诉伤处疼痛。体温 36.5℃，脉搏 72 次 /min，呼吸 18 次 /min，血压 128/70mmHg。入院诊断：毒蛇咬伤，蛇毒液中毒。医嘱给予抗蛇毒血清治疗、碱化尿液、创面换药、补液抗休克、止疼。鼻导管吸氧 3L/min
分析	【护理诊断】 1. 存在的护理诊断 （1）疼痛：与蛇毒的毒素类型有关 （2）皮肤完整性受损：与伤口有关 （3）恐惧：与毒蛇知识缺乏、生命受到威胁有关 2. 潜在的护理诊断 （1）有出血的危险：与失去皮肤屏障、免疫低下有关 （2）潜在并发症：休克、DIC、呼吸衰竭、肾功能衰竭 【涉及操作】 静脉留置针输液技术、伤口护理技术、心电监测技术
用物准备	心电监护仪，电极片、纱布、病历、医嘱单、输液卡、执行单、输血器、血液制品、PDA、基础盘（包含剪刀）、治疗盘（弯盘、三联架、敷贴、棉签、碘附、止血带）、生活垃圾桶、医疗垃圾桶、锐器盒、快速手消毒剂等
专科要点	1. 静脉留置针输液技术 （1）操作前：评估患者输液部位皮肤、血管情况，药物配置是否正确 （2）操作中：选择粗、直、弹性好的静脉，使用留置针穿刺，注意给药速度，评估患者反应。定时巡视，观察有无输液反应，观察穿刺部位有无红、肿、热、痛、渗出等表现 （3）操作后：观察用药后有无外渗及皮肤发白等静脉炎情况；留置针 72 ～ 96h 拔出 （4）健康管理：告知患者及家属不要随意调节滴数，穿刺部位的肢体避免用力过度或剧烈活动，观察输液处有无红肿胀痛及全身不适等情况，出现异常，及时告知医护人员

续表

<table>
<tr><td rowspan="2">专科要点</td><td>2. 伤口护理技术
（1）操作前：采用蛇咬伤严重度评分量表（SSS）评估病情严重程度
（2）操作中：保持创面清洁和伤口引流通畅，观察伤口渗血、渗液情况，有无继续坏死或脓性分泌物
（3）操作后：适当抬高患肢，平胸骨角或略高。测量患者双上臂围，减少剧烈活动
（4）健康管理：嘱患者多饮水，给予高能量、高蛋白、高维生素、易消化饮食。告知患者蛇咬伤的治疗方法及治疗效果，鼓励患者放松心情，积极配合治疗和护理</td></tr>
<tr><td>3. 心电监测技术
（1）操作前：评估仪器状态，查看时间是否与北京时间一致；评估皮肤是否完整，无破损
（2）操作中：粘贴电极片于合适位置（除颤区域），查看波形并调整好导联；观察心电波形有无异常情况；设置报警界限，每 30min 监测 1 次血压
（3）操作后：按分级护理及病情查看心电监护
（4）健康管理：告知患者及家属毒蛇咬伤相关知识，消除紧张情绪，避免在监护仪附近使用手机，以免干扰监测波形，翻身时避免导联线打折、缠绕，指导患者学会观察电极片周围皮肤情况，如有痒感或不适以及仪器发出报警，及时告诉医务人员</td></tr>
<tr><td rowspan="2">情景插入</td><td>1. 过敏性休克</td></tr>
<tr><td>2. 抗蛇毒血清静脉给药</td></tr>
</table>

【情景处置护理风险清单】

（一）过敏性休克风险防范及处置清单

<table>
<tr><td colspan="2">护理风险点：过敏引起的休克、呼吸心搏骤停</td></tr>
<tr><td colspan="2">风险人群：过敏性体质者、药物过敏患者、严重哮喘患者</td></tr>
<tr><td>预防要点：</td><td>完成情况</td></tr>
<tr><td>1. 严格掌握用药原则</td><td>是□否□</td></tr>
<tr><td>2. 仔细询问过敏史</td><td>是□否□</td></tr>
<tr><td>3. 按要求进行药物皮肤过敏实验，做好观察</td><td>是□否□</td></tr>
<tr><td>4. 随时备好抢救药物及设备，快速识别过敏休克的发生</td><td>是□否□</td></tr>
<tr><td>识别要点：</td><td>完成情况</td></tr>
<tr><td>5. 皮肤瘙痒、皮疹、呼吸困难、胸闷气促、面色苍白、大汗淋漓、脉搏细弱，严重时出现意识丧失、抽搐、大小便失禁等</td><td>是□否□</td></tr>
<tr><td>紧急处理要点：</td><td>完成情况</td></tr>
<tr><td>6. 迅速通知医师，就地平卧抢救，输液者更换药液及输液管</td><td>是□否□</td></tr>
<tr><td>7. 吸氧，清理呼吸道分泌物，备好气管插管用物</td><td>是□否□</td></tr>
<tr><td>8. 建立两条静脉通路，遵医嘱用药，首选 0.1% 盐酸肾上腺素、糖皮质激素、升压药、抗组胺药物</td><td>是□否□</td></tr>
<tr><td>9. 如出现心搏骤停，配合医生进行心肺复苏</td><td>是□否□</td></tr>
<tr><td>10. 随时观察并记录生命体征、病情变化及用药情况</td><td>是□否□</td></tr>
</table>

（二）抗蛇毒血清静脉给药风险清单

护理风险点：瞬时大剂量进入患者体内，导致患者呼吸抑制、呼吸困难、血压下降	
风险人群：使用抗蛇毒血清的患者	
预防要点：	完成情况
1. 符合用药指征	是□否□
2. 二人核对，过敏试验（取 0.1ml 抗血清加 1.9ml 生理盐水，在前臂掌侧皮内注射 0.1ml，30min 后观察，皮丘在 2cm 以内，且无红晕及蜘蛛足者为阴性）	是□否□
3. 静脉注射时禁止从莫菲氏管加入，静注速度宜缓慢，不超过每分钟 2mg	是□否□
4. 过敏试验为阳性反应者慎用	是□否□
5. 使用抗蛇毒血清时医生必须在场，观察有无呼吸抑制、呼吸困难、血压下降	是□否□
识别要点：	完成情况
6. 出现荨麻疹、脸色苍白、胸闷、呼吸困难、血压下降等	是□否□
紧急处理要点：	完成情况
7. 立即停止使用，协助医生进行对症处理	是□否□

六、中暑相关护理技能案例

【情景案例】

病例	刘某，男，18 岁，学生。因“高热、意识障碍 5h”急诊入院。既往体健，连续多日参加学校军训。查体：体温 41℃，脉搏 130 次 /min，律齐，血压 90/60mmHg，深昏迷，双侧瞳孔等大等圆，直径 1.5mm，对光反射迟钝，皮肤干燥，双肺呼吸音正常，未闻及干、湿啰音，双下肢阵发性抽搐，大、小便失禁。入院诊断：中暑。医嘱予以物理降温，冷生理盐水静脉点滴、地西泮 10mg 静脉推注，立即予以心电、血压监测，鼻导管吸氧 3L/min，头部冰枕
分析	【护理诊断】 1. 存在的护理诊断 （1）体温过高：体温 41℃，与机体产热增加、散热减少，机体热适应能力下降有关 （2）急性意识障碍：与水、电解质丢失、散热功能障碍导致脑细胞和神经系统受损有关 2. 潜在的护理诊断 （1）有休克的危险：血压 90/60mmHg，与水和电解质丢失过多有关 （2）有误吸、受伤的危险：与阵发性抽搐发作有关 【涉及操作】 心电监测技术、液体复苏技术、迅速降温技术
用物准备	除颤仪、导电糊、电极片、75% 乙醇、手电筒、弯盘、纱布、记录单等

续表

<table>
<tr><td rowspan="3">专科要点</td><td>1. 心电监测技术
（1）操作前：评估仪器状态，查看时间是否与北京时间一致，评估患者胸前皮肤是否完好，有无安装心脏起搏器
（2）操作中：放置电极片时应避开伤口、瘢痕、中心静脉插管、起搏器及电除颤部位，血压袖带避开动静脉置管。查看波形并调整好导联；评估患者生命体征，正确设置报警界限；勿在同一侧肢体监测血压及血氧饱和度
（3）操作后：按分级护理及病情查看患者，动态评估患者心率、血压、呼吸、血氧饱和度，异常情况及时告知医生处理。勿关闭报警提示音
（4）健康管理：告知患者及家属避免在监护仪附近使用手机，翻身时避免导联线打折、缠绕，告知患者及家属若患者出现胸闷、胸痛及心慌等情况，随时告知医护</td></tr>
<tr><td>2. 液体复苏技术
（1）操作前：评估患者输液部位皮肤、血管情况，药物配置是否正确
（2）操作中：快速建立双通道输液通路，选择粗、直、弹性好的静脉，使用留置针穿刺，注意给药速度，评估患者反应。液体首选含钠液体，第 1 小时输液量为 30ml/kg 或总量 1 500 ～ 2 000ml；之后根据患者血压、脉搏和尿量等情况调整输液速度，维持非肾衰竭患者尿量为 100 ～ 200ml/h，同时避免液体过负荷；定时巡视，观察有无输液反应，观察穿刺部位有无红、肿、热、痛、渗出等表现
（3）操作后：观察患者血压是否有回升、面色及四肢末梢循环是否有改善、尿量是否增加；观察用药后有无外渗及皮肤发白等静脉炎情况；留置针 72 ～ 96h 拔出
（4）健康管理：告知家属不要随意调节滴数，穿刺部位的肢体避免用力过度或剧烈活动，观察输液处有无红肿胀痛及全身不适等情况，出现异常，及时告知医护人员</td></tr>
<tr><td>3. 迅速降温技术
（1）操作前：评估患者体温，是否已脱离热环境，降低环境温度
（2）操作中：每 10min 测量 1 次或持续监测体温；现场降温目标为体核温度在 30min 内降至 39℃以下，2h 内降至 38.5℃以下；当体核温度降至 38.5℃时即停止降温措施或降低降温强度，维持直肠温度在 37 ～ 38.5℃；可予以冷水擦拭、体表冷敷降温
（3）操作后：通过观察末梢循环确定降温效果，如体温下降、四肢末梢转暖、发绀减轻或消失，则提示有效；如患者高热而四肢末梢厥冷、发紫，提示病情加重
（4）健康管理：嘱患者及家属保持皮肤清洁卫生，及时更换衣裤及被褥，定时翻身，防止压力性损伤的发生；高热惊厥者，防止坠床和碰伤，出现异常，及时告知医护人员</td></tr>
<tr><td rowspan="3">情景插入</td><td>1. 高热惊厥</td></tr>
<tr><td>2. 误吸</td></tr>
<tr><td>3. 地西泮注射液使用</td></tr>
</table>

【情景处置护理风险清单】

（一）高热惊厥风险清单

<table>
<tr><td colspan="2">护理风险点：误吸、受伤</td></tr>
<tr><td colspan="2">风险人群：高热惊厥患者</td></tr>
<tr><td>预防要点：</td><td>完成情况</td></tr>
<tr><td>1. 按分级护理巡视及病情观察</td><td>是□否□</td></tr>
</table>

续表

2. 指导用药及基础护理	是□否□
3. 随时备好抢救药物及设备	是□否□
4. 做好健康宣教及家庭指导	是□否□
识别要点：	完成情况
5. 窒息、呼吸困难、颜面口唇发绀、四肢抽动僵硬、大小便失禁、口吐分泌物、双眼凝视或上翻、牙关紧闭	是□否□
紧急处理要点：	完成情况
6. 迅速通知医师，就地平卧抢救，头偏向一侧，解开衣领	是□否□
7. 吸氧，备好吸引器清理呼吸道分泌物，备好气管插管用物	是□否□
8. 遵医嘱给予止惊药物	是□否□
9. 保护患者，勿强行撬开紧闭的牙关，防止舌咬伤	是□否□
10. 随时观察并记录生命体征、病情变化及用药情况	是□否□

（二）误吸风险防范清单

护理风险点：误吸、窒息	
风险人群：抽搐患者	
预防要点：	完成情况
1. 抬高床头，或抬高患者上半身	是□否□
2. 少量多餐，勿过饱	是□否□
3. 告知患者及家属如出现呛咳、面色发绀，气促等症状时，立即告知医护人员	是□否□
识别要点：	完成情况
4. 剧烈呛咳、面色发绀、烦躁、气道梗阻、呼吸困难、心搏骤停	是□否□
紧急处理要点：	完成情况
5. 立即将头偏向一侧，保持呼吸道通畅，通知医生	是□否□
6. 清理呼吸道，必要时负压吸引	是□否□
7. 遵医嘱给予氧气吸入	是□否□
8. 遵医嘱协助医生给予气管插管等紧急处理，并做好护理记录	是□否□

（三）地西泮注射液风险清单

风险点：呼吸抑制、呼吸困难	
操作要点：	完成情况
1. 符合用药指征，如镇静、抗癫痫、抗惊厥、焦虑症等	是□否□
2. 静注宜缓慢，每分钟 2 ～ 5mg	是□否□
3. 观察有无呼吸抑制、呼吸困难	是□否□
4. 含苯甲醇，儿童禁止肌内注射	是□否□

七、脊髓损伤相关护理技能案例

【情景案例】

<table>
<tr><td>病例</td><td>张某，男，47 岁，因“高处坠落致四肢活动受限 4h，并呼吸困难 1h”于 8 月 1 日入院。既往健康状况良好。查体：意识清楚，乳头平面以下感觉及运动丧失，上肢肌力 1 级，下肢肌力 0 级，无水肿；双侧生理反射消失，病理反射未引出，ASIA 评分 A 级，心率 93 次 /min、呼吸 35 次 /min、血压 91/58mmHg、血氧饱和度 90%，Ⅱ度血痰。入院诊断：脊髓损伤、高位截瘫、呼吸衰竭。CT：颈 3 棘突骨折、颈 4 椎体爆裂性骨折、椎管狭窄。全身多处擦伤，于 8 月 2 日行颈胸椎 CT 检查，拟 8 月 3 日行手术治疗。医嘱给予经口气管插管、机械通气，补液抗休克、镇静镇痛、特级护理、颈托固定颈椎、轴线翻身，留置胃管行胃肠减压、间歇充气加压泵等对症治疗，Braden 评分 10 分，Caprini 评分 5 分（高危）</td></tr>
<tr><td>分析</td><td>【护理诊断】
1. 存在的护理诊断
（1）低效性呼吸形态：呼吸 35 次 /min，与高处坠落伤致脊髓损伤、肺部创伤有关
（2）清理呼吸道无效：呼吸衰竭，与脊髓损伤咳嗽无力、纤毛运动功能减弱、痰液黏稠有关
（3）躯体移动障碍：上肢肌力 1 级，下肢肌力 0 级，ASIA 评分 A 级，与颈椎骨折引起的肢体活动障碍有关
2. 潜在的护理诊断
（1）有皮肤完整性受损的危险：Braden 评分 10 分，与肢体感觉及活动障碍、皮肤屏障损伤、长期卧床、营养不足有关
（2）有深静脉血栓发生的危险：Caprini 评分 5 分（高危），与长期卧床有关
【涉及操作】
肌力评估技术、密闭式吸痰技术、院内安全转运技术</td></tr>
<tr><td>用物准备</td><td>吸痰装置、生理盐水（冲洗用）、密闭式吸痰管、转运监护仪、转运呼吸机、氧气筒、简易呼吸器、转运箱、转运担架等</td></tr>
<tr><td rowspan="2">专科要点</td><td>1. 肌力评估技术
（1）操作前：评估患者意识及配合程度
（2）操作中：指导患者配合口令，配合完成四肢肌肉收缩 / 平移 / 上抬 / 对抗阻力动作
（3）操作后：记录肌力评估结果
（4）健康管理：告知肌力评估结果及动态评估的必要性，抚慰和鼓励患者，积极面对疾病，主动参与康复训练，行跌倒健康宣教</td></tr>
<tr><td>2. 密闭式吸痰技术
（1）操作前：听诊肺部有无痰液和痰液部位，根据听诊情况针对性翻身叩背；查看气管插管置管深度和气囊压力；检查负压吸引器功能状态
（2）操作中：给予 100% 纯氧 3min（呼吸机纯氧键）；冲洗密闭式吸痰管后先吸气道，再吸口鼻，每次吸痰时间小于 15s
（3）操作后：测量气囊压，保持在 25 ～ 30cmH_2O；动态监测血氧饱和度，每小时记录 1 次
（4）健康管理：告知患者人工气道的意义和重要性，取得配合，消除恐惧情绪；告知患者及家属翻身叩背促进痰液的排出</td></tr>
</table>

续表

专科要点	3. 院内安全转运技术 （1）操作前：评估后确定转运分级为Ⅰ级，转运方式为平车；告知患者及家属转运风险，签署风险告知书 （2）操作中：转运人员（医、护、工）、设备、药物均到位；患者安置合适体位，头尽量偏向一侧，各管道（留置针、鼻胃管、尿管等）固定妥当且引流通畅，生命支持类仪器运转正常；医护人员始终位于患者头侧，监测生命体征及病情变化，避免意外伤害，确保患者安全；患者如突发病情变化立即再次评估，根据评估分级确定是否就地抢救、继续转运或返回科室 （3）操作后：用药，管道及皮肤交接，双方签字确认 （4）健康管理：转运途中时时询问患者有无心慌、胸闷等不适，并根据路况调整平车头侧位置，关注患者体验
情景插入	1. 脊柱术后截瘫
	2.ICU 患者转运风险

【情景处置护理风险清单】

（一）脊柱外科术后截瘫风险清单

风险点：术后发生截瘫	
风险人群：脊柱术后患者	
临床表现：肌力下降，高位截瘫	
预防要点：	完成情况
1. 患者术后入 ICU 由手术医生、值班医生、管床护士共同查看患者，评估患者肌力，切口敷料及引流管情况，如肌力下降，切口敷料渗血，立即通知医生，遵医嘱处理并做好记录	是□否□
2. 全麻术后患者：术后 6h 每小时观察并记录患者生命体征、肌力、切口敷料、引流情况，6h 后每 2h 观察并记录，直至医嘱停止	是□否□
3. 告知患者，突感切口剧烈疼痛、四肢较术前麻木、无力，应立即告知医护人员	是□否□
紧急处理要点：	完成情况
4. 外出检查确诊	是□否□
5. 明确后迅速完成术前准备	是□否□

（二）ICU 患者转运风险防范清单

风险点：转运过程中发生负性医疗、护理事件	
风险人群：ICU 患者	
预防要点：	
1. 需要的设备与药物带了吗	
设备：确认所有设备正常工作	完成情况
· 转运呼吸机（确保氧气、电量充足）	是□否□
· 简易呼吸器	是□否□
· 氧气袋 / 罐（充满状态）	是□否□

续表

· 微量泵（确保电量充足）	是□否□
· 心电监护仪（确保电量充足）	是□否□
· 药物：必要时药物提前抽到注射器备用	完成情况
· 血管活性药：去甲肾、多巴胺	是□否□
· 复苏用药：肾上腺素、阿托品	是□否□
· 镇静镇痛：咪达唑仑、丙泊酚、吗啡	是□否□
· 过敏：地塞米松、肾上腺素	是□否□
2. 相关人员通知了吗	
告知接送地点：确保转运路途畅通	是□否□
接收科室人员：告知需要准备的设备和药物，确认出发到达时间	是□否□
辅助检查科室人员	是□否□
3. 转运前病人再评估	
评估气道：	完成情况
· 是否需要提前建立人工气道（呕吐、意识不清）	是□否□
· 气管插管患者确定插管深度并妥善固定	是□否□
· 适当镇静镇痛	是□否□
· 转运前充分吸痰	是□否□
机械通气：	完成情况
· 转运前换用转运呼吸机短时通气，观察能否耐受及血氧饱和度（SaO2 > 90%）	是□否□
循环：	完成情况
· 保证通畅的静脉通路	是□否□
· 低血容量者转运前必须进行有效液体复苏	是□否□
· 需要血管活性药者，保证 SBP ≥ 90mmHg，MAP65 ≥ mmHg，备好微量泵	是□否□
4. 转运中监测	
脉氧、心率、呼吸、血压、呼吸机报警	是□否□
气管插管患者注意插管位置，避免意外脱出	是□否□
出现人工气道脱出、心搏骤停等严重意外事件，快速处理，必要时呼叫 ICU 其他医护	是□否□

八、多发伤相关护理技能案例

【情景案例】

病例	蔡某，男，65岁，因外伤致全身多处损伤疼痛，伴意识障碍2h余，于6月10日急诊入院。既往身体健康。查体：神志模糊，双侧瞳孔等大等圆，直径约为3mm，对光反射存在，上嘴唇有擦伤，左侧枕部有大小约为3cm×4cm大小包块，未见表皮出血。骨盆挤压（+）伴有局部活动性出血，右小腿内旋伴短缩畸形，下腹部隆起。血压89/64mmHg，体温36℃，脉搏101次/min，血氧饱和度96%，呼吸20次/min，疼痛评分5分。入院诊断：多发伤，失血性休克，尿道损伤，右侧髂骨骨折，右侧髋臼骨折。医嘱予以心电监护，补液，颈托固定，盆骨固定治疗
分析	【护理诊断】 1. 存在的护理诊断 （1）疼痛：右侧髂骨骨折，右侧髋臼骨折，骨盆挤压（+）疼痛评分5分，与全身多处损伤有关 （2）意识障碍：神志模糊，与头部损伤有关 （3）躯体移动障碍：右侧髂骨骨折，右侧髋臼骨折，骨盆挤压（+），与全身多处损伤有关 （4）组织灌注量改变：血压89/64mmHg，与创伤导致出血、体液丢失过多有关 2. 潜在的护理诊断 （1）潜在并发症：DIC、多器官功能衰竭 （2）知识缺乏：缺乏骨盆骨折功能锻炼及术后注意事项的了解 【涉及操作】 格拉斯哥昏迷评分（GCS）技术、颈托固定技术、骨盆固定带的使用技术
用物准备	病历、医嘱单、GCS评分表、PDA、颈托、尺、骨盆固定带等
专科要点	1. 格拉斯哥昏迷评分（GCS）技术 （1）操作前：评估患者神志 （2）操作中：指导患者根据口令，配合完成睁眼、语言、运动反应动作 （3）操作后：得出GCS评分，异常情况及时告知医生处理 （4）健康管理：指导患者及家属配合完成口令动作，告知家属如何发现患者无法应答，及时通知护士
	2. 颈托固定技术 （1）操作前：评估患者颈部皮肤完情况，检查颈托是否完好 （2）操作中：清洁皮肤，用头肩锁固定法将患者翻身，将颈托后片从侧面放置于患者颈后，使颈托居于中央；放置颈托前片，使患者下颚置于前片卡槽内，通过魔术贴从两边调整，在不影响患者正常呼吸的情况下系紧颈托 （3）操作后：下颌与下颚处可垫软毛巾，保护患者皮肤，保证有效的固定和舒适性 （4）健康管理：告知患者及家属不随意取下颈托，不随意调节颈托松紧度，不适及时告知医务人员

续表

<table>
<tr><td rowspan="1">专科要点</td><td>3. 骨盆固定带的使用技术
（1）操作前：评估患者衣物松紧度，骨盆周围皮肤完整情况，检查骨盆固定带是否完好
（2）操作中：测量臀围，三人配合，将量尺水平放在前面耻骨联合和背后臀大肌最凸处绕一圈；根据臀围，选择合适的骨盆固定带；佩戴骨盆固定带：患者双腿自然伸直，抬起患者臀部，展开骨盆固定带，置于患者臀部下方，对准髋部最宽处，粘好魔术贴
（3）操作后：查看及询问患者是否舒适，调节骨盆固定带松紧度，不上下滑动即可
（4）健康管理：告知患者勿自行调节骨盆固定带，如有任何不适，及时告知护士</td></tr>
<tr><td rowspan="2">情景插入</td><td>1. 失血性休克</td></tr>
<tr><td>2. 感染性休克</td></tr>
</table>

【情景处置护理风险清单】

（一）失血性休克风险防范及处置清单

风险点：失血性休克	
风险人群：失血或失液过多患者（出血量超过总血量 20% ～ 40%，800 ～ 1 600ml）	
预防要点：	完成情况
1. 准确记录出入量，及时补充血容量，落实止凝血措施	是□否□
识别要点：	完成情况
2. 意识：代偿期患者意识清楚，伴痛苦表情、烦躁；失代偿期表情淡漠，严重时意识模糊，甚至昏迷	是□否□
3. 生命体征：心率加快、脉搏细速＞ 100 次 /min 或不能触及、休克指数＞ 1.0、收缩压＜ 90 mmHg（原有高血压者收缩压较原收缩压下降 30% 以上）、脉压＜ 20mmHg、中心静脉压＜ 5cmH_2O、呼吸浅快、体温过低	是□否□
4. 周围循环：皮肤、黏膜、口唇、花斑、甲床颜色苍白或发绀、湿冷。胸骨部位皮肤指压痕阳性（指压后再充盈时间＞ 2s），尿量＜ 25 ml/h 或无尿	是□否□
紧急处置要点：	完成情况
5. 首诊护士不得离开患者，指导其他人员呼叫医师，患者绝对卧床，仰卧中凹位，呕血头偏一侧，保持气道通畅	是□否□
6. 迅速建立两条以上静脉通道，加快输液速度（出血未控制时限制性液体复苏，收缩压 80 ～ 90 mmHg）；遵医嘱采血备血	是□否□
7. 吸氧及心电监护，备好吸痰器	是□否□
8. 每 15 ～ 30 min 监测 1 次意识、气道、生命体征、周围循环、出血情况，并汇报医生	是□否□
9. 做好手术止血准备	是□否□

（二）感染性休克风险清单

护理风险点：多器官衰竭 /DIC	
风险人群：感染性休克患者	
预防要点：	完成情况

续表

1. 积极控制感染及原发病，选用有效、敏感的抗生素	是□否□
2. 控制体温，首选物理降温。使用药物降温后应嘱患者多喝水或遵医嘱补液	是□否□
3. 当患者发生意识改变、表情淡漠、体温突升或骤降，四肢湿冷，尿量明显减少，家属应及时告知医护人员	是□否□
识别要点：	完成情况
4. 冷休克：体温突然降低，皮肤湿冷；躁动不安、淡漠或嗜睡；面色苍白、发绀、花斑样；脉搏细速，血压降低；尿量骤降（＜ 25ml/h）	是□否□
5. 暖休克：神志清醒；乏力；面色潮红、手足温暖；血压下降，脉率慢、搏动清楚	是□否□
紧急处理要点：	完成情况
6. 心电监护、吸氧，保持 2 条以上静脉通路，取休克卧位（头、躯干抬高 20° ～ 30°，下肢抬高 15° ～ 20°），立刻通知医生查看患者	是□否□
7. 准确记录 24h 出入量。每小时＜ 17ml 或 12h 完全无尿；24h 尿量＜ 400ml 均及时汇报医生	是□否□
8. 遵医嘱给予抗感染、扩容补液、纠酸等药物治疗，并做好记录	是□否□

九、烧伤相关护理技能案例

【情景案例】

病例	李某，男，40 岁，因全身多处烧伤致创面肿胀、疼痛、痂皮形成 11h 于 5 月 30 日急诊入院。既往身体健康。查体：多处烧伤 55%，体温 36.5℃，脉搏 62 次 /min，呼吸 18 次 /min，血压 124/70mmHg。入院诊断：烧伤。医嘱给予抗感染、预防应激性溃疡、碱化尿液、创面换药、补液抗休克、大型远红外线促进创面愈合治疗、鼻导管吸氧 3L/min
分析	【护理诊断】 1. 存在的护理诊断 （1）体液不足：与体液渗出、血容量减少有关 （2）皮肤完整性受损：多处烧伤 55%，与创面烧伤、失去皮肤屏障有关 （3）疼痛：与创面烧伤、局部炎症有关 （4）恐惧：与烧伤过程刺激、害怕畸形及功能障碍有关 2. 潜在的护理诊断 （1）有感染的危险：与失去皮肤屏障、免疫低下有关 （2）营养失调：低于机体需要量，与高代谢、摄入不足，大量血浆渗出有关 【涉及操作】 心电监测技术、静脉输血技术、烧伤远红外线治疗技术
用物准备	心电监护仪、电极片、纱布、病历、医嘱单、输液卡、执行单、输血器、血液制品、PDA、基础盘（包含剪刀）、治疗盘（弯盘、三联架、敷贴、棉签、碘附、止血带）、烧伤远红外线治疗仪、生活垃圾桶、医疗垃圾桶、锐器盒、快速手消毒剂等

续表

<table>
<tr><td rowspan="3">专科要点</td><td>1. 心电监测技术
（1）操作前：评估仪器状态，查看时间是否与北京时间一致，评估患者胸前皮肤是否完好，有无安装心脏起搏器
（2）操作中：放置电极片时应避开伤口、瘢痕、中心静脉插管、起搏器及电除颤部位，血压袖带避开动静脉置管。查看波形并调整好导联；评估患者生命体征，正确设置报警界限；勿在同一侧肢体监测血压及血氧饱和度
（3）操作后：按分级护理及病情查看患者，动态评估患者心率、血压、呼吸、血氧饱和度，异常情况及时告知医生处理。勿关闭报警提示音
（4）健康管理：告知患者及家属避免在监护仪附近使用手机，翻身时避免导联线打折、缠绕，告知患者及家属若患者出现胸闷、胸痛及心慌等情况，随时告知医护人员</td></tr>
<tr><td>2. 静脉输血技术
（1）操作前：双人核对患者、医嘱、原始血型、血制品
（2）操作中：双人携用物至床旁“三查十对”，询问患者血型及输血史，轻摇血制品，缓慢挂于输液架，插入输血器，调节滴速，再次核对，挂血型牌
（3）操作后：评估患者血液滴注情况，观察有无输血反应，时间为15min，如有异常，及时告知医生，如无不良反应，根据病情调节滴数，巡查记录
（4）健康管理：告知患者及家属勿自行调节滴速，如有寒战、高热、皮疹等任何异常，及时通知医护人员</td></tr>
<tr><td>3. 烧伤远红外线治疗技术
（1）操作前：评估患者烧伤皮肤情况，检查治疗仪是否完好
（2）操作中：调整面板位置处于治疗区正上方，调节高度至少30cm，以皮肤感觉温热为宜，打开电源开关，时间为30min
（3）操作后：评估皮肤及创面改善情况，仪器保养（用75%乙醇擦拭机身）
（4）健康管理：指导患者及家属勿自行调节仪器高度及时间，严禁衣物覆盖仪器，如有烧灼感，及时告知护士</td></tr>
<tr><td rowspan="2">情景插入</td><td>1. 感染</td></tr>
<tr><td>2. 急性呼吸窘迫综合征</td></tr>
</table>

【情景处置护理风险清单】

（一）大面积烧伤患者感染风险清单

<table>
<tr><td colspan="2">护理风险点：感染</td></tr>
<tr><td colspan="2">风险人群：大面积烧伤患者</td></tr>
<tr><td>预防要点：</td><td>完成情况</td></tr>
<tr><td>1. 医嘱开立保护性隔离：被服使用前后高压灭菌。医护人员换药等无菌操作时穿一次性手术衣，家属近距离护理时穿隔离衣</td><td>是□否□</td></tr>
<tr><td>2. 病房环境：限制病房人数，限制人员出入、24h空气紫外线消毒、物表每天至少消毒两次</td><td>是□否□</td></tr>
<tr><td>3. 气道管理：气切处切口纱布每天更换一次，有渗液随时更换。持续气道湿化，根据痰液黏稠度调节湿化强度。防止异物进入气道或开口被堵塞。冷凝水每班检查并倾倒</td><td>是□否□</td></tr>
</table>

续表

4. 静脉通路：穿刺点每天碘附纱布大范围消毒，干燥后无菌纱布覆盖，弹力绷带和无菌贴膜固定。中心静脉置管双通道持续给药，避免通路堵塞。白班 2 次、夜班 1 次回抽血并用生理盐水冲管。输液接头采用正压接头，连接接输液器时，使用碘附纱布用力擦拭接头至少 15s。输液接头使用无菌巾包裹	是□否□
识别要点：	完成情况
5. 出现发热症状	是□否□
6. 创口未见愈合、疼痛明显且不断加重，出现流脓等症状	是□否□
7. 实验室检查结果提示存在感染	是□否□
紧急处理要点：	完成情况
8. 遵医嘱进行对症抗感染治疗	是□否□
9. 请医院伤口小组进行会诊	是□否□

（二）急性呼吸窘迫综合征患者风险防范及处置清单

风险点：急性缺氧性呼吸衰竭导致多器官衰竭、死亡	
风险人群：急性肺损伤患者、肺功能障碍患者	
预防要点：	完成情况
1. 指导患者卧床休息，注意避免呼吸道感染	是□否□
2. 积极治疗肺部原发病，控制感染，改善基础疾病	是□否□
3. 给予合适氧疗，纠正缺氧状态	是□否□
识别要点：	完成情况
4. 进行性呼吸窘迫（呼吸深快、费力憋气）、呼吸困难加重、强迫体位、气促、发绀、大汗、烦躁、心率快、床边血氧饱和度≤ 90% 等	是□否□
5. 床边血气结果：pH ＜ 7.35，$PaCO_2$ 正常或＞ 45mmHg，PaO_2 ＜ 60mmHg，氧合指数（PaO_2/FiO_2）≤ 300 mmHg	是□否□
紧急处置要点：	完成情况
6. 体位：指导患者保持情绪稳定，清醒患者取端坐位；机械通气患者根据肺实变部位进行体位引流；中重度 ARDS 患者给予俯卧位通气	是□否□
7. 吸氧：给予高流量吸氧 6 ～ 8L/min，据血气分析结果选择给予面罩或无创呼吸机辅助通气	是□否□
8. 吸痰：根据患者痰液量按需吸痰，保持气道通畅	是□否□
9. 用药：开通 2 ～ 3 条留置静脉通路，遵医嘱用药。对循环稳定的 ARDS 患者使用利尿剂，每天减少液体平衡 500 ～ 1 000ml	是□否□
10. 观察：持续监测患者心率、呼吸、血压；观察患者肺功能指标，推荐低潮气量通气（4 ～ 8 ml/kg），平台压＜ 30cmH$_2$O；观察动脉血气结果	是□否□
11. 患者缺氧症状无法改善，呼吸困难进行性加重时，协助医生进行床旁气管插管，连接有创呼吸机辅助通气	是□否□

参考文献

[1] 尤黎明 , 吴瑛 . 内科护理学 [M].7 版 . 北京：人民卫生出版社 ,2022.

[2] 王维治 . 内科学 [M]. 3 版 . 北京 : 人民卫生出版社 ,2021.

[3] 葛均波 , 徐永健 , 王辰 . 内科学 [M].9 版 . 北京：人民卫生出版社 ,2018.

[4] 李乐之 , 路潜 . 外科护理学 [M].7 版 . 北京：人民卫生出版社 ,2021.

[5] 李乐之 , 路潜 . 外科护理学 [M].6 版 . 北京 : 人民卫生出版社 ,2017.

[6] 崔焱 , 张玉侠 . 儿科护理学 [M].7 版 . 北京：人民卫生出版社 ,2021.

[7] 顾莺 , 张玉侠 . 儿科护理诊断及护理评价 [M]. 上海：世界图书出版上海有限公司 ,2021.

[8] 李小妹 , 周凯娜 .NANDA–I 护理诊断：定义与分类（2018–2020）[M]. 西安：世界图书出版西安有限公司 ,2020.

[9] 贾建平 , 陈生弟 . 神经病学 [M].8 版 . 北京 : 人民卫生出版社 ,2018.

[10] 黄健 . 中国泌尿外科和男科疾病诊断治疗指南 [M]. 北京：科学出版社，2020.

[11]Herdman HT,Kamitsuru S. Supplement to NANDA international nursing diagnoses:definitions and classification,2018-2020,11th edition[M]. New York:Thieme Publishers,2019.

[12]T.Heather Herdman, Shigemi Kamitsuru, Camila Takáo Lopes. NANDA International Nursing Diagnoses: Definitions and Classification, 2021-2023,12th Edition[M].New York: Thieme Publishers, 2021.

[13]Rüffert H, Bastian B, Bendixen D,et al. Consensus guidelines on perioperative management of malignant hyperthermia suspected or susceptible patients from the European Malignant Hyperthermia Group[J]. Br J Anaesth, 2021 , 126(1):120-130.

[14]Hopkins PM, Girard T, Dalay S, ,et al. Malignant hyperthermia 2020: Guideline from the Association of Anaesthetists[J]. Anaesthesia, 2021 , 76(5):655-664.

[15] Schünemann HJ, Cushman M, Burnett AE, et al. American Society of Hematology 2018 guidelines for management of venous thromboembolism: prophylaxis for hospitalized and nonhospitalized medical patients[J]. Blood Adv, 2018,2(22):3198-3225.

[16] Hirsch TM, Braun D. Hypokalemia[J]. JAAPA, 2021 ,34(1):50-51.

[17]Aziz I, Whitehead WE, Palsson OS, et al. An approach to the diagnosis and management of Rome IV functional disorders of chronic constipation[J]. Expert Rev Gastroenterol Hepatol, 2020 ,14(1):39-46.

[18] Taguchi K, Cho SY, Ng AC, et al. The Urological Association of Asia clinical guideline for urinary stone disease[J]. Int J Urol, 2019, 26(7):688-709.

[19]Sganga G, Baguneid M, Dohmen P, et al. Management of superficial and deep surgical site infection: an international multidisciplinary consensus[J]. Updates Surg, 2021,73(4):1315-1325.

[20] 葛慧青，孙兵，王波，等．重症患者气道廓清技术专家共识 [J]. 中华重症医学电子杂志（网络版）,2020,6（3）:272–282.

[21] 吴为，黄海燕，李菠，等．呼吸机雾化吸入疗法护理实践专家共识 [J]. 现代临床护理 ,2022,21（4）:8–17.

[22] 国家卫生健康委员会医政司，中华医学会肿瘤学分会．国家卫生健康委员会中国结直肠癌诊疗规范（2023 版）[J]. 中华胃肠外科杂志 ,2023,26（6）:505–528.

[23] 中国卒中吞咽障碍与营养管理共识专家组．中国卒中吞咽障碍与营养管理手册［J］. 中国卒中杂志 ,2019,14（11）: 1153–1169.

[24] 植艳茹，李海燕，陆清声．住院患者静脉血栓栓塞症预防护理与管理专家共识 [J]. 解放军护理杂志 ,2021,38（6）:17–21.

[25] 常婷．中国重症肌无力诊断和治疗指南（2020 版）[J]. 中国神经免疫学和神经病学杂志 ,2021,28（1）:1–12.

[26] 全国肺栓塞和深静脉血栓形成防治能力建设项目专家委员会．医院内静脉血栓栓塞症防治质量评价与管理指南（2022 版）[J]. 中华医学杂志 ,2022,102（42）:3338–3348.

[27] 杨龙飞，宋冰，倪翠萍，等 .2019 版《压力性损伤的预防和治疗：临床实践指南》更新解读［J］. 中国护理管理 ,2020,20（12）:1849–1854.

[28] 中国医师协会神经外科医师分会神经重症专家委员会，北京医学会神经外科学分会神经外科危重症学组．神经外科中枢神经系统感染诊治中国专家共识（2021 版）[J]. 中华神经外科杂志 , 2021, 37（1）: 14–17.

[29] 中华医学会神经病学分会，中华医学会神经病学分会脑血管病学组，中华医学会神经病学分会神经血管介入协作组．中国蛛网膜下腔出血诊治指南 2019[J]. 中华神经科杂志 , 2019, 52（12）:16–20.

[30] 中华医学会康复学分会．中国慢性呼吸道疾病呼吸康复管理指南 2021 版专家共识 [J]. 中华健康管理学杂志 ,2021,15（6）:521–538.

[31] 倪莹莹，王首红，宋为群，等．神经重症康复中国专家共识（中）[J]. 中国康复医学杂志 ,2018,33（2）:130–136.

[32] 陈翔宇，刘红升，向强，等．创伤失血性休克中国急诊专家共识（2023）[J]. 中国急救医学 ,2023,43（11）: 841–854.

[33] 国外骨科相关专家小组．中国创伤骨科患者围手术期静脉血栓栓塞症预防指南 [J]. 中华创伤骨科杂志 ,2021,23（3）:185–192.

[34] 吴明珑，周雁荣，詹雪，等．颈椎手术患者气道梗阻预防及管理的最佳证据应用 [J]. 中华护理杂志 ,2023,58（2）:133–140.

[35] 曹云，李正红，韩树萍，等．新生儿重症监护室母乳使用专家共识 [J]. 中国循证儿科杂志 ,2021,16（3）:171–178.